数字化口腔：流程指南和病例解析

Digital Dentistry: A Step-by-Step Guide and Case Atlas

数字化口腔
Digital Dentistry

流程指南和病例解析
A Step-by-Step Guide and Case Atlas

主　编　（马耳他）亚瑟·科尔特斯（Arthur R.G. Cortes）

主　审　宿玉成　刘　峰

主　译　汤雨龙

副主译　王妙贞　葛严军　吕昊昕　刘　艳

北方联合出版传媒（集团）股份有限公司

辽宁科学技术出版社

图文编辑

张 浩 刘玉卿 肖 艳 刘 菲 康 鹤 王静雅 纪凤薇 杨 洋 戴 军 张军林

图书在版编目（CIP）数据

数字化口腔/（马耳他）亚瑟·科尔特斯（Arthur R.G. Cortes）主编；汤雨龙主译. —沈阳：辽宁科学技术出版社，2024.7

ISBN 978-7-5591-3629-9

Ⅰ.①数… Ⅱ.①亚… ②汤… Ⅲ.①数字技术—应用—种植牙—口腔外科学 Ⅳ.①R782.12-39

中国国家版本馆CIP数据核字（2024）第112304号

出版发行：辽宁科学技术出版社
　　　　　（地址：沈阳市和平区十一纬路25号　邮编：110003）
印　刷　者：凸版艺彩（东莞）印刷有限公司
经　销　者：各地新华书店
幅面尺寸：210mm×285mm
印　　张：25
插　　页：4
字　　数：500千字
出版时间：2024年7月第1版
印刷时间：2024年7月第1次印刷
出 品 人：陈　刚
责任编辑：金　烁
封面设计：袁　舒
版式设计：袁　舒
责任校对：李　硕

书　　号：ISBN 978-7-5591-3629-9
定　　价：398.00元

投稿热线：024-23280336
邮购热线：024-23280336
E-mail:cyclonechen@126.com
http://www.lnkj.com.cn

序
Foreword

牙科一直面临着重大改变，同时这种改变也带来了挑战。有句谚语说：前进的开始总是伴随着困难。牙科也正是如此。

亲爱的读者，在理解和面对新的方向、技术时，我们自然会有抵触心理。

因为人类本身就喜欢待在"舒适区"——一个什么都不会发生，让人感觉舒服的地方。

我的父亲是一名退休口腔医生，他和我的许多同事一样，也有同样的抵触心理。以前，我们听到过这种言论：如果习惯了一种技术和材料，就不应该改变它，因为它对您来说是"最佳选择"。这句话是如此糟糕并且误导我们。如果没有发生重大变革，我们现在仍在使用蜡烛而不是电灯，因为"到目前为止，蜡烛仍然可用"。未来伴随着巨大变革浪潮而来，显然会给未来带来许多"痛苦"。

口腔数字化影响了临床程序中的处理步骤，以及所涉及的工作流程和时间。但是别搞错了：这不是未来，就是现在！

不可否认的是在行业独特的案例中，也会存在有绝佳的个人天赋、高超的动手能力和出色

的创造能力发挥的空间。但我认为，大部分的艺术和创作过程，很少是人工驱动，更多是依靠数字工具，就如我们在造型艺术和建筑中看到的那样。

这本书填补了高水平文献涉及数字化口腔治疗程序和技术上的空白。在某种程度上，它可以极大地缓解一些专业人士在面对新技术所带来的"痛苦"，可以看作是一颗有着极详细药物说明的止痛药。对概念的抵触，只能通过达成共识来解决。在经历了长期的新型冠状病毒性肺炎及其限制和质疑之后，我们更清楚，只有科学才能克服旧的观念和成见。

和我一样，读者也能够打消疑虑，更新一些已经过时的概念和观点，并且以系统理论面对口腔数字化。

Ronaldo Hirata DDS，硕士，博士
纽约大学生物材料助理教授
巴西库里蒂巴的私人诊所
发表150多篇论文的国际讲师
出版了4本书

前言
Preface

作为口腔领域的专业人员，我们应该始终确保我们的知识和技能是最新的，以提高我们为患者服务的能力。当前，许多参展商在会议和研讨会上，已经展示了用于牙科大部分领域的技术产品。我们也经常在社交媒体上看到专家在使用这些新产品和相关技术后展示出的可观的临床疗效。甚至在口腔研究中，我们也可以看到许多聚焦数字化的文章甚至新的科学期刊。

作为一名2015年刚从哈佛大学回到巴西的年轻教授，我非常兴奋能够把新的方法论带到我所在圣保罗的家庭口腔诊所。然而，我当时的主要研究方向是牙科磁共振成像。此外，作为一名临床医生，我几乎完全致力于口腔种植学，并不完全相信以影像为导向的手术的益处。与此同时，我的父亲已经在做CAD-CAM牙冠，但仍然使用他一直喜欢使用的聚乙烯硅氧烷材料的传统印模。

3年后，我结识了数字化口腔领域的领袖人物，并在日后与之成为至交。我们十分幸运，因为那时的巴西牙科发展完备且备受尊崇。正因如此，一些学术会议的举办给我们提供了解新课程和参展商的机会，并且始终有口腔数字化工作流程的最新技术。几位临床医生在应用新技术以提高牙科原则的可预测性方面做得非常出色，这些原则实际上是相同的。尽管一切看起来都很有希望，但我意识到，对于循证而言，数字化口腔的列车仍然在始发站。自此，我将我的研究重心转移到CAD-CAM和数字化口腔，并爱上了这个领域。

在学习了关于CAD-CAM的临床和科研知识并与专家进行交流后，我开始思考：如果有一本书能够以逐步指导的形式提供有证据基础的技术支持，专业人士也许会想运用这些新工具来提高他们的操作水平。此外，可否将我、我的父亲、我所钦佩的数字化口腔的领袖所完成的病例以图集形式一并收录呢？

作为一个庞大的团队努力的成果，本书旨在帮助口腔医生、口腔技师以及其他牙科领域的相关人员提升技术，从而获得更好的治疗效果。我们已经在业界做了最大的努力。另外，我们知道科技和技术仍然在发展。所以，本书展示了我们迄今为止所知道的，以及我们已经用现有的工具、技术和知识做了什么，而不是试图定义什么是每一种临床情况的最佳方法。本书的前3章描述了CAD-CAM的基本知识，其他8章涵盖了数字化口腔的所有应用。我们也希望新方法能够普及开来，惠及所有患者，因此也有一章介绍了数字化在口腔预防和口腔公共卫生中的作用。最后一章基本上是由我在该领域最钦佩的专家整理的临床病例的图集。

我真心希望本书能在我们所有的牙科实践中有所帮助，我感谢我的所有合著者和我在Malta大学的团队为我提供的所有支持。

非常感谢

Professor Arthur R.G. Cortes

中文版序一
Foreword

数字化技术在口腔医学中日益成熟和普及。《数字化口腔》一书对涉及口腔医学的各种数字化技术进行了系统性的梳理和分类，通过11个章节的内容，详尽介绍了数字化技术利用原理、口腔计算机辅助设计和计算机辅助制造（CAD-CAM），并为数字化技术在口腔种植、口腔修复、牙体修复、口腔正畸、颌面外科和公共卫生等亚专业中的应用提供了详尽的临床操作指南。此外，本书还介绍目前最流行的软件程序和扫描设备，并简要介绍了口腔虚拟仿真教学等，以期为口腔医生的临床和科研提供参考。

本书语言简洁明了、图文并茂，易于理解和学习操作。除每一章节详细的临床实例和案例分析，还在终章附12个多学科联合的数字化病例，使读者能身临其境地感受各种决策的来龙去脉，理解和掌握种植治疗全流程，从而为患者提供与时俱进的医疗服务。本书附有大量清晰的图片和精美的插图，使读者能够更加直观地了解每一步细节和循序渐进的治疗效果。

数字化口腔作为一个交叉学科新领域，在原著中出现了大量新名词、新定义、新概念和新技术，翻译成中文具有很高的难度。本书的主译汤雨龙，副主译王妙贞、葛严军、吕昊昕和刘艳，均为国内各高校和医疗单位培养的优秀人才，也是目前活跃于口腔种植领域的青年翘楚，他们在长期临床实践中积累了大量的经验，并对口腔其他专业有较为深刻的理解。他们的经验和专业知识为本书的翻译提供了坚实的基础。

最后，向传播口腔种植知识的学者们致以敬意和感谢！

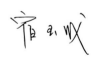

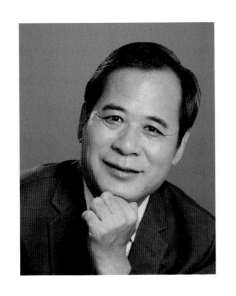

宿玉成

医学博士，教授，主任医师。

中国医学科学院北京协和医院教授，北京瑞城口腔医院首席专家，北京口腔种植培训学院（BITC）首席教官，BITC大平台总策划，白求恩精神研究会副会长，国际牙医师学院（ICD）院士，国际口腔种植学会专家组成员（ITI Fellow），科技部重大专项课题首席科学家。《中国口腔种植学杂志》总编，《口腔医学研究杂志》副主编，《中华口腔医学杂志》等杂志编委。《口腔种植学》主编，国际口腔种植学会（ITI）"口腔种植临床指南"系列丛书主译。1993年起享受国务院政府特殊津贴。

中文版序二
Foreword

非常荣幸，为汤雨龙医生领衔主译、众多口腔数字化青年专家联袂翻译的《数字化口腔》中文版作序。

随着科技的进步，数字化口腔医学领域近年来取得了迅猛的发展，口腔医学已步入数字化时代。数字化技术以其精准更具预测性的特点，正在快速地改变着口腔医学的面貌，促进整个口腔医疗行业朝着更精准、更高效、更科学、更舒适、更安全、更健康的方向发展。

本书原著作者是马耳他大学的亚瑟·科尔特斯教授，参与编写本书的学者来自巴西、西班牙、马耳他、罗马尼亚等国，全书旨在提供一个全面而系统的数字化口腔诊疗流程指南，同时对相关疾病的病理机制进行了深入剖析。书中不仅涵盖了最新的数字化技术应用，还特别强调了数字化技术在口腔疾病诊断和治疗中的应用，并且结合了大量实际病例，使理论与实践相结合，为读者提供了一个直观的学习平台。本书的创新之处在于，它不仅是一本技术指南，更是一本理论与实践并重的参考书。通过对数字化口腔治疗流程的详细阐述，读者可以清晰地了解从诊断到治疗的全过程，同时，书中提供的病例解析不仅有助于医生理解数字化技术的应用实践，还能在未来自己的实际操作中提供宝贵的经验参考。

本书由国内一批在数字化口腔领域具有丰富经验和具有充分理论造诣的青年专家共同编译，主译汤雨龙医生拥有多年的数字化口腔医疗实践经验，在美学、种植和数字化的结合方面有很深入的理解和应用，是一名很有理想、很有情怀的数字化口腔医学从业者。全书也融入了优秀的翻译团队成员们对数字化口腔医疗的理解和思考，并以此呈现给广大的国内读者。

《数字化口腔》中文版的出版，不仅为口腔医生提供了一本有关数字化口腔医学的实用工具书，也为数字化口腔医学教育提供了一个新的教学资源。无论是初学者还是经验丰富的医生，都能从本书中获得启发和提升。

刘峰

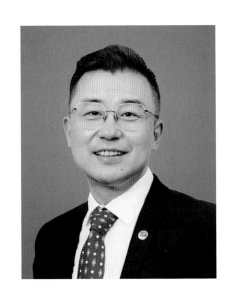

刘　峰

主任医师，北京大学口腔医院门诊部主任、门诊部培训中心主任。全国卫生产业企业管理协会数字化口腔产业分会（CSDDI）会长，国际数字化牙科学会（DDS）中国区主席，国际种植牙医师协会（ICOI）中国专家委员会副会长，中国整形美容协会口腔整形美容分会副会长，中华口腔医学会口腔美学专业委员会常务委员，中华口腔医学会口腔种植专业委员会委员。

译者简介
Translators

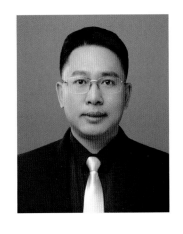

主 译 汤雨龙

博士后，副主任医师，硕士研究生导师，中国人民解放军北部战区总医院口腔科副主任。中华口腔医学会口腔种植专业委员会委员，中华口腔医学会全科口腔医学专业委员会委员，辽宁省口腔医学会口腔种植专业委员会副主任委员，辽宁省口腔医学会全科口腔医学专业委员会副主任委员。《BioMed Research International》《临床军医杂志》编委。发表国际核心期刊（SCI）论文10篇，发表中文核心期刊12篇。获国际发明专利1项，获国家发明及实用新型专利6项。主持负责与参与国家级、省级及全军基金课题共12项。主编、主译专著7部。

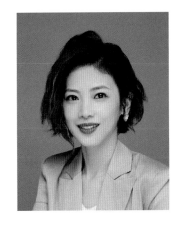

副主译 王妙贞

北京大学口腔医学院口腔颌面外科博士，北京大学口腔医院门诊部综合科主治医师。维也纳大学牙科学院口腔种植专业访问学者，中华口腔医学会口腔种植专业委员会青年委员，国际种植牙医师协会（ICOI）中国专家委员会理事，白求恩精神研究会口腔医学分会理事，全国卫生产业企业管理协会数字化口腔产业分会（CSDDI）委员，中华口腔医学会口腔美学专业委员会青年讲师。《美学区种植——从设计理念到临床实战》副主编。

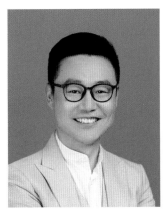

副主译 葛严军

博士，北京大学口腔医院修复科副主任医师。国际口腔种植学会专家组成员（ITI Fellow），瑞士苏黎世大学牙医学院访问学者，中华口腔医学会种植专业委员会青年委员，白求恩精神研究会口腔医学分会理事，中国整形美容协会口腔整形美容分会美容修复学术委员会理事。主持并完成国家自然科学基金优秀青年科学基金项目1项，作为主要成员参加国家自然科学基金项目、北京市科技基金项目等多项，主持并完成院级基金项目4项。发表中英文论文21篇。4次获得种植及美学病例大赛最高奖。参编专著4本，主译英文专著2本。

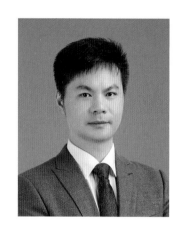

副主译　吕昊昕

副主任医师。国际口腔种植学会专家组成员（ITI Fellow），苏州ITI Study Club主管，国际种植牙医师协会（ICOI）中国专家委员会理事，苏州市口腔医学会种植专业委员会副主任委员，苏州市口腔医学会常务理事，牙博士集团医疗管理中心医疗管理部总监，牙博士全球牙科教育中心（CoDE）负责人，华人美学牙科学会常务理事，江苏省口腔医学会种植专业委员会委员，全国卫生产业企业管理协会数字化口腔产业分会（CSDDI）委员，白求恩精神研究会口腔医学会理事，江苏省口腔医学会口腔美学专业委员会委员。

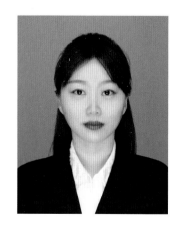

副主译　刘　艳

空军军医大学口腔医学院种植科主治医师，研究生毕业于四川大学华西口腔医学院。中华口腔医学会口腔激光专业委员会青年委员，全国卫生产业企业管理协会数字化口腔产业分会（CSDDI）委员，陕西省口腔医学会口腔种植专业委员会青年委员，国际口腔种植学会（ITI）会员，中国整形美容协会牙颌颜面医疗美容分会理事。参编《口腔种植手术学图谱》《中国口腔数字化病例精选2022》，主译《口腔种植全局观——全身疾病患者口腔种植的循证医学指南》，参译《口腔种植修复学》。

参　译

吕金钊　复旦大学附属口腔医院

吴英浩　河南省濮阳市人民医院

李　里　中国人民解放军北部战区总医院

李　军　中国人民解放军北部战区总医院

段思意　中国人民解放军北部战区总医院

王　爽　中国人民解放军北部战区总医院

陈　锐　中国人民解放军北部战区总医院

邵伟豪　中国人民解放军北部战区总医院

贺培欣　中国人民解放军北部战区总医院

武煜翀　中国人民解放军北部战区总医院

李　迅　大连医科大学附属口腔医院

孟令凯　中国人民解放军北部战区总医院

谷　蕊　中国人民解放军北部战区总医院

周俊成　中国人民解放军北部战区总医院

杜博文　中国人民解放军北部战区总医院

陆昕萍　中国人民解放军北部战区总医院

滕思阳　中国人民解放军北部战区总医院

编者名单
List of Contributors

Reinaldo Abdala-Junior, DDS, MSc, PhD
Professor
Department of Radiology, UniFSP
Avaré, Brazil

Anne-Marie Agius, BchD, MSc
Assistant Lecturer and PhD Student
Department of Oral Rehabilitation and
Community Care
University of Malta
Msida, Malta

Allan R. Alcantara, DDS
Dental Clinician
Odonto Postale
São Paulo, Brazil

Fábio Andretti, DDS, MSc, PhD
Assistant Professor
Faculdade AVANTIS
Department of Operative Dentistry and Biomaterials
Florianópolis, Brazil

Nikolai J. Attard, BchD, MSc, PhD
Professor
Head of the Department of Oral Rehabilitation and
Community Care
University of Malta
Msida, Malta

Ana P. Ayres, DDS
PhD Student
Department of Stomatology
School of Dentistry, University of São Paulo
São Paulo, Brazil

Guilherme Barrella, DDS
Dental Clinician
Private Practice
São Paulo, Brazil

Fernando Barriviera, DDS
Masters Student
Department of Oral Radiology
São Leopoldo Mandic Institution
Campinas, Brazil

Maurício Barriviera, DDS, MSc, PhD
Professor
Department of Radiology, Catholic University of Brasilia
Brasilia, Brazil

Danilo M. Bianchi, DDS
Dental Clinician
Private Practice
São Paulo, Brazil

Alexandre M. Borba, DDS, MSc, PhD
Professor of Oral Surgery
University of Cuiabá
Cuiabá, Brazil

Shaban M. Burgoa, DDS, MSc
Professor and CFO
Beyond Digital Solutions
Curitiba, Brazil

Fábio Cabral, DDS
Dental Clinician
Cabral Concept
São Paulo, Brazil

Luis E. Calicchio, DDS
Dental Clinician
Carbon Smile Clinic
São Paulo, Brazil

Isabella Romão Candido, DDS, MSc
PhD Student
University of Cuiabá
Cuiabá, Brazil

Adriano R. Campos, DDS, MSc
PhD Student
Department of Prosthodontics
School of Dentistry, UERJ
Dental Clinician
Software Engineer
Rio de Janeiro, Brasil

Florin Cofar, DDS
Dental Clinician
DENTCOF
Timisoara, Romania

Arthur R.G. Cortes, DDS, MSc, PhD
Associate Professor
Acting Head of the Department of Dental Surgery
Faculty of Dental Surgery, University of Malta
Msida, Malta

Djalma N. Cortes, DDS
Dental Clinician
Private Practice
São Paulo, Brazil

Juliana No-Cortes, DDS, MS
Clinical Tutor and PhD Student
Department of Restorative Dentistry
University of Malta
Msida, Malta

Alan J.M. Costa, DDS
Professor and CEO
Beyond Digital Solutions
Curitiba, Brazil

Claudio Costa, DDS, MSc, PhD
Associate Professor
Department of Stomatology
School of Dentistry, University of São Paulo
São Paulo, Brazil

Renan L.B. da Silva, DDS, MSc
PhD Student
Department of Stomatology
School of Dentistry, University of São Paulo
São Paulo, Brazil

Hossam Dawa, DDS, MSc
Professor and PhD Student
CESPU University
Gandra, Portugal

Adriano G.B. de Castro, DDS, MSc, PhD
Professor
Department of Orthodontics, Catholic University
of Brasilia
Brasilia, Brazil

José Lincoln de Queirós Jr, DDS
Dental Clinician
ClickDent Digital Dentistry
Brasilia, Brazil

Rui Falacho, DMD, MSci, PgD, PhD
Assistant Professor
Faculty of Medicine
University of Coimbra
Coimbra, Portugal

Maria L. Gainza-Cirauqui, DDS, MSc, PhD
Lecturer and Head of the Department of
Dental Surgery
University of Malta
Msida, Malta

Jesus T. Garcia-Denche, DDS, MSc, PhD
Full Professor of Oral Surgery
Complutense University of Madrid
Madrid, Spain

Gabriella Gatt, BchD, MSc, PhD
Lecturer and Head of the Department of
Child Dental Health & Orthodontics
University of Malta
Msida, Malta

Fabricio L. Gebrin, DDS, MSc, PhD
Founder and Research Manager
Makertech Labs
Curitiba, Brazil

Ivan O. Gialain, DDS, MSc, PhD
Professor
University of Cuiabá (UNIC)
Cuiabá, Brazil

Gustavo Giordani, DDS
Dental Clinician
Studio Giordani
São Paulo, Brazil

Marcelo Giordani, DDS
Dental Clinician
Private Practice
Alphaville, Brazil

Daniel M. Keir, DDS
Senior Lecturer
Department of Oral Rehabilitation and
Community Care
University of Malta
Msida, Malta

Jun Ho Kim, DDS, MSc
PhD Student
Department of Stomatology
School of Dentistry, University of São Paulo
São Paulo, Brazil

Ricardo N. Kimura, BS
CEO
Done3D
Ribeirão Preto, Brazil

Eric Kukucka, DDS
Dental Clinician
The Denture Center
Toronto, Canada

Richard Leesungbok, DDS, MSc, PhD
Head Professor, Department of Biomaterials &
Prosthodontics
Director, International Exchange Committee
in Dental School Hospital
Head, Center of Dental Remodeling
& Implant
Kyung Hee University School of Dentistry
Seoul, South Korea

Jacqueline F. Lima, CDT
CAD and Dental Technician
DentalQuick Lab
Tarragona, Spain

Daniel Machado, DDS, MSc
CEO and Dental Clinician
Próspere Clinic
São Paulo, Brazil

Roberto A. Markarian, DDS, MSc, PhD
Dental Clinician
IMPLART Dental Clinic
São Paulo, Brazil

Charles Melo, DDS, MSc
Dental Clinician
Private Practice
Curitiba, Brazil

Shumei Murakami, DDS, MSc, PhD
Professor
Department of Radiology, Osaka University
Osaka, Japan

Guilherme S. Nakagawa, DDS, MSc
Dental Clinician
NKS Clinic
Curitiba, Brazil

Daniel Negrelle, DDS
Oral and Maxillofacial Surgeon
Private Practice
Curitiba, Brazil

Danielle A. Nishimura, DDS, MSc
PhD Student
Department of Radiology, Osaka University
Osaka, Japan

Daniel No, DDS
Dental Clinician
Harbor Modern Dentistry
Costa Mesa, USA

Thiago Ottoboni, DDS
Dental Clinician
Blumenau, Brazil

Luiz F. Palma, DDS, PhD
Full Professor, Postgraduate Course in Dentistry
Ibirapuera University (UNIB),
São Paulo, Brazil

Otavio H. Pinhata-Baptista, DDS, MSc
Head of the Implantology Clinic
Military Hospital of São Paulo Area (HMASP)
PhD Student
Department of Stomatology
School of Dentistry, University of São Paulo
São Paulo, Brazil

Lucas R. Pinheiro, DDS, MSc, PhD
Oral and Maxillofacial Radiologist, Radioface Clinic
Professor of Radiology, CESUPA
Pará, Brazil

Maria Clara R. Pinheiro, DDS, MSc
PhD Student
Department of Radiology
School of Dentistry, University of Campinas (UNICAMP)
Piracicaba, Brazil

Guilherme Saavedra, DDS, MSc, PhD
Associate Professor
Department of Dental Materials
and Prosthodontics
School of Dentistry, State University of São
Paulo (UNESP)
São José dos Campos, Brazil

Renato Sartori, DDS, MSc
Clinical Professor
São Leopoldo Mandic Institution
São Paulo, Brazil

Newton Sesma, DDS, MSc, PhD
Assistant Professor
Department of Prosthodontics
School of Dentistry, University of São Paulo
São Paulo, Brazil

Andrea Son, DDS, MSc
Research Analyst
Department of Research and Development
Plenum Bioengenharia (PLENUM)
São Paulo, Brazil

Alexandre D. Teixeira-Neto, DDS, MS
Professor and COO, Beyond Digital Solutions
Curitiba, Brazil
Dental Clinician
Batel Soho Clinic
Curitiba, Brazil

Gabriel S. Urbano, DDS
Masters Student
Department of Stomatology
School of Dentistry, University of São Paulo
São Paulo, Brazil

Mayra T. Vasques, DDS, MSc, PhD
Founder, INNOV3D
Collaborator Professor at Hospital Israelita
Albert Einstein
São Paulo, Brazil

Oscar I. Velazquez, DDS
Masters Student
Department of of Oral Surgery
Complutense University of Madrid
Madrid, Spain

Dionir Ventura, CDT
Dental Technician
Ventura Lab
Curitiba, Brazil

Diogo Viegas, DDS, MSc, PhD
Assistant Professor
Lisbon Dental School, FMDUL
Lisbon, Portugal

Baoluo Xing, DDS
Masters Student
Department of Oral Surgery
Complutense University of Madrid
Madrid, Spain

目录
Contents

第二部分　数字化口腔的临床应用

第4章　口腔修复的数字化工作流程　*81*

José Lincoln de Queirós-Jr, Thiago Ottoboni, Gabriel S. Urbano, Danilo M. Bianchi, Renato Sartori,
Juliana No-Cortes,Jacqueline F. Lima, Roberto A. Markarian, Alan J.M. Costa, Shaban M. Burgoa,
Charles Melo, Newton Sesma, Florin Cofar, Eric Kukucka, Alexandre D. Teixeira-Neto,Guilherme Saavedra,
Diogo Viegas, Andrea Son, Maria L. Gainza-Cirauqui, Arthur R.G. Cortes

Ana P. Ayres, Alexandre D. Teixeira-Neto, Arthur R.G. Cortes

第一部分

数字化口腔的基础知识

第1章

数字化口腔导论
Introduction to Digital Dentistry

Renan L.B. da Silva, Jun Ho Kim, Roberto A. Markarian, Rui Falacho, Djalma N. Cortes, Alan J.M. Costa,
Arthur R.G. Cortes

摘要

本章将讨论所有术语和定义，口腔专业人士需要了解这些术语和定义才能理解后续章节中讨论的程序。这些定义包括数字成像和数字化工作流程中的缩写与一般概念。本章还介绍了过去20年中CAD-CAM在口腔领域中的应用历史，同时验证了如果想实现口腔数字化不光需要基础知识还需要更多的创新和创意。

1.1 定义

"数字化口腔"是用来描述口腔治疗工作流程中不同模式的术语，这些模式大多是利用数字化技术进行的。口腔实践中采用了多种数字化技术来取代传统方法和技术，以提高执行治疗方案的可预测性。如今，数字化口腔已被视为口腔的一个完整研究领域。与其他研究领域一样，数字化口腔技术也需要经过学习才能掌握并在临床常规工作中使用。归根结底，口腔医生有责任将现有的数字工具更好地用于临床治疗中。换句话说，口腔医生能够使用这些新的数字工具来提高执行治疗计划的可预测性不是一件难事，因为运用的知识仍然是他们所熟悉的口腔基本理论。为了熟悉数字化口腔并利用其优势，需要学习一系列重要的概念和缩写。下面将介绍其中最重要的概念和缩写。

1.1.1 三维成像

传统的二维（2D）成像模式通常存在一些局限性，例如图像失真、放大、解剖结构叠加以及缺乏用于诊断和规划的三维（3D）信息。在这种情况下，锥形束计算机断层扫描（CBCT）、口内扫描和面部扫描系统等为口腔提供了3D数字图像[1-3]。CBCT成像技术可提供高诊断准确度和高精确度的可视化评估。对于CBCT图像，口腔医生需要了解图像采集参数，因为图像质量会直接影响数字化口腔的工作质量。CBCT有几个采集参数，例如视野（FOV）大小、峰值电压（kVp）、电流（mA）和体素大小。这些参数每一个都对CBCT的质量有影响[2-5]。

口内扫描和面部扫描可以捕获可用于数字化治疗计划系统的患者3D图像（图1.1）。然后，该软件将3D物体的表面信息数字化，并自动转换成由线框模型组成的3D图像。

任何3D图像都可以在3D空间中进行渲染和编辑，转换并保存为特定的文件格式[5]。正如下一章所介绍的，数字化口腔常用的文件格式有3种：OBJ、STL和PLY。这些文件基于对矢量、三角形或多边形进行几何重建。在所有数据准备好之后，就可以存储模型的形状和其他细节（例如颜色或纹理）。

3D图像可以根据软件的特性进行不同的处理。例如，通过DICOM和STL文件，使用CAD软件可以设计和执行口腔种植体的数字化手术以及未来修复体的蜡型制作。在数字化设计之后，种植手术

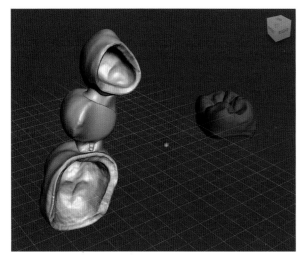

图1.1 在三维空间不同坐标中导入的3D图像（Mesh-Mixer软件屏幕截图，Autodesk）。请注意，固定桥比磨牙单冠更靠近屏幕。动态网格用于确定3D图像的空间位置。

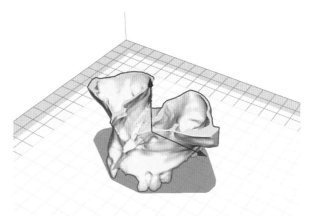

图1.2 3D图像（上颌骨CBCT扫描的重建模型）定位在软件（Ultimaker Cura）的三维空间中，以便进行3D打印。软件使用不同颜色描绘的3个轴（X轴为红色，Y轴为绿色，Z轴为蓝色）。

导板、临时牙冠和最终牙冠可以通过增材制造设备打印出来，或通过减材制造设备切削出来[5-6]。

1.1.2 坐标和平面

所有3D图像都是在由坐标和平面组成的虚拟空间中创建或渲染的。任何在三维坐标内进行数字化设计的对象都可以在制造之前在虚拟空间中进行任意编辑。坐标系是一种将数字分配给点的方法。在三维空间中，需要3个数字来指定一个点。普通2D图像的数字只与两个坐标（X轴和Y轴）相关。代表第三维度的坐标通常是Z轴，Z轴垂直于X轴和Y轴（图1.2）。

坐标和相应的平面为3D图像的位置、大小和体积提供了参考。所有3D物体的坐标都固定在成像软件的虚拟平面上。重要的是，确保要操作或对齐的多个3D物体位于可用作参考的相同空间坐标上。因此，来自不同成像方法的3D文件应具有相同的三维坐标，以便进行叠加或组合，从而创建一个虚拟患者，本章将进一步解释这一点。

1.1.3 计算机辅助设计和计算机辅助制造（CAD-CAM）

"计算机辅助设计"通常简称为CAD。用于图像采集（CBCT、扫描成像、照片）和处理（软件程序）的方法都可归入CAD。"计算机辅助制造（CAM）"包括3D打印机（增材制造）和铣削设备（减材制造）等过程。CAD-CAM技术目前主要用于生物医学工程、临床医学、定制医疗植入物、组织工程、牙科、人工关节制造和机器人手术。此外，CAD-CAM技术在医学和牙科各研究领域的应用也在不断增加[5-6]。可以进行数字化设计和制造的主要产品包括不同类型的口腔固定及可摘修复体、手术导板、殆垫、牙齿模型和矫治器[5-7]。CAD-CAM在牙科中的主要临床应用详情将在接下来的章节中进一步阐述。

1.1.4 网格

"网格"用于描述由三角形或多边形面组成的3D物体的表面。网格对象没有任何实际曲率。相反，由网格组成的3D图像中的曲率外观是通过增加表面的数量获得的。这些3D图像最常用的文件格式是STL文件[5]，下一章将对其进行详细介绍。

1.1.5 图像引导下的治疗

由于患者3D扫描是在口腔治疗前进行的，CAD-CAM技术可用于制作种植手术导板、牙体预备导板和颌面手术导板。这些应用大多需要CBCT和光学扫描图像模式分别生成的硬组织与软组织的3D图像。根据这些图像，可以设计和制造CAD-CAM导板，以定位钻孔程序和切口的方向[5]。

1.1.6 图像叠加/对齐

DICOM和STL等不同的3D图像文件可以使用CAD软件进行叠加或对齐。在数字化口腔领域，对齐DICOM和STL对于规划种植体植入非常有用。图像对齐的细节将在下一章介绍。

1.1.7 像素

在2D图像中，分辨率取决于像素的数量。像素是数字图像中可在数字显示设备上显示和表示的最小单位，也被称为图像元素（pix=picture，像素；el=element，元素）。像素在计算机显示屏上以圆点或方块表示。像素是数字图像或显示屏的基本构件，使用几何坐标创建。根据显卡和显示屏的不同，像素的数量、色彩组合和大小也各不相同，并以显示屏分辨率来衡量。全高清（Full HD）图像的宽度为1920像素，高度为1080像素，总计为207万像素。超高清（也被称为4K）分辨率为3840像素×2160像素，共830万像素。

像素的3D版本被称为体素。一般来说，体素尺寸越小，3D重建模型的质量越高。

放射影像的质量取决于对比度分辨率和空间分辨率。对比度分辨率与用于生产图像的对比度标尺大小成正比。因此，图像的对比度分辨率越高，就越容易区分多种密度。在数字成像中，对比度分辨率取决于成像方法的位深，遵循对数尺度。因此，使用8位系统制作的全景X线片可以显示2^8=256个不同的灰度值，从黑到白依次分布。使用12位系统的CBCT设备可提供2^{12}=4096个灰度

值。空间分辨率是指成像方法识别实际界限和区分两个相邻结构的能力[2-4]。

3D CAD文件的分辨率基本上取决于网格的大小和密度。然而，相应制造设备的质量也取决于与CAM相关的因素（例如3D打印机或铣削设备分辨率）。对于3D打印机，会有一些与分辨率相关的因素（例如层数和层厚）。对于切削，分辨率取决于轴的数量和车针的尺寸（见第3章）。

1.2 数字化口腔的历史

科学技术是人类发展的基础。从石器的初步创造和改进，到学会控制火的突破和新石器时代的革命，增加了食物的范畴；再到轮子的重大发明，使人类能够旅行和制造机械；最后到通信的进步克服了物理障碍，科技使人类与众不同。

除了技术之外，词汇的发展也一直是必要的，以提供对新单词或现有单词的意义和用法的创新的共同理解。技术词汇的扩展通常会清楚地显示出一种新的使用意义，但也会合理化为什么新意义会出现。这源于为新发明命名的需要，当这些新发明变得家喻户晓时，相关的术语也会变得众所周知。词汇扩展的一个普遍例子是"数字"概念，在20世纪，作为现代计算必然的结果，这个概念的用法和意义急剧增加。

然而，不同于科技领域的常见含义，"Digital"一词绝不是一个新词。"Digital"一词的词根是拉丁语中的"Digitus"，意为手指或脚趾，"Digital"已经使用了很长一段时间。在15世纪，该词用来指代阿拉伯数字1~9和0为数字（Digits）。直到20世纪，这个词才开始广泛使用，并获得了重要意义。20世纪30年代到20世纪40年代，以离散数字序列表示数据的新型设备取代了当时以十进制计算数据的模拟计算设备。

20世纪70年代末，使用数字概念的电子产品不再局限于研究机构和公司。随着其成本的降低，普通大众也开始有机会接触到它们，无数的

信息源和设备被转换到数字时代。从简单的CD到更复杂的数字传感照相机、数字成像系统或3D扫描仪，世界从此发生了翻天覆地的变化。

"数字"这一概念并没有随着机器的发展而停止，而是有了更广泛的含义。"数字"一词已发展到涵盖一切与数字或计算机技术相关的事物，以及描述任何以计算机为媒介的、存在于可感知世界中的物体或实体的等同物。这一概念的日常应用包括数字购物车和数字图书等。不仅是普通物品，甚至职业、专业领域和整个组织在其活动中采用这些技术（硬件或软件）时，也会打上数字化的标志。这方面的例子包括许多关于数字化口腔或蓬勃发展的欧洲数字化口腔学会的提法，该学会很快成为口腔领域最受尊敬和最广泛的科学学会之一。

虽然20世纪充斥着"数字"这个词，作为人类历史上最重要的技术创新，但可以预见的是，21世纪"数字"这个词将过时，而不是这个概念过时。随着数字化成为常态，识别数字化的需求变得过时了。正如数字化口腔领域将超越以前的模式，因为所有的牙科都是数字化的，因此不需要别名。类似于以前命名的"数字计算机"，因此数字蜡型、数字摄影等许多实体将失去多余的前缀。

在讨论了数字化的过去、现在和未来的一般概念之后，有必要澄清一下当前数字化口腔医学的概念，因为它可能并不符合业界所宣传和标榜的根深蒂固的概念。虽然数字化口腔医学在口腔修复和外科领域的应用更为广泛，但在牙体牙髓病学、牙周病学、正畸学和殆学等领域也占据着重要地位。如今，数字化口腔显然涵盖了所有领域，而不仅仅是CAD-CAM技术的代名词，它已成为口腔医疗保健领域的热门词汇。CAD-CAM技术提供了大量的创新机会，无疑是现代口腔发展的驱动力之一。然而，根据欧洲数字化口腔学会提出的概念，"数字化口腔包括任何和所有科学、临床或技工室技术和/或程序，目的是检查、诊断、治疗、直接或间接协助治疗、医疗设备的生产或口腔医生和口腔技师使用的任何其他技术，以更好地追求改善患者治疗、舒适度和结果的目标，以及改善医疗保健专业人员的工作环境"。

根据上述概念，我们可以看出，牙髓病学等口腔领域的数字化程度甚至高于其他更著名的数字化领域，因为牙体牙髓医生生活在一个完全数字化的工作空间里，所有临床操作都是在数字化设备的辅助下进行的——2D或3D影像学诊断、显微镜和照相机、根测仪、进入根管的超声技术、静态和动态根管治疗导板、使用高度先进的数字化马达器械、荡洗技术和热充封闭方法。

由于数字化口腔必须采用多学科方法，因此不可能确定一个清晰的历史时间表，因为现代概念中涉及和交织着无数的事件、发展、临床或实验室领域。

然而，专注于口腔修复和计算机辅助设计与制造的发展，口腔领域的第一套CAD-CAM系统可追溯到1971年，当时François Duret博士在他的口腔博士毕业论文《光学印模》中介绍了这一系统，但早在20世纪60年代，该技术就已应用于汽车和飞机制造业。

1984年，Duret博士获得了CAD-CAM设备的专利，该设备在1989年芝加哥口腔协会仲冬会议上展出，创造了4小时内制备完成单冠的纪录。与此同时，Werner Mormann博士致力于开发供口腔全科医生使用的数字扫描系统，该系统被命名为CEREC 1，并于1985年推出。这一创新系统由三维数字扫描仪和铣床组成，结合使用后，口腔医生只需预约一次，即可在椅旁制作瓷嵌体和高嵌体。

从那时起，CAD-CAM技术得到了极大的改进，口腔医生和技师们体验到了CAD-CAM所带来的神奇效果，当技术足够先进时就会出现这种情况。本书第2章和第3章将深入介绍CAD-CAM技术与可用程序。

3D打印技术的出现正在给多个口腔领域带来革命性的变化，它提高了外科手术技术的质量和精确度，并在口腔修复领域取得了巨大的优势。"3D打印"一词定义了一种制造工艺，在这种工艺中，使用增材技术来一层层地制造物体，而不是像切削技术那样将物体打磨成最终所需的形状。

1986年，工程师Charles Hull利用他的专利立体光刻（SLA）系统推出了首个3D打印技术，4年后，Scott Crump获得了熔融沉积成型（FDM）技术的专利。在过去的30年中，3D打印技术已广泛应用于许多制造领域，而采用新开发材料的3D打印技术即将从根本上改变普通医学和口腔医学。从生产手术导板、研究模型、诊断饰面、临时修复体、𬌗垫和隐形矫治器，到最近生产的长期树脂修复体、全口义齿，甚至钛合金口腔种植体，这种增材技术被认为是CAM的未来，其材料和技术方面的一些创新备受期待，很快就能打印出具有更高定制可能性和更低原材料浪费的瓷修复体。

随着诊断、患者和病历记录、治疗计划、新型治疗技术以及最近口腔修复工作流程的出现，数字化口腔医学已经成为现实，并拥有广阔的前景。然而，未来还有更多的事情要做，人工智能（AI）等其他领域将在突破所有已知界限方面发挥目前难以想象的重要作用[7]。口腔领域的人工智能技术已经被认为是一个新兴领域，它一直是口腔医学研究的重中之重。具有深度学习能力的软件已经在帮助改善正畸治疗效果、龋齿诊断、牙周疾病诊断和预测、口腔癌风险评估、治疗方案建议、患者数据分析和微笑设计等。

Pearl、Smilecloud和LM Instruments等公司引领着新工具和新软件的开发，这些工具和软件能够自动分析病理结果、建议治疗方案或提供解决方案，以改善临床管理，最大限度地提高成本效益和患者安全。

数字化口腔尽管有许多限制和缺点，但它仍是一个不可避免的新现实。然而，它不应被作为解决所有问题和口腔医生/技师失误的一种手段，而应将其作为最大限度地利用和改进成熟流程的一种工具。

从古至今，科技总能激发我们每个人的内在潜能，变得或普通或伟大。毋庸置疑，这会激发一名细心和知识渊博的口腔医生的工作潜能，进而提升生产率，而简单的工作往往会被科技所取代。因此，口腔医生和技师不应在科技中寻求庇护，也不应将科技作为解决已有问题的手段，而应专注于获取知识，在尊重所有基本原则的基础上开展高质量的口腔治疗，然后通过数字化方法发挥其潜能。

1.3 诊内和外包数字化工作流程

1.3.1 数字化口腔诊所

多年来，口腔医生一直根据模拟工作流程和确立已久的治疗规范提供口腔治疗。随着数字化口腔技术的引入，口腔治疗过程中的许多常规步骤正在通过计算机化软件、应用程序、硬件、设备、材料和技术，转变为数字化程序。

目前的研究项目一直在探讨口腔领域出现的新数字化方法的实际好处。考虑到在没有为患者和医生带来明显益处的情况下，改变既有的工作流程和采用新的技术方法是没有意义的，因此也在研究开展此类项目的必要性。本书进一步讨论的研究成果包括：数字化工作流程可以提高治疗质量和可预测性，提供更快的检查结果，使治疗流程标准化，并加强医患沟通[8]。这些发现意味着数字化工作流程的应用在一些国家变得越来越流行。然而，只有少数口腔诊所在日常临床工作中真正使用了诊内CAD-CAM设备。

1.3.2 数字化技术对口腔诊所的影响

数字时代正在彻底改变人们的交流、工作和生活方式。许多领域工作岗位的数量和类型在不断变化。与此同时，整个行业、市场、产品和服务也在崛起或消失，口腔行业也正遭受数字化转型的影响。在数字化口腔诊所中，治疗工作流程使用计算机化技术，这会影响到各级口腔团队的工作：行政人员、保障人员、接待员、口腔医生、助理和技师。

行政人员和秘书可以使用专门的管理软件快速存储和分析大量患者数据，提高效率，减少纸张使用量。助理要能够掌握和使用高科技设备（例如口内扫描仪和数字X线），而保障人员也应能够在高度敏感的设备中保持生物安全措施。例如，助理可以在口腔医生的监督下，使用专业设备进行口内扫描，并在必要时分析和纠正手术过程中的失误。目前，大多数国家的口腔助理甚至技师都没有在学校接受过数字化口腔培训，这使市场上专业人才的选拔更加困难。因此，随着数字化趋势的来临，口腔团队成员将要在工作流程、设备、材料和方法的使用方面接受专门教育。

另一个重要方面是，数字化口腔技术增加了辅助治疗的工具，但仍遵循相同的治疗原则。采用数字化口腔技术可以提高传统模拟技术的治疗能力和效果。例如，通过使用手术导板来确定钻孔的方向，口腔手术可以更加准确和快速（见第6章和第7章）。数字成像和新的软件工具有助于提高口腔诊断水平。氧化锆和新型陶瓷等新材料改善了美学效果。机械可以以人类无法达到的精确度和速度连续工作。

1.3.3　口腔医生数字化培训

对于在口腔团队中担任重要职位的口腔医生来说，数字化口腔培训的必要性也非常明显。口腔医生的职责是在提供数字化治疗的同时，规划、执行和协调口腔工作人员。理想情况下，口腔医生需要做出决策，因此必须充分了解模拟化和数字化口腔程序。越来越多的研究表明，使用数字化技术可以获得令人满意的临床效果。因此，CAD-CAM修复技术的可靠性使从业人员和学

生对数字化学习的需求日益增长。

为了迎合这一趋势，越来越多的学校为口腔专业学生改善他们的课程安排，以提供更多的有关数字化技术的学习机会。虽然学生们可以学习应用在口腔多个领域的数字化技术的概念，但很少能进行临床操作和更深入的学习。

一些学术讨论表明，数字口腔将发展成为一个重要的研究领域。原因之一是口腔医生需要掌握新的知识、技能并且通过培训以进行口腔治疗[9]。这表明数字化口腔应被视为口腔领域的一个独立的专业课程。另外，也有人认为数字化概念只是解决传统问题的一种新方法，因此数字化口腔医学应被视为从主要专业中衍生出来的一个子领域（即使用传统口腔修复学原理的数字化口腔修复学）。无论如何，数字化口腔对于年轻和经验丰富的口腔从业人员来说都是一个巨大的研究领域。

大多数决定购买第一台数字化设备的医疗机构通常都会接受为期数天的技术培训。不过，最初的培训可能只是介绍设备和/或软件的理论知识、技术特点和功能。在这一初始阶段，课程、书籍和科技文献的进一步教育有助于在口腔临床常规使用该设备时填补培训上的空白。

通常情况下，数字化口腔工作的最初制作将集中在基本程序上，但随着时间的推移，随着数字化口腔医生的经验越来越丰富，他们的思维方式很可能会发生变化，形成一种数字化的思维方式，以新颖的方式为病例设计和执行当前的口腔治疗程序提供新的见解。因此，在口腔诊所中可以由精通数字化技术专业知识的口腔医生来规划和指导口腔治疗的创建与结果。

1.3.4　口腔诊所的数字化水平

如今，口腔市场出现了一个悖论，即最先进的治疗方法和材料都出现在数字化口腔治疗中，但只有少数口腔诊所实现了数字化。阻碍口腔技术更广泛应用的因素包括投资成本、技术教育和

对变革的文化抵制。口腔医生们可能有一种误解，认为要使用数字化技术，必须先投入大量资金，而且很难获得投资回报。

现实情况是，几乎所有口腔诊所都可以提供数字化治疗，最初不一定是自己制作，而是外包给数字化程度更高的第三方诊所或技工室。另外还可以应用智能手机，例如使用专门的应用程序来进行微笑设计。一些研究结果开始认为在完整的数字化诊所中每一个治疗程序都用数字化设备进行是可行的。例如，提供自动化、标准化、更便宜和可靠的结果[9-10]。

实际的数字化诊所可能介于两个极端之间：缺乏数字化设备和大量投资数字化设备。更现实的做法是，口腔诊所和口腔专业人员可以在不同层面实现数字化。例如，一家正畸诊所可能只对口内扫描进行数字化，而将矫治器的设置、设计和制造外包出去。而另一家诊所则可以利用诊内设备和人员在当天完成修复。诊所数字化程度取决于口腔诊所的专业以及特定的需求。

1.3.5　口腔诊所的类型和经营模式

数字化技术的兴起也在改变口腔诊所的业务本身，带来的创新可以提升传统的小型诊所，并创造新的业务模式。由于数字化口腔诊所使用的设备专业性很强，因此可能需要根据具体的研究领域采用不同的商业模式。

表1.1展示了可以被创造出用于满足有特殊需求诊所的设备和装置。然而，多学科实践最终可能会影响所需的硬件和软件。

- 数字成像诊断和放射中心：可投资购买数字成像设备（全景扫描仪、CT扫描仪）。根据所提供服务的不同，一些口腔诊所还可以为外包的手术设计提供口内扫描（或模型扫描）和数字图片。影像中心有专门的软件可以提供更好的诊断，并将所需信息反馈给临床医生。

- 数字化美学：对瓷修复体（贴面、牙冠）的需求将很大。口腔诊所可以投资微笑设计软件、3D

打印机和全瓷冠铣床。

- 数字化种植：数字化种植中心可能需要内部成像设备和口内扫描仪，以便正确诊断和制订治疗计划。此外，还需要手术导板软件和3D打印机来制作手术导板。如果要进行数字化修复，还需要与口腔修复治疗类似的额外设备。

- 口腔重建与修复：口腔修复是一个复杂的领域，涵盖牙科的许多主要专业领域。因此，涉及数字化修复的诊所需要一些至少可以完成简单工作的设备和软件，同时将更复杂的工作外包。为此，最好能增加口内扫描仪、设计修复体的椅旁软件、生产单个修复体的小型陶瓷铣床和陶瓷炉。如果需要在诊所内制作更复杂的修复体，可以建立专门的内部数字化技工室。

- 内部口腔技工室：与商业口腔技工室相比，内部口腔技工室由于具有相同的设备和软件，可以不受限制地进行制作加工。但是，一个完整的口腔技工室需要在机械、软件和材料方面进行更雄厚的资金投入。此外，还需要专门的房间和特殊的基础设施规划来容纳机器，并且需要专业人员来操作机器。设备的大小、组织和生产率必须与所需的工作流程相匹配。数字化技工室的设备包括传统技工室所需的设备，外加台式扫描仪、可加工大型坯料和瓷块的五轴铣床、陶瓷炉、烧结炉、用于设计修复体的CAD软件和树脂3D打印机。

- 口腔正畸：数字化口腔正畸医生可以利用口内扫描仪提高诊疗水平。还可以购买专用软件和3D打印机来规划治疗效果，以及诊所内制作矫治器。

- 口腔全科医生：可以投资购买口内扫描仪，以便轻松实现正畸、修复和种植患者的数字化。用于放射线拍摄的数字传感器也被广泛应用。

- 外科手术：口腔颌面外科医生可以利用专用软件来设计正颌外科手术，并至少需要台式扫描仪对模型进行数字化处理，但最好使用口内扫描仪。

- 设计中心：数字化设计中心是一种新的商业模

表1.1 运行不同类型数字化口腔商业模式所需的机器、设备、专用软件、专业人员和物理空间专用结构的数量

	口内扫描仪	台式机扫描仪	数字成像	3D打印机	小型铣床	大型铣床	陶瓷炉	烧结炉	物理空间结构	专业人员	软件
正畸	X			x					x	x	x
口腔全科	X					X	X		x	x	x
口腔美学	X			X		X	X		x	x	x
口腔种植	X		X	X		X	X	X	xx	xx	xx
口腔修复	X	X	X	X	X	X	X	X	xx	xx	xx
口腔外科		X		X					x	x	x
技工室		X		X	X	X	X	X	xx	xxx	xxx
影像和诊断		X	X						x	x	xx
设计中心		X		X						x	xxx
扫描服务	X	X							x		x
切削中心					X	X		X	x	xx	x

式，旨在通过专用软件为任何口腔医生或诊所提供外包服务。提供的服务范围包括正畸、种植手术、微笑设计、口腔外科、修复设计等。软件许可证可能价格昂贵，需要初始投资，通常还需要每年付费更新。此外，专业人员在软件方面受过严格培训，可以在交付前与口腔医生讨论设计方案。数字化治疗计划的结果可以是实物，例如手术导板，也可以是数字文件或图片。

- 扫描服务：对于那些没有口内扫描仪但又想使用口内扫描仪的人来说，扫描服务可以将扫描仪带到客户的诊所，以便注册制作数字印模。这种新颖的商业模式可以作为一个独立的公司出现，也可以由数字化口腔技工室提供。

- 切削中心：数字化切削中心是一个专业化的口腔技工室，专注于切削结构或修复体的生产。钴铬合金等特殊材料常用于修复，但由于其密度高，极难切削，需要专业且昂贵的工具和机械。因此，许多小型技工室倾向于将金属切削工作外包给切削中心。根据切削中心的侧重点和提供的服务，还可以加工其他材料，例如氧化锆、陶瓷、聚醚醚酮材料（PEEK）或聚甲基丙烯酸甲酯材料（PMMA）。

1.3.6　数字化口腔诊所的财务问题

数字化诊所可能比普通的私人诊所更复杂，因为后者的复杂程度、运营成本、文件数字化程度和专业管理团队规模都较低。因此，数字化口腔诊所的运营类似于商业公司，而口腔医生可能并不习惯这种运营方式。数字化口腔诊所的设备可能需要更高的资金投入，这使任何诊所都很难进入市场。值得注意的是，规模较大的口腔诊所和医院不太可能遇到这些问题。

数字化口腔诊所可能比普通诊所规模更大，但不一定是更赚钱的生意。随着诊所的发展和经营规模、设施和员工的扩大，利润和负债也会同比例增加。因此，在现实世界中，对口腔诊所营利可行性的研究，或口腔诊所与专业设备公司关系的研究，可以决定一家诊所是倒闭还是兴旺。当今社会，一个口腔诊所不但需要有高水平的医生还需要高明的商业策略。

1.3.7　如何计算投资回报率（ROI）

投资回报率（Return on investment，ROI）是一段时间内净收入与投入资金之间的比率。应用于口腔诊所，投资回报率的计算可以预测创业者需要多长时间才能回本。

投资回报率的估算基于对初始成本、收益和投资后成本/收益预测估算的复杂计算。为了实现相同的生产目标，可以选择多个数字化解决方案进行比较[9]。

投资回报计算包括3个方面。

- 收益：投资会带来多少收益？是否会增加？
- 成本：投资将节省多少成本（时间、临床步骤、人员成本、消耗品）？
- 有了这些信息，就有可能做出盈亏平衡估算，即预测投资何时会有回报。超过盈亏平衡点即为盈利。

投资回报率的估算必须考虑到设备购置后需要的定期维护和损耗。此外，随着技术的发展，旧设备的淘汰和新设备的购入也必须考虑在内。最终，口腔治疗工作流程的数字化应具备可量化的优势，在提高质量、减少时间消耗和降低人员成本方面表现出显著的优势，以实现良好的效益反转。由于投资回报率的计算比较复杂，因此这些财务问题应该听取专业人士的建议。

1.3.8　数字化口腔诊所的优势

在使用数字化口腔技术之前，客户通常需要和医生进行多次咨询，以诊断和制订口腔治疗计划，而治疗过程可能会持续很长时间。然而，现在口腔诊所能够利用数字化技术更快地诊断、设计和治疗患者，减少临床步骤和诊疗时间。

除了潜在的经济效益，数字化治疗方案的实施还能带来其他的好处。使用数字化治疗时，患者的体验往往会更好、更舒适，同时还能感受到高质量和高水平的技术创新。患者更容易理解治疗的各个方面，例如修复设计。3D数字模拟与印模可以提高患者的参与度和认可度，尤其是在涉及美学的情况下。

随着数字化程序的应用，技工室和临床程序能够通过标准化的工作流程在管理记录、治疗方案和义齿制造这三方面更好地合作。

1.3.9 数字化口腔诊所的工作流程

"工作流程"一词是指在工作环境中由不同人员执行的一系列预定任务。工作流程的建立会在整个治疗工作形成固定模式，确保从设计到治疗的过程中的数据转换标准化[10]。每个口腔诊所都可以确定自己的内部工作流程，以及在需要外包帮助时的沟通方式。一些程序最终可以设计成完全数字化，也可以混合使用其相似物和数字化组件（图1.3）。

此外，口腔诊所中的医生们的技术水平通常参差不齐。在这种情况下，治疗工作流程可以使口腔团队的工作成果和技术水平标准化。这使治疗结果更加具有一致性和可控性。

1.4 人工智能在口腔领域的应用现状与前景

人工智能（Artificial intelligence，AI）是通常用来表示人工创造的类人智能概念的术语[11]。人工智能为多个科学研究和开发领域带来了革命性的变化，从智能手机的面部识别到基因组分析都有了改进。人工智能已在社会不同领域得到发展，通过更优化地利用数据来解决各种任务，包括临床和口腔等健康领域。数据科学是一个总称，指的是致力于分析结构化和非结构化数据的跨学科领域，旨在应用统计方法进行数据分析。数据学家的工作包括使用机器学习等先进技术。机器学习是人工智能的一个子领域，其中应用算法来学习数据结构的内在模式，从而进行数据预测（有监督机器学习）以及数据缩减和数据处理（无监督机器学习）[12]。采用这种方法的相关因素之一是，人工智能特别适合克服个人主观检查的变化性和提高诊断的有效性[13]。

无监督机器学习可用于降低此类数据集的维度，从而提高可预测性。集中将可度量的变量作为数据组的输入，从而将数据分成更小的组，并

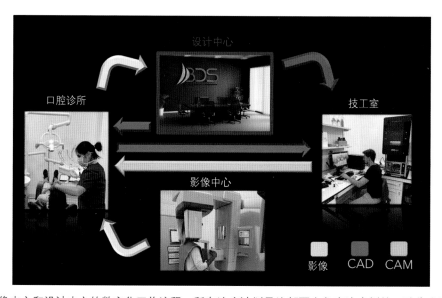

图1.3 涉及影像中心和设计中心的数字化工作流程。所有治疗计划最终都要由负责该病例的口腔临床医生批准。

以分类变量作为输出。主成分分析（Principal com-
ponent analysis，PCA）也可以通过对相互关联的变
量进行分组来减少数据。多重对应分析（Multiple
correspondence analysis，MCA）用于相互关联的分
类变量的数据缩减和数据处理。无监督机器学习
非常适合处理大量数据和进行数据挖掘，例如通
过数字化治疗患者的记录来获取数据[14]。

有监督机器学习是指使用有标记的数据集
进行预测。因此，准确性取决于数据库的规模和
质量，以及标记和训练方法。有监督机器学习使
用线性回归、逻辑回归、集合模型和神经网络
（Neural networks，NN）。有监督机器学习的主要
组成部分是标注数据集，以训练算法并准确地对
数据进行分类或预测结果（图1.4）。

神经网络尤其适用于复杂的数据结构，例如
成像数据，因为这些模型能够代表图像及其分层
资源，例如边缘、角落、形状和宏观模式[15-16]。
在训练过程中，神经网络会反复传输相应的数据
和标签。这些神经网络的计算能力取决于训练数
据的质量和数量，训练数据允许这些网络更新分
配给相关模型的每个变量的权重，这种训练可以
是有监督的，也可以是无监督的。神经网络也
可以分为若干层。"深度学习"一词指的是深度
（多层）神经网络架构[12]。

最近，卷积神经网络（Convolutional neural
networks，CNN）被开发出来并应用于包括口腔在
内的卫生领域的许多方面，可以完成图像分类和
物体检测等各种任务[11-12]。CNN使用一种巧妙的
技巧来减少在不同条件下检测物体所需的训练数
据量。这个技巧基本上是为多个人工神经元使用
相同的输入权重，虽然所有的神经元都被相同的
模式激活，但是输入像素不同。每个卷积层只对
图像目标区域的一个有限区域的刺激做出反应，这
个区域被称为接受区。这种结构与传统的图像分类
算法和其他深度学习算法不同，因为CNN可以学习
传统算法中手动创建的过滤器类型[15-16]。

将训练图像数据集输入机器学习系统后，
学习程序会自动重复，无须手动定义图像特征。
这样，机器学习方法（无论有无深度学习）就能
自适应地学习图像特征，同时进行图像分类[16]。
因此，使用机器学习的模型所产生的结果与使用
传统编程的系统有很大不同。从训练神经网络的
那一刻起，就会根据样本数据的特征分配权重，
其结果与用于训练该模型的样本有内在联系。因
此，只有使用新的、更大的和更准确的样本进行
人工智能训练，才能得到更理想的结果。

基于机器学习的方法取决于可学习信息的数
量和质量（基于一组训练数据）。较小的样本量
会降低测试图像中潜在的识别准确率，从而降低
测试的灵敏度和特异性。此外，还可以通过使用
数据增强来创建大样本，这是一种通过使用图像
旋转和调整大小来增加图像样本的功能。因此，
在有限数据的基础上，可以增加样本量，以帮助
研究人员处理小样本，避免过度拟合。当特定样
本的固有数据被优先排序时，会发生过拟合；因
此，对于不属于样本的图像，模型的性能最终会
远远低于训练时的性能。

一些学者报道称，在牙髓[17]、牙周病[18]、龋
病[19]、根尖病变[20]、囊性病变和肿瘤[21-22]、牙折
诊断[23]和鼻窦炎的分类中，使用NN进行对象检测
的精确度很高。在上颌窦[24]等因素的影响下，深

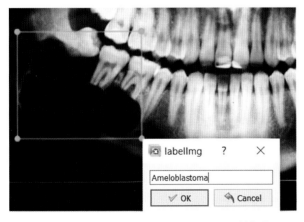

图1.4 LabelImg人工智能软件工具用于标注数据集。

度CNN被应用于全景X线片和数字化根尖X线片。然而，尽管通过深度CNN进行物体检测的方法进展迅速，但物体检测仍然具有挑战性，因为它依赖于大型数据库和计算处理[25-26]。

使用人工智能的检测软件已经问世。例如，Second Opinion（Hello Pearl，Los Angeles，USA）是一款人工智能驱动的诊断和治疗计划助手。该软件提供了一个计算机视觉平台，可即时检测数十种常见病症（图1.5～图1.8）。

除了射线分析中的物体检测外，NN还被用于自动识别。例如，比较生前和死后的全景X线片（人体尸检）[25]、在全景X线片上骨质疏松症[26-28]和错𬌗畸形的诊断[29-30]。

使用CNN的另一个重要可能性是自动识别和选择CBCT DICOM图像中的结构。这种方法可以实现下颌神经管自动匹配检测[31]和下颌骨自动分割[32]，从而实现种植规划[33]。

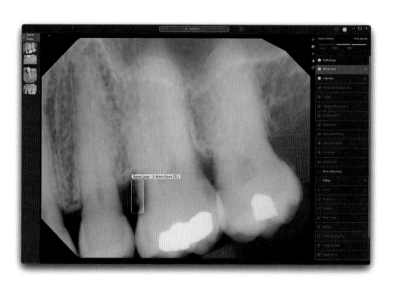

图1.5 Hello Pearl（Los Angeles，USA）软件屏幕截图，检测发现上颌骨边缘骨吸收。

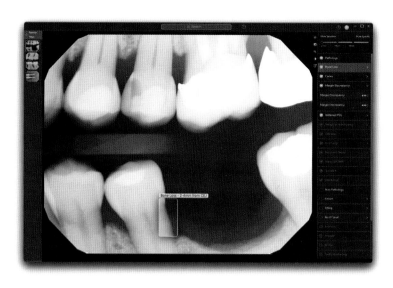

图1.6 Hello Pearl（Los Angeles，USA）软件屏幕截图，检测发现下颌骨边缘骨吸收。

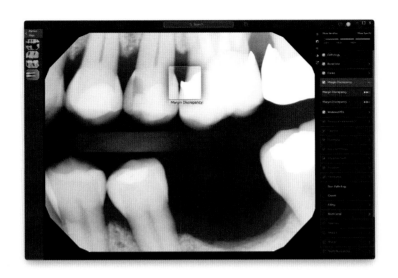

图1.7　Hello Pearl（Los Angeles，USA）软件屏幕截图，显示自动检测金属修复体的边缘不齐。

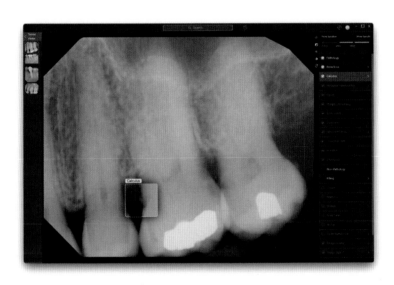

图1.8　Hello Pearl（Los Angeles，USA）软件屏幕截图，显示自动检测牙结石。

参考文献

[1] Kim, J.H., Abdala-Júnior, R., Munhoz, L. et al. (2020). Comparison between different cone-beam computed tomography devices in the detection of mechanically simulated peri-implant bone defects. ImagingSci.Dent. 50 (2): 133–139.

[2] Bagis, N., Kolsuz, M.E., Kursun, S., and Orhan, K. (2015). Comparison of intraoral radiography and cone-beam computed tomography for the detection of periodontal defects: an in vitro study. BMCOralHealth 15: 64.

[3] Nasseh, I. and Al-Rawi, W. (2018). Cone beam computed tomography. Dent.Clin.NorthAm. 62 (3): 361–391.

[4] Kolsuz, M.E., Bagis, N., Orhan, K. et al. (2015). Comparison of the influence of FOV sizes and different voxel resolutions for the assessment of periodontal defects. Dentomaxillofac.Radiol. 44 (7): 20150070.

[5] Grant, G.T., Campbell, S.D., Masri, R.M. et al. (2016). Glossary of digital dental terms: American College of Prosthodontists. J.Prosthodont. 25 (Suppl 2): S2–S9.

[6] Davidowitz, G. and Kotick, P.G. (2011). The use of CAD/CAM in dentistry. Dent.Clin.NorthAm. 55 (3): 559–570.

[7] Hung, K., Yeung, A.W.K., Tanaka, R., and Bornstein, M.M. (2020). Current applications, opportunities, and limitations of AI for 3D imaging in dental research and practice. Int.J.Environ.Res.PublicHealth 17 (12): 4424.

[8] Markarian, R.A., da Silva, R.L.B., Burgoa, S. et al. (2021). Clinical relevance of digital dentistry during COVID-19 outbreak: a scoped review. Braz.J.OralSci. 19: e200201.

[9] No-Cortes, J., Ayres, A.P., Lima, J.E. et al. (2021). Trueness, 3D deviation, time and cost comparisons between milled and 3D-printed resin single crowns. Eur.J.Prosthodont.Restor.Dent.29: 1–6.

[10] Coachman, C., Sesma, N., and Blatz, M.B. (2021). The complete digital workflow in interdisciplinary dentistry. Int.J.Esthet.Dent. 16: 1–18.

[11] Park, W.J. and Park, J.B. (2018). History and application of artificial neural networks in dentistry. Eur.J.Dent.12: 594–601.

[12] Mupparapu, M., Wu, C.W., and Chen, Y.C. (2018). Artificial intelligence, machine learning, neural networks, and deep learning: futuristic concepts for new dental diagnosis. QuintessenceInt. 49: 687–688.

[13] Naylor, C.D. (2018). On the prospects for a (deep) learning health care system. JAMA 320 (11): 1099–1100.

[14] Peng, J., Zeng, X., Townsend, J. et al. (2021). A machine learning approach to uncovering hidden utilization patterns of early childhood dental care among Medicaid-insured children. Front.PublicHealth 8: 599187.

[15] Hornik, K. (1991). Approximation capabilities of multilayer feedforward networks. NeuralNetw.4 (2): 251–257.

[16] Krizhevsky, A., Sutskever, I., and Hinton, G.E. (2012). ImageNet classification with deep convolutional neural networks. Adv.NeuralInf.Proces.Syst.25: 1–9.

[17] Tuzoff, D.V., Tuzova, L.N., Bornstein, M.M. et al. (2019). Tooth detection and numbering in panoramic radiographs using convolutional neural networks. Dentomaxillofac.Radiol. 48 (4): 20180051.

[18] Lee, J.H., Kim, D.H., Jeong, S.N., and Choi, S.H. (2018). Diagnosis and prediction of periodontally compromised teeth using a deep learning-based convolutional neural network algorithm. J.PeriodontalImplantSci. 48 (2): 114–123.

[19] Lee, J.H., Kim, D.H., Jeong, S.N., and Choi, S.H. (2018). Detection and diagnosis of dental caries using a deep learning-based convolutional neural network algorithm. J.Dent.77: 106–111.

[20] Ekert, T., Krois, J., Meinhold, L. et al. (2019). Deep learning for the radiographic detection of apical lesions. J.Endod.45 (7): 917–922.

[21] Ariji, Y., Yanashita, Y., Kutsuna, S. et al. (2019). Automatic detection and classification of radiolucent lesions in the mandible on panoramic radiographs using a deep learning object detection technique. OralSurg.OralMed.OralPathol.OralRadiol. 128 (4): 424–430.

[22] Poedjiastoeti, W. and Suebnukarn, S. (2018). Application of convolutional neural network in the diagnosis of jaw tumors. HealthcInform.Res. 24 (3): 236–241.

[23] Kositbownchai, S., Plermkamon, S., and Tangkosol, T. (2013). Performance of an artificial neural network for vertical root fracture detection: an ex vivo study. Dent.Traumatol. 29 (2): 151–155.

[24] Murata, M., Ariji, Y., Ohashi, Y. et al. (2019). Deep-learning classification using convolutional neural network for evaluation of maxillary sinusitis on panoramic radiography. OralRadiol. 35 (3): 301–307.

[25] Heinrich, A., Güttler, F., Wendt, S. et al. (2018). Forensic odontology: automatic identification of persons comparing antemortem and postmortem panoramic radiographs using computer vision. Rofo 190 (12): 1152–1158.

[26] de Medeiros, F.C.F.L., Kudo, G.A.H., Leme, B.G. et al. (2018). Dental implants in patients with osteoporosis: a systematic review with meta-analysis. Int.J.Oral-Maxillofac.Surg. 47: 480–491.

[27] Kavitha, M.S., An, S.Y., An, C.H. et al. (2015). Texture analysis of mandibular cortical bone on digital dental panoramic radiographs for the diagnosis of osteoporosis in Korean women. OralSurg.OralMed.OralPathol.Oral-Radiol. 119 (3): 346–356.

[28] Kavitha, M.S., Ganesh Kumar, P., Park, S.Y. et al. (2016). Automatic detection of osteoporosis based on hybrid genetic swarm fuzzy classifier approaches. Dentomaxillofac.Radiol. 45 (7): 20160076.

[29] Tanny, L., Huang, B., Shaweesh, A., and Currie, G. (2021). Characterisation of anterior open bite in primary school-aged children: a preliminary study with artificial neural network analysis. Int.J.Paediatr.Dent. 31 (5): 576–582.

[30] Auconi, P., Caldarelli, G., Scala, A. et al. (2011). A network approach to orthodontic diagnosis. Orthod. Craniofac.Res. 14 (4): 189–197.

[31] Kwak, G.H., Kwak, E.J., Song, J.M. et al. (2020). Automatic mandibular canal detection using a deep convolutional neural network. Sci.Rep. 10 (1): 5711.

[32] Xu, J., Liu, J., Zhang, D. et al. (2021). Automatic mandible segmentation from CT image using 3D fully convolutional neural network based on DenseASPP and attention gates. Int.J.Comput.Assist.Radiol.Surg. 16: 1785–1794.

[33] Kurt Bayrakdar, S., Orhan, K., Bayrakdar, I.S. et al. (2021). A deep learning approach for dental implant planning in cone-beam computed tomography images. BMCMed.Imaging 21 (1): 86.

第2章

计算机辅助设计
Computer-Aided Design (CAD)

Jun Ho Kim, Alan J.M. Costa, José Lincoln de Queirós Jr, Juliana No-Cortes, Danielle A. Nishimura,
Shumei Murakami, Reinaldo Abdala-Junior, Daniel Machado, Claudio Costa, Otavio H. Pinhata-Baptista,
Shaban M. Burgoa, Andrea Son, Lucas R. Pinheiro, Danilo M. Bianchi, Allan R. Alcantara, Arthur R.G. Cortes

摘要

本章就数字化口腔工作流程中所涉及的计算机辅助设计（CAD）部分，包含从数字成像方法的建立到数字化辅助设计与治疗计划，提供了详尽指南和研究证据。

2.1 数字成像方法

2.1.1 锥形束计算机断层扫描

锥形束计算机断层扫描（CBCT）是一种对颌面部相关解剖结构进行三维（3D）观测的技术。CBCT通过圆形锥或矩形锥X射线束和二维X射线接收器，围绕患者头部进行180°～360°旋转扫描（图2.1）。通过扫描，可获取一系列文件，其中涵盖了扫描区三维（3D）结构的原始数据。3D重建中主要采用多平面重建法（MPR），它可以研究二维或三维视角中的任意一个平面[1]。CBCT图像是由一个个小立方单元组成的矩阵结构，这一立方单元被称为体素（体积元素，一个像素的3D版本，见第1章）。与像素值类似，体素对应的数字通过特定的灰度和数值（体素值），反映其内部结构的线性X射线衰减变化[2]。

2.1.1.1 基础知识

近几十年来，锥形束计算机断层扫描（CBCT）在牙科中的应用频率要远远高于医学计算机断层扫描（CT）。后者是医院常见的一种昂贵设备。

医疗CT设备可以配备单个或多个探测器，利用平行的扇形X射线束，在探测器环（被称为"扫描架"）内行360°旋转扫描。记录的CT影像显示为众多体素构成的个性化3D矩阵。与CBCT类似，通过二维轴扫得到的多平面CT图像，可以重建成3D图像[2]。

与医疗CT相比，CBCT具有辐射剂量更低、成像速度更快、骨组织分辨率更高等优势[3]。目前CBCT设备可以提供更小的视野（FOV）扫描，仅扫描临床所需范围，从而降低辐射剂量。CBCT不仅用于种植手术设计过程中评估骨的厚度、高度、密度（用像素值预估）和骨量[4-6]，还可用于根管治疗[7]、牙周[8]、正畸[9]、口腔颌面外科[10]和颞下颌关节紊乱[11]。

MPR图像通常有3个不同的正交平面（横断面、矢状面和冠状面）用于诊断及制订治疗计划。此外，也可以在轴扫图像上来沿着牙弓形状绘制曲线，从而得到曲面图像。这些图像通常显示为冠状面的全景重建片和一组代表牙槽嵴断面的矢状向图像（图2.2）。这些截面图通常用于种植体植入设计。

另一种应用是使用原始CBCT横断面图像来3D建模，以分析种植体的三维位置（角度、长度和直径）、外科螺钉、指导外科手术及根管治疗、

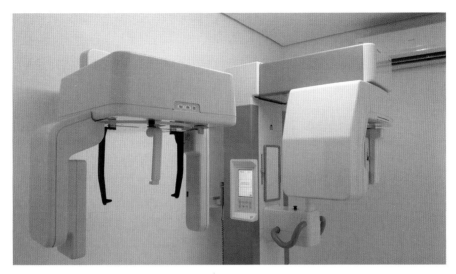

图2.1 一种集成了头影测量和全景放射影像功能的CBCT装置（Cranex 3D, Soredex, Tuusula, Finland）。

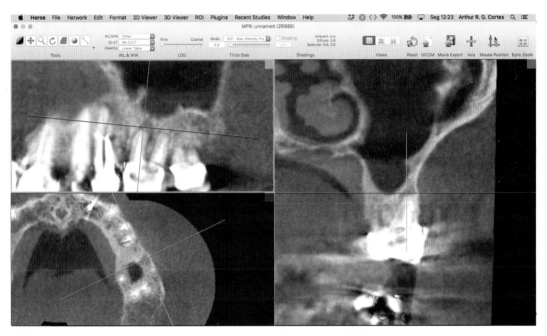

图2.2 Horos open-source DICOM查看器软件（Horos Project）的屏幕截图，显示了一个MPR影像。标记了位于3个正交平面上的第一磨牙近中根的根尖周病变。

人造化合物和正畸组件。CBCT或CT的原始数据需导出DICOM（Digital imaging and communication in medicine）格式（描述同前）（图2.3）以便在软件中读取，随后也可输出为STL（Standard template library）文件形式的3D图像。

2.1.1.2 分步程序

- 在进行检查之前，告知患者摘掉所有金属物品，包括眼镜和珠宝。大多数情况下，可摘义齿也要摘掉。
- 辐射防护措施（例如符合规定的铅围裙等）。
- 患者应始终位于CBCT的正确拍摄位置（图

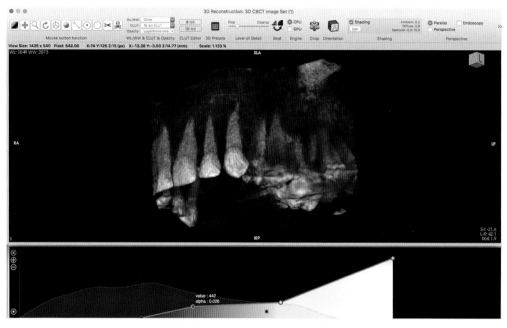

图2.3 Horos open-source DICOM查看器软件（Horos Project）的屏幕截图，显示了以CBCT的DICOM文件重建的3D模型。阈值颜色编辑工具（屏幕底部）使骨内结构可视化，例如牙根。

2.4）。获得窦腔及上下颌骨高质量影像的最佳体位是身体略前倾，而不是后仰或偏斜[12]。患者的面部需要与扫描仪对齐，头部应位于X射线源和探测器之间。然后进一步调整位置，以确保所需的解剖结构在选择的FOV之内。此时要借助颏部和头部的支撑架辅助固定，然后将激光定位灯发出的光束投射到患者的面部标志点。

- 向患者解释扫描过程，要求其吞咽后在扫描过程中禁止移动（对于引导手术病例，重要的是在扫描期间使用唇部拉钩拉开唇侧黏膜，见第6章）。
- 设置成像参数并预览所选视窗内影像（图2.5）。
- 按照制造商建议开始扫描。
- 将扫描结果保存为DICOM格式（创建一个文件夹，涵盖每一断层的独立文件），可以使用DICOM查看器（图2.2和图2.3）进行诊断或使用CAD软件进行牙科治疗设计（见第3章）。

2.1.2　口内扫描仪

2.1.2.1　基础知识

使用托盘和印模材料进行取模的传统流程已经发展了几十年。然而，之前的一项研究发现，送到技工室的印模中，50%会出现不完整或不准确的情况。这种情况可能是因为在整个取模流程中使用了多种材料，每种都需要特定的技术。在这个过程的每一个阶段都需要仔细分析，应及时纠正上一阶段的错误，否则会影响整个流程的最终结果。

目前，通过口内扫描形成数字印模，进而生成STL文件，这是数字化流程的第一步，其口内

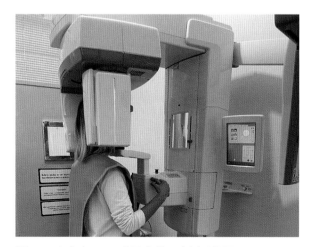

图2.4 患者在CBCT装置中的正确测量位置。

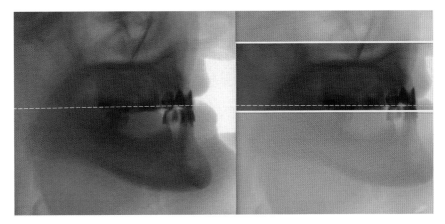

图2.5 CBCT观察图像（左图）用于定位扫描的FOV（右图）。

情况可以完全重建到虚拟平台中。并在需要时使用快速成型技术（通过STL文件）打印出相应的模型。

从患者角度来讲，数字印模更舒适，能够减少焦虑，降低恶心，并能让患者非常直观地查看口内细节。从技术灵活性的角度来看，与传统治疗过程相比，数字化口内扫描简化了治疗步骤，加快了与技工室的沟通。

使用口内扫描可以立即检查模型质量，获得的虚拟3D模型可以直接保存于计算机中，无须制作实体模型，节省了时间和空间，并且可以使用电子邮件便捷地将模型发送到技工室，减少时间和成本。临床医生可以节省购买印模材料和灌制石膏模型的费用；也可存储患者的虚拟模型，节省诊室空间。更重要的是，临床医生可以利用此工具与患者进行更有效的沟通。

近年来，口内扫描技术已经发展得非常迅速。现如今，市场上有10多种不同的口内扫描仪，来自8个以上不同国家的公司正在研发各种设备和技术。

- TRIOS 4（图2.6）–3Shape A/S（丹麦）。
- CEREC Omnicam（图2.7）和Primescan–Dentsply Sirona（美国）。
- CS 3700–Carestream（美国）。
- 3D Progress–MHT SpA（意大利）和MHT Optic Research AG（瑞士）。

- iTero–Align Technologies（美国）。
- Bluescan–I–A•TRON3D GmbH（澳大利亚）。
- DPI–3D–Dimensional Photonics International, Inc.（美国）。
- E4D–D4D Technologies，LLC（美国）。
- IOS FastScan‑IOS Technologies，Inc.（美国）。
- Lava C.O.S. –3M ESPE（美国）。
- MIA 3D^{TM}–Densys 3D Ltd.（以色列）。
- DirectScan–HINT–ELS GmbH（德国）。
- Panda P2–Pingtum Technologies（中国）。
- Medit i700–Medit Corp（南韩）。
- Vectra 3D–Canfield Scientific（美国）。

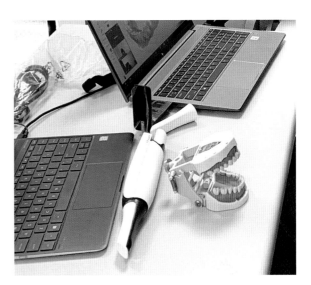

图2.6 TRIOS 4口内扫描仪（3Shape A/S），它使用共聚焦技术，能够与CAD软件程序和其他制造商的CAM设备集成。

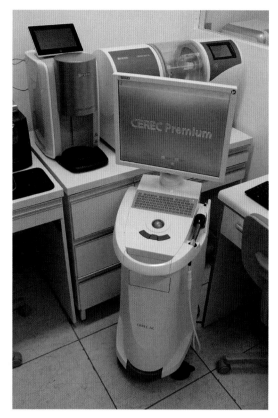

图2.7 与同一制造商（Dentsply Sirona）的铣削设备集成的CEREC Omnicam口内扫描仪。

口内扫描仪是由扫描头（硬件）、计算机和软件组成的一种医疗设备。其目的是精确捕捉物体的三维形态。

STL是应用最广泛的口内扫描仪采集图像的三维数字文件扩展名。扫描的技术主要包括三角测量、共聚焦、主动波阵面采样（AWS）和立体摄影测量。

三角测量

三角测量的原理是，已知两个视点的位置和角度，可以计算出三角形上另一点的位置。使用三角技术的口内扫描仪，例如CEREC Omnicam（Dentsply Sirona）、IOS FastScan（IOS Technologies, Inc.）、Medit i700（Medit Corp）、MIA3D（Densys 3D Ltd.）。

共聚焦

共聚焦成像是从不同距离获取聚焦和非聚焦图像。该技术能够根据镜头的焦距检测图像锐度，从而推断与物体相关的距离。

扫描的清晰度与操作者的熟练程度成正比。采用共聚焦技术的口内扫描仪有TRIOS 3和TRIOS 4（3Shape）、iTero Element2和Element5D（Align Technologies）及3D Progress（MHT SpA）。

主动波阵面采样（AWS）

主动波阵面采样技术利用相机和设置在采样光路中的旋转偏心孔装置捕获表面图像，并且可以从每个扫描点的结果中计算和导出距离与深度信息。一个采用主动波阵面采样系统的例子是Lava C.O.S.（3M ESPE）口内扫描仪。

立体摄影测量

立体摄影测量仅通过图像分析算法来估算所有坐标（X轴、Y轴、Z轴）。这种方法自带光源和软件，不需要光源设备，扫描头相对较小容易操作，且成像的费用较低。立体摄影测量设备的一个例子是Vectra 3D（Canfield Scientific）。据报道，采用相同技术的IOS设备之间存在临床差异。这些差异通常与操作者对人机工程学和口内扫描软件使用性能的习得时间有关。需要注意的是，最初学习口内扫描的速度可能很慢。

牙齿有几个反射面，例如牙釉质晶体或磨光面。这些表面可能导致过度曝光从而影响软件捕捉标记点。为了避免这种情况，专业人士可以稍微改变扫描头的方向，或使用带有偏振滤光器的扫描系统。

扫描方案是指口内扫描仪相对于牙弓的移动顺序，以提高虚拟模型的质量和准确性。最近的研究表明扫描路径对最终3D模型的精确度有影响。在理想的扫描过程中，应保持有规律的连续移动，并保持以物体为中心的恒定距离。大多数口内扫描的常规步骤总结如下。

2.1.2.2　分步程序

以TRIOS 3（3Shape）设备为例描述以下分步程序。然而，大多数系统和制造商的很多步骤都是相似的。

- 将口内扫描仪与配备有设备使用所需要的特定软件的计算机连接，其具有有效的许可证密钥（连接到有驱动程序的特定计算机上）。
- 连接电源并将设备打开。
- 在计算机屏幕上，双击扫描仪软件图标。
- 在口内扫描仪软件的初始屏幕上（图2.8），选择"新患者"注册未注册的患者，或选择"新病例"对已注册的患者执行新的扫描。
- 选择扫描完成后要接收的技工室（或电子邮件地址）。
- 选择软件中提供的修复类型（仅扫描、种植规划、解剖、基牙、桥等）。
- 单击"下一步"图标继续扫描。
- 按照软件扫描屏幕上出现的特定工作流程栏中指示的步骤进行操作。
- 按照扫描方案扫描上下颌牙弓（图2.9），避免重复扫描相同区域（图2.10）。然后进行数字化咬合记录。
- 按照软件指示网格修剪多余部分。在扫描牙弓和咬合记录后，继续进行其他补充扫描（牙齿准备、扫描杆等），以及扫描缺失部分。
- 扫描完成后，使用软件工具进行网格后处理（图2.11）（一些系统自动执行此过程的一部分）。

- 后处理完成后，就可以导出扫描结果（图2.12）。
- 使用软件的特定工具将扫描文件导出或直接发送到技工室或客户端。所有文件也可以下载到计算机硬盘上或临时存储设备（存储卡或外部硬盘）上。
- 选择要导出的扫描文件扩展名的类型［有些软件程序只处理STL文件；有的还允许导出多边形文件格式（PLY）或OBJ文件］。

无牙颌患者的口内扫描

最推荐用于无牙颌的扫描方案是"之"字形。该方案从左侧开始向右侧扫描，有助于保持图像沿腭部和前庭沟方向的连续性，在扫描过程中不断补充腭部图像，反之亦然。传统上，大多数扫描无牙颌的专业人员会使用锉刀制作个别托盘，该托盘可以在打印的工作模型上手工制作，或在软件中绘制后直接通过以特定树脂为原料的增材制造来制作。个别托盘能够捕获口内扫描仪可能遗漏的区域。与上颌骨相比，下颌骨因其黏膜活动性较强所以在扫描时通常更加困难。

推荐的扫描技术是基于TRIOS扫描仪[13-14]的相关出版物和科研证据，能够使全数字化工作流程的结果更加准确，顺序如下。

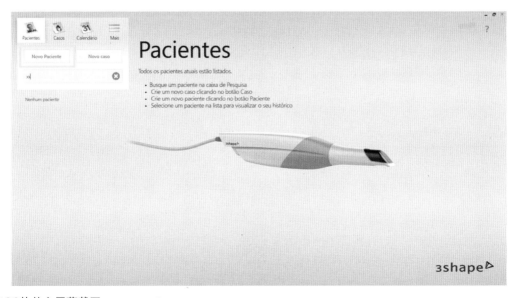

图2.8　IOS软件主屏幕截图。

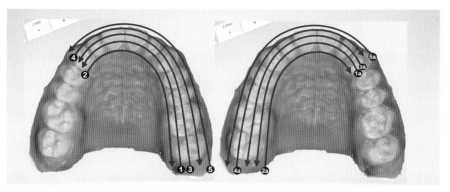

图2.9 口内扫描方案示例。

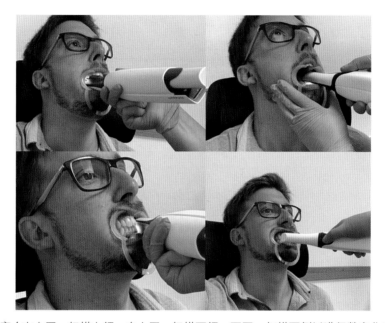

图2.10 口内扫描程序（左上图：扫描上颌；右上图：扫描下颌；下图：扫描两侧以进行数字化咬合记录）。

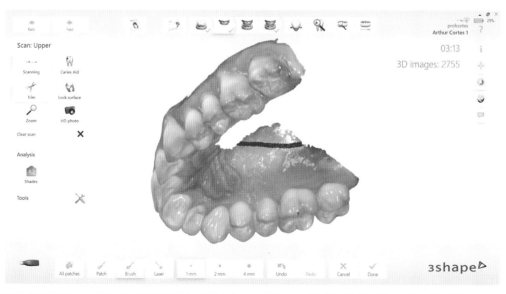

图2.11 网格修剪程序：去掉多余的扫描区域。可以减小文件内存，修剪网格的形状，进而将扫描件转化为3D打印模型。

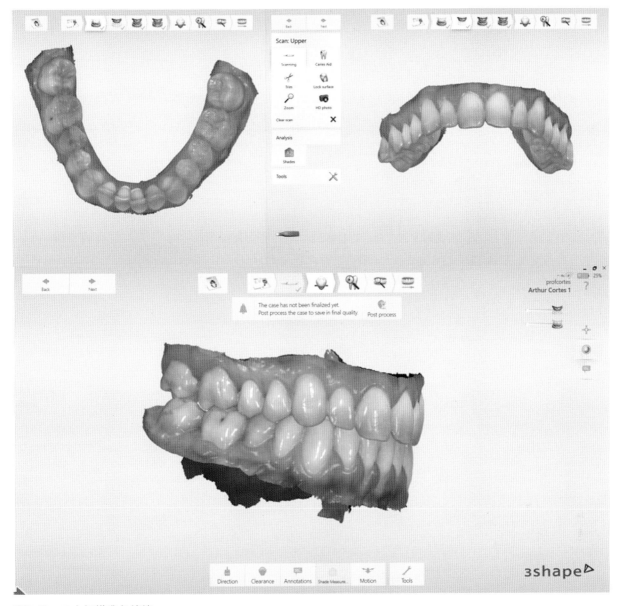

图2.12 口内扫描准备就绪。

1）预先为患者选择尺寸合适的U形唇部拉钩来牵开和稳定口腔组织，同时避免过度延伸。理想情况下，临床医生应配备一个助手来辅助吸唾和使用拉钩。在必要时，可以将一种能够黏附在黏膜上的不透光液体树脂以小球（1～2mm）的形式标记牙弓中不同的无活动性区域，以增加表面特征，进而便于扫描。这些标记物可以稍后在设计软件中删除，或于扫描完成后在扫描仪软件中删除。

　　上颌（图2.13）的推荐扫描路径顺序如下：咬合后观察选择一侧牙弓的上颌结节区域，向另一侧牙弓移动。然后，将扫描仪的位置移动到牙弓前部，完成整个腭部的扫描后继续向另一侧扫描。扫描仪必须流畅、均匀地完成扫描，以确保扫描区域的结合。因为扫描仪可能会因暂停和数据线的存在而中断扫描，所以需注意下列步骤。扫描仪需定位在后部区域，再次从结节区域开始，而不是前庭部位。为了完成另一侧，扫描仪必须暂停并定位在后部区域，捕获与先前扫描的一侧相似的画面。建议将扫描仪稍微倾斜，便于捕获从殆面到前

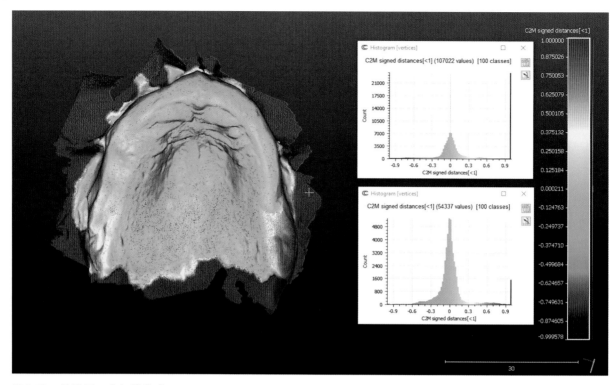

图2.13 使用同一台扫描仪（CS3600，Carestream Health）对同一患者的上颌无牙弓进行两次口内扫描数据的叠加。请注意两次扫描之间3D偏差值非常低（绿色区域）。

庭黏膜的过渡部分。通过练习，操作者将能够连续地进行扫描而不中断扫描仪，避免任何图像的覆盖。

下颌推荐的扫描路径顺序如下：选择一侧磨牙后区，扫描仪略向舌侧倾斜，不断扫描直到对侧的磨牙后区；接着将扫描仪略向前庭沟倾斜，沿着整个前庭到对侧结束扫描，注意扫描仪的位置应能够捕获咬合和前庭区域，进而确保图像结合。如果患者出现牙槽嵴吸收，建议分开扫描，先扫描一侧，然后再扫描另一侧。因此，扫描将从一侧的磨牙后区开始，直到牙弓中线处，移行到同一侧的前庭区，最后在磨牙后区结束。之后，将扫描仪再次定位在牙弓中线处，移行到吸收侧的舌侧区域，最后从该侧的颊侧区域移行到磨牙后区域结束。在暂停期间，为患者吸掉多余的唾液，可以休息直到恢复扫描。

为了行咬合记录和捕获咬合垂直距离（VDO），可以用轻体和硅橡胶材料制作适应于上下颌牙弓咬合的装置，使其完全贴合于牙槽嵴，使患者的下颌牙弓定位在理想位置。该装置可以使用口内或口外（台式）扫描仪扫描，形成的扫描件可以被设计软件的最佳拟合算法所使用，该算法是从相似区域的记录中寻找最佳可能的对齐方式，从而对齐上下颌的扫描件。这项技术的一个改进是在口内扫描记录中应用裁剪程序，使患者的边缘可视化并扫描记录。关于咬合记录，扫描仪通常会搜索相似的信息，最后对齐已识别的网格。当患者有剩余牙齿或义齿时，该技术更容易执行；否则，理想的情况则是患者有预制的咬合记录，以方便进行咬合记录。

2）扫描完成后，对文件进行后处理和检查，验证是否需要进行修整，然后导出以用于设计软件。

使用同一口内扫描仪的另一种口内扫描方法是扫描患者重衬义齿的基底部。当前软件允许扫描的网格转换，以便以后在正常工作流程中使用。

为了设计和制作义齿，临床医生可以选择使

用诊所中的CAD-CAM系统或将数据发送到技工室。接下来的步骤包括生成个别托盘、基托、垂直距离、猞堤、咬合平面、唇支撑、上颌中切牙的长度和适合患者的中线。下一步是在猞架上组装，包括面弓和下颌牙弓的位置关系、牙齿的组装和义齿的延伸。由于来自同一患者的几个文件可能重叠，根据扫描者的专业知识，大多数步骤可以根据记录直接在设计软件中删除和模拟。

无牙颌患者的扫描也用于设计指导手术，制作可摘义齿，作为即刻手术和临时义齿生产设计的基础。

可以使用不同的设备进行其他扫描，例如咬合记录和面部扫描，以提高结果的可预测性。使用数字工具的另一个好处是可以在不同的阶段生产不同的原型，从而在生产最终的义齿之前有更大的可靠性。目前，最终义齿可以通过减材或增材来制造。在这种背景下，铣削全口义齿仍然是最好的选择。

所描述的技术需要进一步的临床验证，因为扫描面缺乏鉴别点会给扫描带来困难。拉钩的使用是最近很多文章中提到的一个较好的解决方案，但是不正确的使用会出现过度拉伸，从而导致全口义齿固位力不足。然而，一些研究报告指出，由传统成型方法引起的许多问题，例如气泡或孔洞的存在以及石膏模型的变形。随着使用扫描技术的增加，我们有望看到临床及技工室理论知识的不断进步，扫描文件质量的增加以及更加顺利地开展扫描工作。

2.1.3 台式扫描仪

2.1.3.1 基础知识

目前，数字化技术的使用是生活中许多方面（例如食品制造、社会互动、娱乐），尤其是健康方面，都是必不可少的部分[15-16]。

口腔领域的变革只有随着数字化技术的进步才有可能发生，例如使用照片、数字X线片、CT，尤其是与计算机辅助设计和计算机辅助制造（CAD-CAM）相关的计算机辅助扫描仪[17]。第一个用于口内扫描的商业化系统可追溯到1987年，被称为CERC系统，它应用光三角测量原理进行工作并且需要喷粉涂层。

数字化技术的引进拓宽了口腔治疗范围。临床医生一直使用石膏模型作为主要工具，用于诊断和制造修复体、赝复体，得出治疗计划以及医患沟通，但这些模型具有折断、磨损和表面结构磨耗等缺点，并且需要大量的存储空间[18-19]。临床医生可以通过研究模型获得牙齿的形态和空间关系，但因成型过程因操作者而异[18]，该信息可能不正确，并且可能发生材料问题。例如，用传统方法制备用于制造单个修复体的牙科模型后，在生产最终修复体之前需要的多个步骤都可能会出现误差，例如选择合适的材料、成型技术、消毒方案、运输、石膏类型，甚至各个步骤之间的时间间隔都会影响准确性和最终结果[15]。

CAD-CAM系统在牙科中的应用提高了修复体结构的精确度和牙齿修复的精密度，并且该技术自1980年以来一直在改进。该技术能够自动化和优化，并通过使用新的生物相容性材料，特别是高性能陶瓷，例如氧化锆和二硅酸锂，来提升修复体的质量。

对于许多专业人员来说，全数字化的工作流程尚未实现，这可能是由于设备成本高以及需要在日常工作和文档梳理中增加新的程序，但使用数字化流程工具可以减少步骤，增加可预测性，提高患者的接受度，当然，还可以提供更高的精确度。

口内扫描仪在获取数字印模方面有局限性，包括高反射表面、深度龈下预备、水分和出血，因此在这些情况下有必要使用传统印模或石膏模型，以便结合使用弹性材料制作传统印模的成熟方法，可以避免铸造印模的缺点，用平板扫描仪将印模数字化。

有3种型号的台式扫描仪可供使用：带探头的机械扫描仪，但缺点是可能导致材料损坏；激光扫描仪和白光扫描仪是目前使用最多的扫描仪[17]。新开发的轻型台式扫描仪比激光扫描仪有优势，因其是分析多重条纹的模式，而激光扫描仪是分析线条的模式。

总的来说，台式扫描仪有一个焦点，目标将在光或激光的照射下进行扫描，产生可用于CAD软件的数字模型。使用台式扫描的主要优点是成本更低、流程步骤更少、可预测、可规划、更精确、高速度（一些通常需要5个步骤的情况可以减少到2个）、能够云储存信息，从而减少对物理空间的需求、简化与技工室的沟通、减少处理过程中的错误以及提高患者的接受度。它可用于获得数字诊断蜡型、制作单冠、嵌体、高嵌体、贴面，制作用于全口义齿、种植修复体的个别托盘，联合扫描确定上下颌关系，以及扫描制作树脂导板。关于缺点，研究中提及使用印模，石膏模型和通过3D打印机打印出的树脂模型来比较台式扫描仪的准确度与精确度，其中印模精确度最差，有小的显著差异[16-17]。一项研究报道称，石膏模型可能与树脂模型存在差异，但石膏和树脂的仓扫模型没有显著的临床差异。

台式扫描仪可以使临床医生的工作更加轻松，因为它是一种多功能、可访问的工具，也是简单易学的直观软件。它可以改善临床结果，但在某些情况下可能依赖于一些相关的传统步骤[17]。

2.1.3.2 分步程序

使用台式扫描仪是一个令人满意的选择，它可以帮助临床医生，且无须依赖技工室。该设备的操作步骤很简单；每个设备可能存在一些差异，但大多数情况下，步骤都非常相似。

需要一些空间来安装扫描仪和一台用于安装扫描软件、存储和发送文件的计算机。要注意该计算机仅作此用途，避免常规使用而使设备功能障碍，速度变慢，难以使用。

按照分步程序，临床医生能够轻松地使用台式扫描仪（图2.14）。重要的是专业人员能够遵循

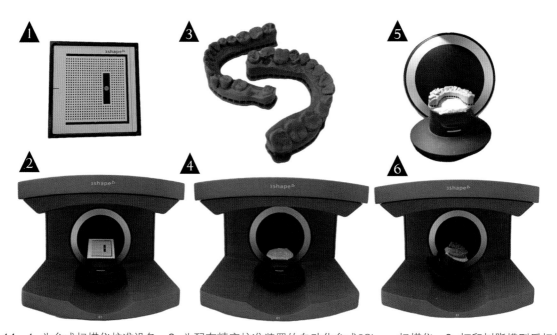

图2.14 1. 为台式扫描仪校准设备。2. 为配有精密校准装置的自动化台式3Shape扫描仪。3. 打印树脂模型后扫描，前述台式扫描仪可以扫描树脂模型、石膏模型和印模。4. 为用硅橡胶材料适当调整模型的支撑台来支撑模型。5. 模型𬌗面对准光源；附件灯将自动亮起，提示模型已准备好进行扫描。6. 激活软件自动扫描；扫描台将360°移动，以便扫描模型的所有界面。

每个型号扫描仪的具体说明进行操作，其步骤大多相似。

- 从包装盒中取出扫描仪，检查所有附带物品，例如电源、配件，模型适配器和校准部件。
- 使用UPS将扫描仪与电源连接，检查指示电压。绝大多数扫描仪都带有CD或闪存驱动，以便在计算机上安装软件。对于计算机内的存储配置有最低要求。
- 安装软件后，启动台式扫描仪校准。可按系统要求每周进行一次，以获得较好的扫描准确度和精确度。
- 在上述步骤中，需要将一些信息输入计算机中以完成内部设置。
- 执行完图2.15中创建的步骤后，继续执行图2.16中描述的步骤。

　　每个扫描仪配套软件的扫描过程既简单又直观。

　　然而，一些步骤可能会影响最终结果，例如成型失败、石膏中出现的气泡、用于铸造模型的石膏类型、未定期校准的扫描仪等。这些都会影响最终模型的准确和质量。

　　可以利用台式扫描仪上的程序执行以下操作。

- 数字诊断蜡型。
- 用于全口义齿的个性化托盘。
- 全口义齿的基本信息。
- 贴面、冠、嵌体/高嵌体、陶瓷、氧化锆，甚至金属材料。
- 粭垫。
- 手术导板。
- 种植修复体相关结构。
- 种植修复；在这些情况下，扫描是必要的，并且需要更换牙齿上的全冠，以提高扫描的准确性[16]。

　　台式扫描仪的准确性在文献中有详细的报道。并且价格合理，可以为临床医生提供依据，以便在临床中设计和操作简单或复杂的病例[1]。

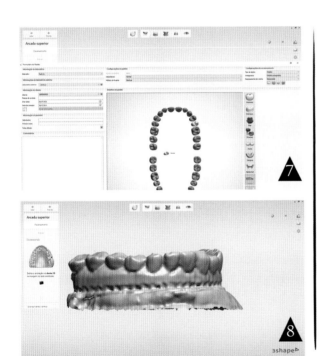
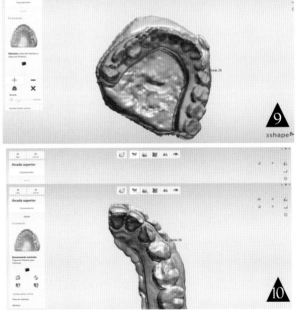

图2.15　7. 在3Shape软件中创建一个新病例后，会显示所有牙齿，然后选择要修复的牙齿。此外，需在右上角的文本框中选择修复类型，例如牙冠、贴面或诊断蜡型。8. 大约需用9秒的时间对整个牙弓进行预扫描，但缺乏细节。9. 然后选定需要扫描更多细节的区域，例如一颗特定的牙齿。10. 之后再进行一次扫描，虽持续较长时间，但为扫描的工作部位提供更精确和真实的模型。

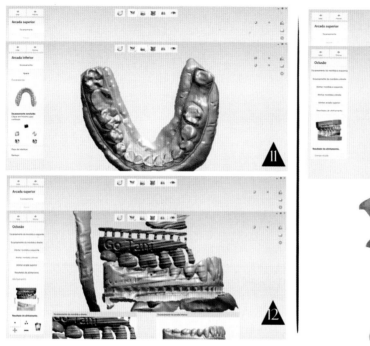
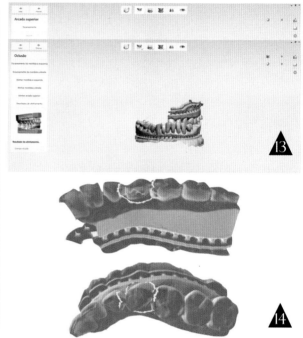

图2.16　11. 对于修复或外科手术，有必要扫描工作颌和对颌。12. 在扫描工作颌和对颌后，需记录咬合关系。因此需在口内制作一个导板，该导板可以用丙烯酸树脂、蜡或硅橡胶来进行咬合定位。一些扫描仪甚至允许在最大牙尖交错位扫描𬌗架。13. 在将咬合记录与工作模型和对颌模型叠加后，扫描仪自动建立模型之间的上下颌关系。14. 完成后生成一个STL文件，该文件可以导出到CAD软件，例如InLab、DentalCAD甚至Meshmixer。

2.1.4　面部扫描仪

2.1.4.1　基础知识

　　三维面部扫描在口腔领域发展迅速，在许多其他领域也有应用，例如生物医学工程、设计和三维动画。与虚拟患者合作，提供各种CAD-CAM系统相关的面部轮廓信息，使以数字化方式设计和制造全口义齿成为可能[20]。

　　传统的义齿修复方式只需要安装在𬌗架上的牙列模型、X线片和照片，以便获得颌面部区域的二维评估[21]。然而，人脸是一个复杂的几何结构，具有不同的深度和纹理。因为2D图像不能显示协调的面部比例的体积，所以很难在2D图像中模拟真实的面部，并且在评估面部畸形或不对称的结构时也容易出错。因此，在2D图像中对治疗结果和预后的预测会受到限制[22]。

　　为了解决这些二维面部评估问题，引入了立体摄影测量、激光扫描和结构光扫描等几种三维面部扫描方法[23-26]。这些方法通过生成面部数字模型来提供面部结构的3D模型，该模型可以与X线图像叠加，用于三维面部分析和虚拟治疗设计或真实的手术模拟[9]。此外，收集的扫描数据可用于多学科的研究、教育和治疗。

　　随着时间的推移，面部扫描在口腔医学中的应用越来越广泛，其在口腔种植、美学、修复和牙周病等领域均有应用。随着技术的进步，专业培训人员均可以进行面部扫描操作[27]。可以通过智能移动设备、平板设备和相机进行采集，也可以使用摄影测量来生成3D文件。面部扫描文件通常以OBJ文件格式导出。Mai等进行的一项研究表明，便携式扫描仪生成的面部数字模型的准确性与固定式面部扫描系统没有显著差异[22]。

　　面部扫描的主要用途是创建虚拟患者，而无须患者在设计时到场（图2.17）。通过面部扫描，

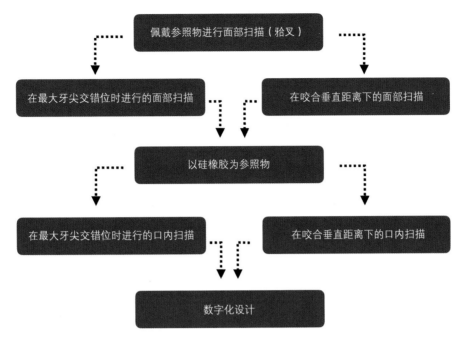

图2.17 面部扫描在口腔修复中的工作流程。

所有文件的拟合叠加可以虚拟地重建患者。关于这种方法的准确性仍有很多争论，但研究报告的准确性在临床上似乎是可以接受的。最大的问题是如何将这些文件精确地相互叠加在一起[22]。

面部扫描殆叉的使用是一种可靠的方法，可以从空间上确定面部扫描的上颌位置，就像用面弓确定半可调殆架的配件一样。扫描殆叉可以在3D打印机上进行设计和打印。在美学和口腔修复学中，应用面部扫描来确定"以面部为导向"的整体牙齿美学分析，例如理想的牙位、面部的解剖结构和软组织轮廓。在牙周病学中，行临床牙冠延长术时，有必要确定组织和牙齿的正确比例。在口腔种植学中，面部扫描可用于为牙列缺损或牙齿缺失的患者提供修复方案。

2.1.4.2 分步程序
使用移动设备应用程序

下面介绍应用程序的详细使用步骤（这里使用的是FaceApp应用程序），在苹果iPhone XR（Cupertino，CA）上运行。

使用iPhone X或更高级的移动设备，可以通过应用程序获取面部扫描，该应用程序利用移动设备的摄像头捕获图像并将其渲染为3D重建模型[28]。扫描文件可以以3种格式导出：STL、PLY和OBJ。扫描过程是免费的，但导出扫描文件需付费。

1）在您的移动设备上安装Bellus3D FaceApp。

2）确保拍摄对象可以在左右90°内转动头部。

3）启动FaceApp应用程序，选择面部扫描选项。

4）按照App指示，将移动设备正对面部并保持一定距离，待红色椭圆变绿色时按下移动设备显示屏底部的白色按钮开始扫描。

5）应用程序会要求向左转90°，然后回到中间，继而向右转90°，再次回到中间。如果选择了"FACE+NECK"或"FULL HEAD"扫描模式，应用程序还会在扫描过程中提示将头部上下倾斜（图2.18）。

6）扫描完成后，应用程序会把各种视角拼接在一起，形成3D模型（图2.19）。您可以选择保存扫描和/或将其导出为一种可支持的3D文件格式（OBJ、GLB或STL；图2.20）。导出的每张3D图像都需付费。

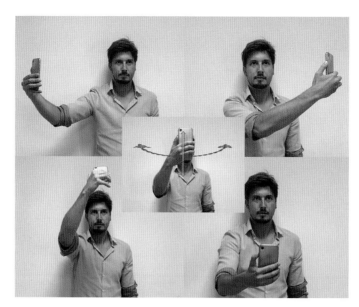

图2.18 使用移动设备进行面部扫描程序的操作流程。

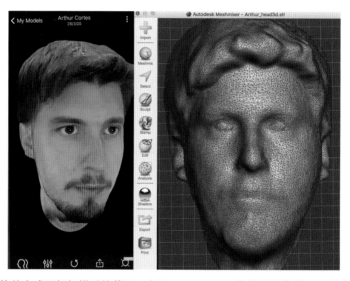

图2.19 左图：Bellus3D软件完成面部扫描后的截图。右图：Meshmixer软件的屏幕截图，生成STL文件的网格结构。

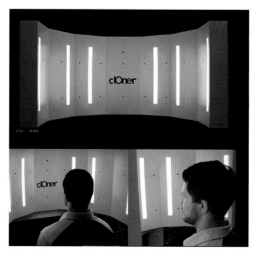

图2.20 clOner面部扫描仪（Done3D，Ribeirão Preto，Brazil）。

使用单独的面部扫描仪

与移动设备的面部扫描应用程序不同，单独的面部扫描仪是专门用于捕获3D图像并将其导出为STL或OBJ文件等3D数据的物理设备（图2.20）。与使用移动设备相比，该过程更加快捷简便。其中一个原因是其增加了可以同时捕获面部图像的相机数量。另外，这些设备相对笨重，便携性有限。图像可以以不同的格式（主要是STL和OBJ）导出到CAD软件程序中，用于设计口腔治疗计划。

与面部扫描仪集成的CBCT设备

目前正在开发一些CBCT设备，以提供综合全景和面部扫描的方法。这种CBCT可以通过快速成像、便捷地整合和叠加不同的3D图像，来创建虚拟患者。X1设备（3Shape A/S）就是一个例子，它具有很多其他重要功能，例如运动校正和75μm大小的体素。另一个重要的优点是，这些设备还可以同时处理DICOM和STL文件，有助于文件的整合和分析。

2.1.5　临床照片

临床摄影是一个有利于获得成功的牙科诊疗的重要工具。拍摄适当的照片并结合全面的诊断，可以让您的计划、操作、记录和保存更有预见性[29]。我们正在经历的数字化革命提高了我们这个领域的效率，改善了口腔专业人士和患者之间的沟通。数字化摄影在口腔实践中有许多应用[29-30]。

- 病例的诊断、治疗计划和保存：以标准化的方式进行摄影，这在诊断和计划过程中是非常重要的。图像细节清晰，展示出临床医生或专家需要进行分析的要点。
- 法律文件：除了记录治疗的变化和完成情况之外，图像还记录了治疗前的情况。专业人员收集图像用于文件记录是至关重要的，并始终需要知情同意书的支持。
- 法医文件：鉴定人的身份遗骸，以及对遗骸和牙齿的相关创伤进行分析，有助于再现准确的细节。
- 与技工室的交流：照片提供了一种快速和标准化的方式来交流解剖特征。配色也是我们可以从摄影中获益的一个基本步骤。
- 多学科工具：摄影可以帮助临床医生在特定情况下为专科医生提供帮助。
- 患者教育和激励：定期拍摄患者临床状况的数码照片，可以提供疾病治疗过程（龋齿、牙龈炎、牙周炎）的直观说明。
- 营销沟通：摄影是一种强大的沟通工具，因为图像可以表达不同的感受或情况。市场上的争议越来越多，使用照片是向其他患者宣传您的工作的一种方式。但是，我们必须始终尊重职业道德规范，并且必须获得患者的授权再使用图像。

口腔摄影需要摄影一般原理的基本知识，但合适的设备和工作流程也是同等重要的。

要组装一套适合口腔摄影的设备，至少需要三部分：微距闪光灯（环形闪光灯或双头闪光灯）、微距镜头和相机机身（图2.21）。此外，一些专业医生可能更喜欢设置一个摄影棚，使用柔光箱或补光灯，与双头闪光灯或环形闪光灯相比，这在拍摄质量上有所下降但可以拍摄出更有艺术感的照片。最近的另一个选择是使用带有高分辨率摄像头的智能手机，并辅以如"环光"式环形闪光灯等辅助照明，这是一种经济的选择，但质量略有下降。

- 环形闪光灯：对于那些想要在拍照时更实用的人来说，环形闪光灯是一个很好的选择，因为它不需要调整来改变光线的入射。
- 双头闪光灯：双头闪光灯是一种更细致的照明选择，有两种类型——有线或无线。由于其具有拍摄精确图像的能力，适用于口腔美容。
- 微距镜头：在口腔领域，我们使用的是固定焦距为100mm（佳能）或105mm（尼康）的微距物镜。它们的特点是1∶1的画幅再现全尺寸的图像，几乎没有失真。

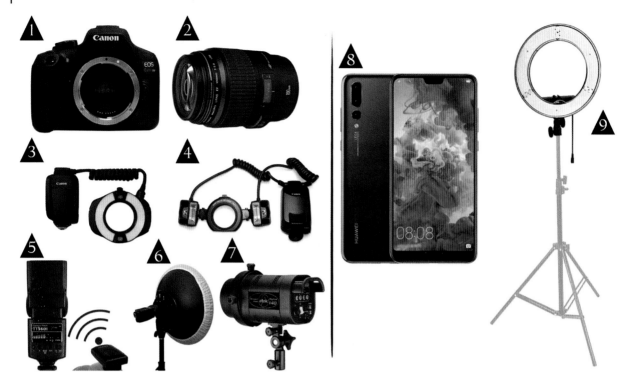

图2.21 1. 佳能单反相机机身。2. 10mm微距镜头。3. 环形闪光灯。4. 双头闪光灯。5. 电子闪光传感器。6. 柔光箱。7. 补光灯。8. 带有高分辨率摄像头的智能手机模型。9. 环形手机摄像闪光灯模型。

- 相机机身：入门级型号的数码单反（DSLR）相机是最合适的，因为它成本低，能够拍摄高质量的照片。单反（DSLR）或反射系统使用镜子进行图像再现，绝大多数在背面有一个显示屏，用户可以调节基本参数。

　　为了简化摄影原理在口腔医学中的应用，我们必须了解如何设置相机的基本知识。

- 光圈值：显示为"f"，通常在2.8～32之间变化。这个数值越小，光圈越大，图像就越亮。面部照片和口内照片的"f"值通常不同。

- 快门速度：控制着每张照片中照射到传感器上的光量。

- 国际标准化组织（International Organization for Standardization，ISO）：是指与聚光相关的数字传感器灵敏度标准。ISO可以在100～3200之间进行调整，ISO越低，照片越暗，但图像越清晰；ISO越高，图像越亮，但噪点越多。建议ISO值在100～200之间。

- 白平衡（WB）：用来对白色进行还原，以获得真实的图像色彩。理想情况下，WB不应设置为自动模式。

　　常用参数（相机通常设置为手动模式）为：

- 摄像程序：M或手动。
- ISO：100。
- 快门速度：1/125。
- 光圈（f）：范围在8和22～32之间。
- 白平衡（WB）：日光或5260K和5500K。
- 图像质量：JPEG LARGE（L）。
- 镜头对焦：自动（af）。
- 中性图像风格。

　　帮助提高照片准确性的一个重要工具是直方图（图2.22）。摄影中的直方图在拍摄照片和图像后期处理时都是必不可少的。它是一张量化照片亮度的图表，有助于您找到照片的最佳曝光。然而，不要认为照片中会有一个理想的直方图，这不存在。一些照片可能以中间色调（平均调）、浅色调（高调）或暗色调（低调）为主，这拉低了图像直方图的表现力。

　　所以，在照片的直方图的右边您会看到浅色调、在中间的中间色调和在左边的暗色调。

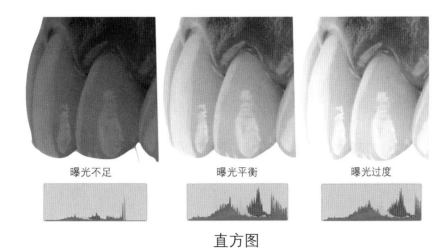

曝光不足　　　　　　曝光平衡　　　　　　曝光过度

直方图

图2.22　左图：曝光不足的照片。中图：曝光平衡的照片。右图：曝光过度的照片。

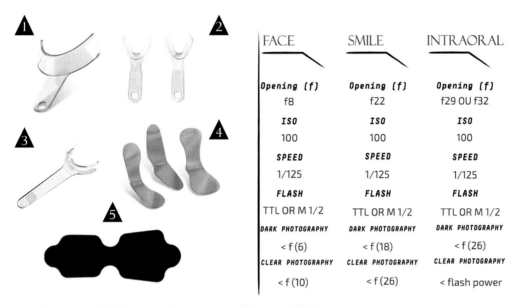

FACE	SMILE	INTRAORAL
Opening (f)	**Opening (f)**	**Opening (f)**
f8	f22	f29 OU f32
ISO	**ISO**	**ISO**
100	100	100
SPEED	**SPEED**	**SPEED**
1/125	1/125	1/125
FLASH	**FLASH**	**FLASH**
TTL OR M 1/2	TTL OR M 1/2	TTL OR M 1/2
DARK PHOTOGRAPHY	*DARK PHOTOGRAPHY*	*DARK PHOTOGRAPHY*
< f (6)	< f (18)	< f (26)
CLEAR PHOTOGRAPHY	*CLEAR PHOTOGRAPHY*	*CLEAR PHOTOGRAPHY*
< f (10)	< f (26)	< flash power

图2.23　1. 咬合拉钩。2. V形拉钩。3. U形拉钩。4. 反光板。5. 黑背板。

　　为了拍摄适合不同口腔治疗计划要求的照片，我们必须使用例如拉钩和反光板等辅助器械（图2.23）。

- 咬合拉钩：在拍摄咬合照片中是必不可少的，用于分析咬合表面和牙弓中牙齿的空间定位；用于正畸、修复和外科设计。
- V形拉钩：用于在咬合状态下拍摄照片，以评估后牙。
- U形拉钩：用于拍摄正面口内照片和下颌运动时的照片。
- 反光板：用于拍摄咬合和侧面照片。
- 黑背板：广泛应用于配色或拍摄照片时的调整，

特别在美学修复中。

　　口腔数字化工作流程中使用的摄影协议至少需要17张照片：6张面部照片（图2.24和图2.25）、2张微笑照片和9张口内照片（图2.26～图2.29）。

　　为了拍摄45°和90°的照片，患者最好坐在旋转的座椅上。一个没有外部光线干扰的干净环境也是必要的[29]。

　　面部照片应该让临床医生对患者面部结构与牙齿排列的关系有一个全面的了解。无论是在美学还是功能方面，以及使用DSD或SmileCloud等方法来模拟微笑，甚至在诊断蜡型软件中的微笑面部照片都有助于进行治疗规划。

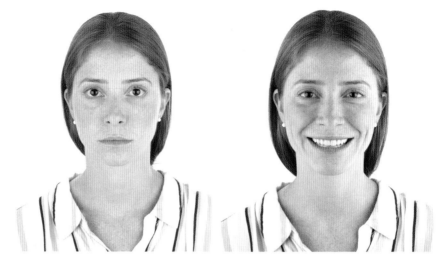

图2.24　患者处于息止状态时（左图）和微笑时（右图）的初诊照片。

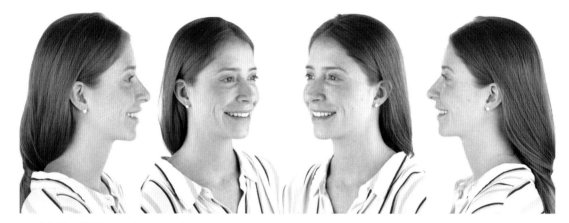

图2.25　右侧和左侧的45°和90°照片。

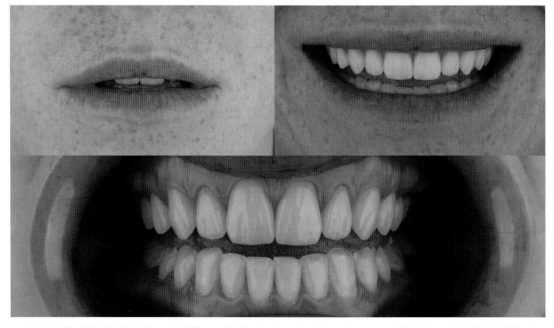

图2.26　唇部放松时拍摄评估中切牙暴露情况，微笑时牙齿无咬合的照片，用U形拉钩在无咬合接触时拍摄的照片评估牙弓间距离情况。

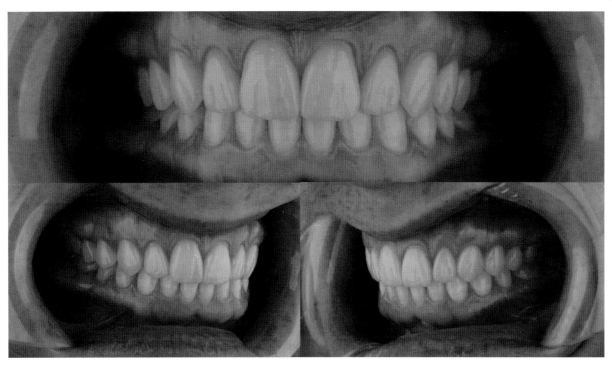

图2.27 使用MIC拉钩评估左右咬合和正中覆𬌗覆盖的照片。

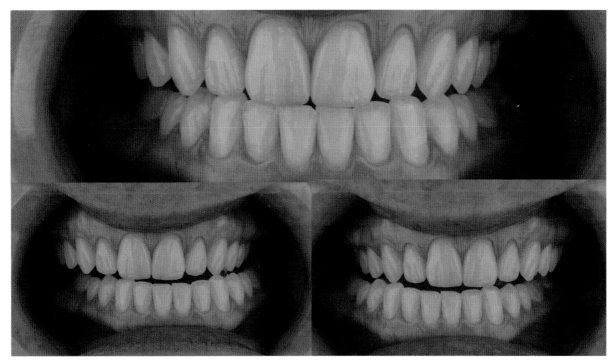

图2.28 下颌前伸运动（上图）、左右侧方运动（下图）的照片。

使用上述方案可允许临床医生适当修改计划，使用数字诊断和模拟软件，除了增加程序的附加价值，改善与患者和技师的沟通；也可以与多学科团队进行交流。

因此，投资于摄影设备，例如单反（DSLR）相机、100mm微距镜头和环形或软盒闪光灯，将在临床实践中提供很大帮助，提高可预测性和准确性。

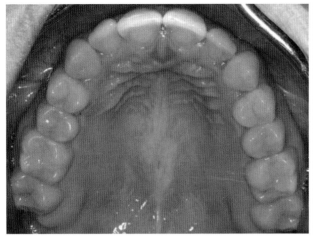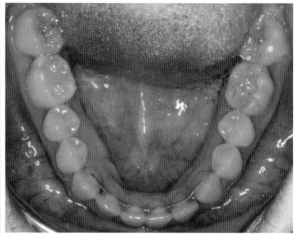

图2.29 使用U形拉钩和反光板拍摄的上颌和下颌的𬌗面照。

2.1.6 磁共振成像

磁共振成像（MRI）是一种三维技术，它具有良好的软组织对比度，是一种非侵入性的方法，最重要的是不使用电离辐射。是一种无创检查。磁共振图像是由氢原子核产生的射频信号形成的，氢原子核可以在水和骨骼中找到，也可以在基质蛋白中找到，也存在于骨髓中的水和脂肪中[31]。当没有磁场时，氢原子核的方向是随机的，但当它们被放置在强磁场中时，它们会定向排列并进行移动。射频脉冲的应用使质子暂时朝向磁场。在脉冲之后，质子在磁场中放松回到它们的初始状态。MRI内部的线圈记录信号的强度，当返回到初始排列时发生的能量释放的幅度和速率（T1松弛时间），以及在此过程中质子的振荡（旋进）幅度和速率（T2松弛时间）。

由于氢核周围环境和氢核整体浓度的不同，不同组织的T1和T2也不同。在T1加权像上，脂肪呈亮图像（高信号），而在T2加权像上，脂肪呈相对暗图像（低信号）。相比之下，水和液体在T1加权像上显得相对较暗，而在T2加权像上显得较亮。T1加权像显示软组织和脂肪的解剖结构，T2加权像显示液体和病理（肿瘤、炎症、创伤）。因此，重要的是同时拥有T1和T2加权像，以提供互补的信息。

与CBCT和CT相比，MRI有其缺点。它需要更多的图像采集时间。一些铁磁性金属会因为磁场的扭曲而对图像产生不利的影响，但这种图像失真仅限于铁磁性材料的区域，对钛种植体无影响[32]。

2.1.6.1 MRI质量的影响因素

选择正确的成像方案是控制MRI质量最重要的方面；每个特定的临床过程都需要对细节（模糊）、噪声和采集时间进行采集。图像质量（空间分辨率、对比度分辨率）直接受到磁场的影响。磁共振图像是通过磁体的强度来测量的，单位是特斯拉（T）。特斯拉越高，磁场越强。大多数临床MRI是1.5T或3T，但也有更高的磁场，例如7T、9T、11T和15T[33]。磁共振图像的质量不仅取决于磁场的强度；虽然3T可能比1.5T好，但这也取决于线圈和说明书的正确使用。

信噪比（SNR）是指在检查过程中，放置在成像部位附近的线圈接收到的来自患者身体的信号。图像质量与信噪比成正比。高场强MRI系统可以产生更高的信噪比，并能用更高的空间分辨率采集信号。但高分辨率扫描可能需要更长的采集时间，这可能会增加患者的不适，进而因患者移动产生更多的误差[34]。

当图像中有更多的噪点时，图像质量就会降

低，因为这会降低不同组织间的差异和对比度。磁共振图像中大多数的噪点是来自患者身体的一种随机射频能量的结果。我们可以通过选择合适的射频接收线圈特性控制来自患者身体的噪点，但来自患者身体的噪点通常随着场强的增加而增加，这是因为对高场强的带宽进行了调整。带宽是接收器被调节接收的频率范围（RF）。当带宽增加时，会减少化学位移伪影，但更多的噪点会进入接收器。

MRI中的细节是由组织体素和相应图像像素的大小决定的。体素的尺寸由视野（FOV）和矩阵的大小的比率决定。如果增加体素大小则可以减少噪点，但会更加模糊。因此，必须选择正确的体素大小，以在模糊和噪点之间达到适当平衡。较小的图像视窗和较小的体素产生更好的细节可见性。图像中出现的噪点水平取决于来自个体体素的信号强度和来自患者身体某个区域的噪点强度的比率。增加信号强度可以减少可见噪点。这可以通过增加磁场强度、增加体素大小、增加TR和降低TE来实现[35]。

对比度可以通过重复时间（TR）和回波时间（TE）来控制。当降低TR以减少图像采集时间时，会增加图像噪声。当使用长TE时，这也会增加图像噪声。

2.1.6.2 软组织MRI评估组织解剖学

在口腔医学中，MRI作为一种准确评估颅面软组织图像的方法被广泛使用。例如，检查唾液腺、软组织肿瘤、上颌窦，尤其是颞下颌关节。

在数字化口腔医学中，MRI能以不同的方式应用于软组织解剖的评估。目前，Shumei Murakami博士等正在利用儿童期纵向MRI数据研究口腔与颌面部各器官和组织的正常生长过程[36-37]。作为这个过程的一部分，它们半自动地提取咬肌、下颌下腺和腮腺，并在三维空间分割标记它们。我们使用了医学成像软件（Analyze 12.0）分割显示它们（图2.30和图2.31）。

图2.30显示了腮腺（黄色）、咬肌（红色）和下颌下腺（蓝色）的分界线。此外，根据这些数据创建了一个3D模型，并将其叠加在CT成像的颅骨上（图2.31）。3D模型采用医学影像软件（Osirix MD，Pixmeo）。使用这种方法，我们可以

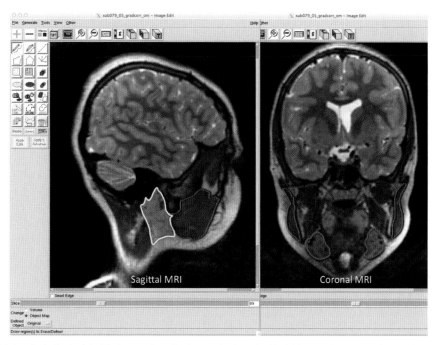

图2.30　目标分割。在半自动分割模式下，在目标和周围组织之间的边缘设置光标后，会自动创建边界（黄色；腮腺；红色：咬肌；蓝色：下颌下腺）。

检查每个器官或组织的体积和重心位置随时间的变化。

MRI的缺点之一是成像时间长。然而，MRI设备硬件和软件的进步使在0.1秒内获取横截面图像成为可能。

2.1.6.3 磁共振成像对软组织病变的诊断

MRI因其在软组织间的高对比度，常用于软组织肿瘤性病变的诊断。

例如，对于唾液腺肿瘤（图2.32）和舌鳞状细胞癌（图2.33），MRI检查非常有效[38]。

与CT不同，MRI没有相对绝对的体素值。因此，难以自动提取或选择（分割）肿瘤等靶向疾病。但如果目标与周围正常组织之间的体素值有明显差异，则可以半自动化分割目标。

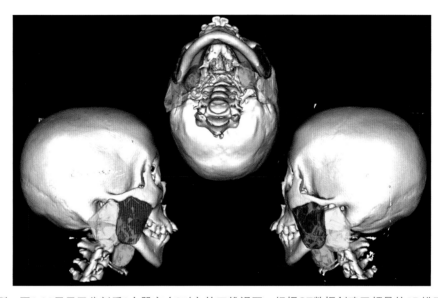

图2.31 3D模型。图2.30显示了分割后6个器官（3对）的三维视图。根据CT数据创建了颅骨的3D模型。

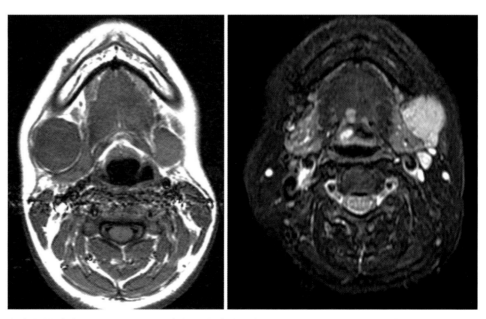

图2.32 唾液腺良性肿瘤。左图：下颌下腺多形性腺瘤一例。使用的MRI序列是自旋回波T1加权（TR：350；TE：8）。这就是所谓的手持球样改变。右图：下颌下腺恶性淋巴瘤一例。使用的MRI序列是快速自旋回波T2加权（TR：3600；TE：120；ETL：16）。肿瘤具有侵袭性。邻近的下颌下腺无移位，未见边界。

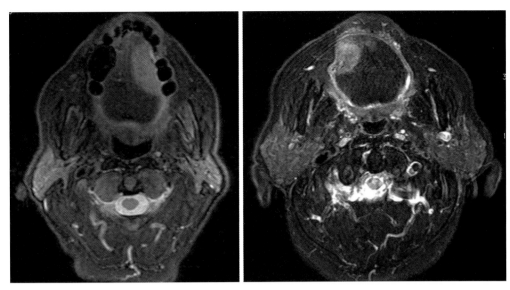

图2.33 舌癌的MRI诊断。左图：舌鳞状细胞癌一例。使用的MRI序列是快速自旋回波T2加权（TR：3600；TE：120；ETL：16）。右图：舌黏液表皮样癌一例。使用的MRI序列是快速自旋回波T2加权（TR：3600；TE：120；ETL：16）。

2.1.6.4 颞下颌关节评估

磁共振成像常用于颞下颌关节疾病的诊断，因为它能清晰地描绘颞下颌关节的关节盘[39-40]。由于MRI检查没有辐射暴露，可以重复成像，不仅用于治疗前的诊断，也用于治疗后的检查。

2.1.6.5 MRI对骨结构的分析

研究表明，MRI可以检测龋齿、牙根尖孔/根尖周疾病、下颌神经管病变、下颌第三磨牙阻生和早期骨病变。最近，研究人员已经证明MRI也可以用于种植规划，其结果与CBCT测量结果十分接近[41]。

以前，人们认为磁共振成像不能用于骨组织分析，因为它不能利用骨骼中的矿物质含量直接显影，而是利用骨骼内部或周围的液体（水、脂肪和造血组织）间接显影。这是因为骨骼主要由羟基磷灰石组成，而羟基磷灰石只有一个不移动的质子。在磁共振成像中，由于衰减时间极短且信号极低，所以骨骼表现为低信号（黑色），而体液表现为高信号（白色）。然而，人们也开发了其他分析骨骼的技术，并取得了良好的效果，例如使用"黑骨"和固态磷-31。

黑骨磁共振成像使用小翻转角度的短TR和短TE，通过最小化组织返回的信号来增强骨-软组织边界，从而显示骨组织界面。因此，骨与软组织之间的图像对比度很高。在这种情况下，骨骼显示为暗信号强度。这种方法也被称为UTE或超短TE。该技术可以对骨骼进行分割，生成颅面部骨骼的重建3D图像和3D打印解剖模型[42-44]。

磷-31（^{31}P）固态磁共振成像通过直接测量组织中磷分布的定量3D图像。^{31}P是骨骼无机矿物质的重要成分，具有磁共振活性和核旋转角动量。与^{1}H相比，^{31}P需要一套单独的射频线圈和放大器来调谐到这个较低的谐振频率。^{31}P代谢物的核敏感性和浓度均低于^{1}H，因此信号较弱。然而，即使在1.5T的条件下，也可以获得峰值相对尖锐的高质量磷光谱[45-47]。

2.1.6.6 MRI 3D重建

检查后，磁共振图像将以DICOM格式存储。DICOM格式可确保患者信息和图像数据保持一致，并能在支持DICOM格式的设备之间传输这些信息。

在利用磁共振成像采集数据后，DICOM文件会被传输到CAD软件进行数据处理和图像处理，最后，处理后的数据可通过计算机辅助制造——3D打印，制作模型。目前有许多不同的CAD软件和3D打印机，每种软件和机器都有不同的质量和特性。

许多研究调查了CBCT和CT数据，利用其DICOM文件导出患者图像，使用体积数据和辅助虚拟规划结合CAD-CAM软件。磁共振成像可用于3D重建和3D打印，因此也有望在口腔数字化工作流程中发挥越来越大的作用。

2.1.6.7 MRI在数字化工作流程中的应用研究

3D MRI用于种植规划和手术导板

研究表明，磁共振成像可用于数字化工作流程，以协助种植规划和手术导板的3D重建。这些研究大多使用3T的磁共振成像，结果表明，根据口内表面扫描与磁共振成像的匹配，准确打印出虚拟设计的种植导板，就可以进行导板种植手术。还可以通过直接观察下牙槽神经等软组织来提供诊断信息[48]。例如，Mercado等使用口内扫描仪、磁共振成像和CBCT，通过DICOM格式对这些图像进行提取、匹配并上传到用于种植规划的软件（coDiagnostiX）[49]。另一项研究利用磁共振成像评估了虚拟设计种植体位置的可转移性；研究了虚拟设计种植体位置与最终种植体位置之间的偏差，其结果可用于临床应用[50]。

3D MRI用于口腔修复

磁共振成像已被应用于牙齿修复；有一项研究调查了口腔修复并有种植牙指征的患者的牙齿表面重建的准确性。CBCT和磁共振成像都是通过与数字石膏模型进行比较来评估的。对比CBCT和MRI，CBCT是更准确可靠的牙齿表面成像技术，但MRI也能在可接受的采集时间内获取令人满意的重建精细牙齿表面[51]。

3D MRI用于根管治疗

在根管治疗中使用磁共振成像进行虚拟计划。Drăgan等的一项研究使用了7.04T磁共振成像，并使用InVesalius软件对牙齿扫描体积进行3D重建。他们的研究表明，高分辨率磁共振成像能够清晰地观察牙齿和根管的解剖结构[52]。

3D MRI用于模型重建

在Chen等的一项研究中，他们利用3T磁共振成像数据制作了3D软腭模型。磁共振成像DICOM文件通过MRI Convert转码为Analyze 7.5格式，以便在多个3D建模软件中进行操作。由此生成的3D模型可为临床诊断和教学提供针对患者的模型演示[53]。另一项研究的目的是使用高分辨率磁共振成像数据集作为人类牙齿的数字印模。使用1.5T磁共振成像测量两颗预备好的牙齿。根据获得的磁共振成像数据，构建三维数据集模型来表述牙齿表面，该数据集用于CAD-CAM制作固定局部义齿。磁共振成像数据足以支持制作牙科修复体[54]。

另一项研究证明了基于CT-MRI图像融合的2D和3D模型用于颌骨肿瘤可视化方面的可行性。术前CT和1.5T MRI图像数据均以DICOM格式采集，导入Surgicase CMF软件。然后，对结构进行分割并重建三维纹理。生成的2D图像和3D模型为颌骨肿瘤的可视化提供了强大的工具。这种方法可以帮助外科医生进行颌骨肿瘤的术前计划、手术模拟和术中指导[55]。

2.2 软件操作

2.2.1 CAD中使用的软件类型

2.2.1.1 非牙科开放源代码软件

"软件"一词是数字化口腔的固有概念，它涉及临床病例的数字化计划，并将虚拟数据转化为物理对象。像牙科中的许多其他概念一样，CAD-CAM最初来自工程及其相关领域。因此，现有的一些软件程序并不完全专属于我们口腔领域。

非牙科开放软件是指可以打开任何3D格式文件（OBJ、STL、PLY等）并将其转化为可3D打印或铣削的程序。此外，这些软件一般都是开放源代码（简称"开源"）和免费的，除非需要下载特定的可选模块来完善数字化设计。因此，开放软件没有针对牙科的专门工具，但提供了专业人员可用于某些任务的通用工具。

例如，我们可以在牙冠设计中使用该软件。可以验证相邻牙齿之间是否存在邻面接触点，但无法测量这个接触点强度，也无法在不破坏解剖结构的情况下自动降低接触强度（付费程序可以做到这一点）。

非牙科开放软件的另一个常见应用是设计磨牙症的缓冲殆垫。利用患者的扫描文件，可以开发出具有缓冲、双侧同时接触和前方接触的肌肉松弛殆垫，但目前仍然没有高效的虚拟殆架，以评估前伸和侧方运动，确保更好地适应口腔。不过，在开放软件中，也可以使用患者的面部照片和口内扫描制作病例的诊断饰面。也可制作牙周导板等手术导板。首先，对患者进行探诊或断层扫描，然后进行虚拟蜡型制作。如果已经进行了探诊，那么将会在牙齿的近中、中央还有远中1/3处测量蜡型。如果进行了断层扫描，则可以在扫描和断层扫描的牙齿之间进行匹配，并将釉牙骨质界（CECT）作为蜡型的参考。然后，只需在此蜡型上制作一个导板，在考虑生理空间的前提下，将导板厚度增加到3mm。

因此，可以在开放软件中设计大部分的治疗计划，但这需要时间，学习软件工具的知识，并了解其使用的局限性，特别是当涉及口腔修复和上颌下颌参考文献的使用时。

在口腔医生和技师中最常用和流行的非牙科开放软件程序是Meshmixer（Autodesk的官方软件）和Blender（Blender基金会）。

由于Meshmixer广受欢迎且易于使用，它是目前最受欢迎的软件，也是在科学文献、互联网搜索和YouTube上搜索如何使用最多的软件。它是一款开源软件，具有雕刻、选择、预定义对象格式、查看不同对象和不同颜色的可能性、冲压形状及分析正在执行的网格形状、计算点之间的距离、匹配不同网格、对象对齐等工具。

如何使用Meshmixer的一个最基本的例子是制作牙齿模型（图2.34）。导入3D文件后，使用选择工具修剪文件边缘（与修剪石膏模型的标准相同），然后创建一个底座。之后，在模型进行3D打印或铣削之前，该底座要变成实心。最终的模

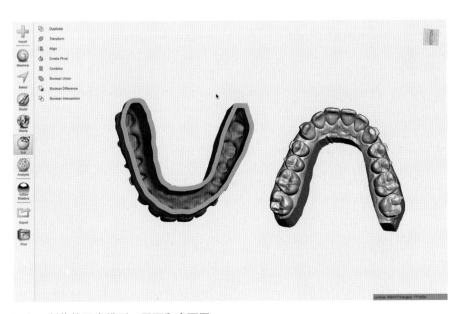

图2.34 用Meshmixer制作的牙齿模型，正面和底面图。

型可以是空心的，也可以是实心的。

Blender是一款编程软件，它可以完成Meshmixer的所有功能，但前提是必须对软件进行编程。在Blender中被广泛使用的节省时间的方法之一是使用"预设"或预编工具，专业人员可以在牙科中使用这些工具。由于无须事先编程，Meshmixer是口腔专业人员中使用最多的开放软件，他们是CAD-CAM系统的用户，可以自由直观地编辑网格。

总之，开放性非牙科软件给我们带来的好处是，在获得所需的CAD知识和培训后，我们可以在合理的时间内免费进行治疗规划和设计。

2.2.1.2 口腔商业软件程序

口腔商业软件程序是数字化工作流程的选择之一。与非口腔软件相比，使用这些软件程序更容易、更快捷，因为它是专门为牙科设计的。大多数软件程序都能兼容各种不同的导入和导出数据格式。这些软件程序中已经安装了自动化工具和特定功能，例如牙齿库和对颌牙弓的调整，使医生能够直观地创建和设计数字工具与修复体。这些自动化功能简化了学习程序，促进了整个创作过程。最重要的是，它使与技工室或患者之间的沟通变得更快、更简单了。

使用口腔软件程序有两种方式——一种是开放生态系统，另一种是集成生态系统。来自开放系统的软件程序，例如Dental Studio（3Shape A/S），允许专业人员将口内扫描集成到其他公司的制造机器上。

与开放系统相比，集成式CAD-CAM系统要求整个数字化工作流程必须使用同一家公司的硬件和软件，以实现扫描、设计和制作最终产品的一致性。一般来说，大多数软件程序都可以与一系列不同的开放式硬件程序进行数据互传。

上述软件程序只是整个系统工作流程的一部分，但独立的口腔软件程序［例如Blue Sky和DentalCAD（Exocad GmbH；图2.35）］也被广泛应用于口腔数字化工作流程中，因为它们有很多种工具，对口腔专业人员来说用户界面友好，灵活性强[56]。这些软件程序之间的共同差异包括许可成本、软件程序操作界面、许可证更新和/或STL导出费用。

大多数口腔软件系统至少涵盖牙科的3个重要领域：口腔修复科、口腔种植科和正畸科。根据每个领域的不同，程序的自动化功能也各不相同。

口腔修复科的CAD软件可用于口腔技工室或诊所（椅旁数字化工作流程）。使用这些软件可

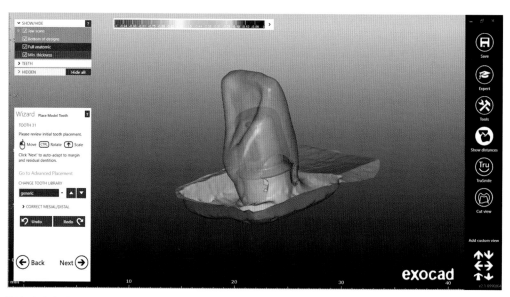

图2.35 体外试验中使用的DentalCAD软件截图。

以完成多种不同的工作，包括牙冠、矫治器、贴面、内/外嵌体、桥体、临时牙冠、可摘义齿等其他口腔修复。CAD软件程序，例如Exocad公司的ChairsideCAD，为口腔专业人员提供了一个简化的用户友好界面，可以一步一步地进行制作数字蜡型。

对于高级操作员来说，这些软件程序允许在主菜单中使用更复杂的工具和选项。其中一些软件程序可以成为集成CAD-CAM系统的一部分，例如Zirkonzahn公司的Modellier软件（图2.36）。与口腔CAD软件程序相比，口腔商业软件程序具有多种自动化功能，使操作更加直观、简单和快捷。这使临床医生可以提供更快的服务，在某些情况下患者只需预约一次。

口腔种植CAD软件程序，例如ImplantStudio（3Shape A/S）、coDiagnostiX（Dental Wings）和Exoplan（Exocad GmbH），可用于口腔种植规划（"以修复为导向"），并根据虚拟手术计划制作手术导板，以确定种植部位的植入方向。CBCT和口内扫描数据拟合可实现"以修复为导向"的手术计划，提高种植体植入的精准性，从而提高病例的可预测性和成功率（见第6章）[57]。

正畸专用的CAD软件可用于设计和制作矫治器，甚至可用于设计托槽的位置，以便在Indirect Bonding Studio软件中制作粘接托盘。这是一个开放的系统软件，需要购买许可证。隐适美（Align Technology）是另一款可以设计和制作矫治器的软件，但属于封闭系统。患者的病例通过Invisalign网站发送给公司，当治疗计划准备就绪时，医生批准制作矫治器，并为批准的具体病例支付费用（见第9章）。

2.2.2 使用的文件类型

2.2.2.1 医学数字成像和通信（DICOM）

随着提供数字成像设备的方式和商业品牌的增加，不仅需要为不同医学影像的存档，也需要为其传输制定标准。

DICOM文件开发于20世纪80年代末，旨在用于制作、存储、查看、处理、发送和打印医学影像系统的连接，以及优化与医学影像相关的工作流程。该标准一直由医学影像与技术联盟（MITA）负责维护和评估。1993年，ACR-NEMA标准出版物PS3发布，也被称为DICOM 3，它比第一版标准更加强大。目前，DICOM 3是图像存储和通信系统的标准，大多数处理数字医疗信息的设备都支持该标准。

DICOM文件包含患者姓名、执行扫描的设备、检查日期和地点、采集参数等信息。所有这

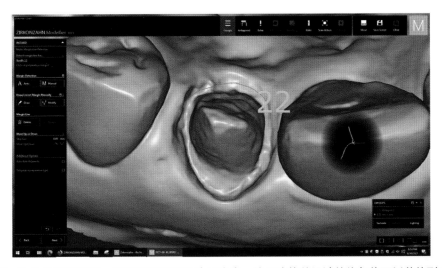

图2.36 Modellier软件的屏幕截图，用于勾画牙冠设计的边缘。使用该软件设计的修复体可以传输到Zirkonzahn系统的CAM软件程序和设备上进行铣削，从而实现一体化的数字化工作流程。

些信息都已编码，任何DICOM查看器都能读取。这就保持了检查数据的完整性，因此具有法律价值和广泛的可传输性。原始CBCT数据通常以DICOM文件的形式获取。因此，这些文件主要用于口腔手术设计（图2.37）。

2.2.2.2　标准镶嵌语言（STL）

STL文件描述了3D物体的表面几何形状，显示了CAD（3D物体）模型的共同属性（图2.38）。Charles Hull于1984年推出了第一个使用STL文件的3D打印流程——立体光刻，他开创了一种3D打印机正确解读CAD软件中建模的几何信息的方法；同时还创建了所有CAD软件开发商都认可的标准3D文件格式，即STL格式。STL这组字母最初并不是首字母的缩写，而是使用了单词"stereolithography（立体光刻）"中的一些字母，但经过多年的发展，它已经变成了一个首字母缩写词，包括标准三角形语言（Standard triangle language）和标准曲面细分语言（Standard tessellation language）等含义。

这些文件通常由CAD软件程序生成。STL文件可能是所有3D打印任务中最重要的项目。它包含用于制作实物的3D模型、用于创建多种设计原

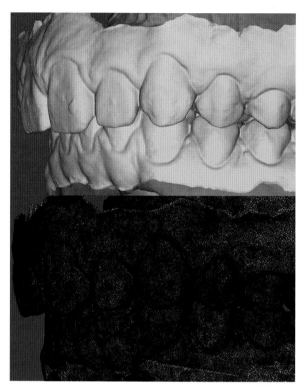

图2.38　上图：STL文件图像示例。下图：对应的STL网格示例。

型选项的模型，以及作为一种标准数据格式，使用一系列连续三角形来重现实体模型的表面几何形状。这些文件通常相对较小。不过，STL文件也有其局限性。由于网格划分只覆盖表面，因此STL文件只显示表面几何形状，没有颜色或纹理的显

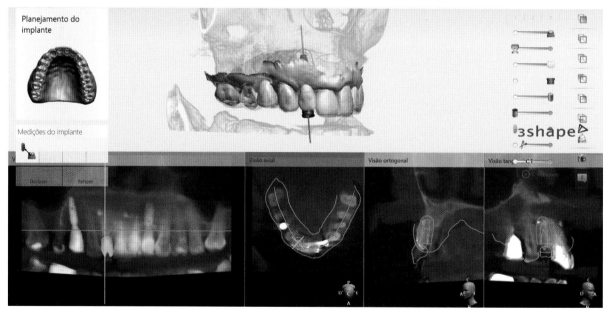

图2.37　使用ImplantStudio软件（3Shape A/S）在DICOM文件上设计植入种植体。

示。这些文件的另一个限制是分辨率。保持高分辨率或编码较大的对象需要更多的三角形，从而导致文件增大。这反过来又会使重新制作或处理文件所需的时间大大延长。在口腔领域中，STL文件通常用为口内扫描仪和台式扫描仪的图像格式。此外，还可以将CT的DICOM文件转换为STL格式，例如用于制作患者口腔和颌面部硬组织信息的实物模型。

2.2.2.3 多边形文件格式（PLY）

PLY是一种用于存储图形对象的文件格式，可以将其描述为多边形的集合。该格式于1994年由研究人员Greg Turk首次使用，以OBJ文件为基础。除了促进不同软件之间的信息交换之外，该文件的目的是提供一种简单、易于实现的格式，这种格式适用于大多数模型。

PLY可以通过两种方式进行子格式化：美国信息交换标准码（ASCII）和更小的二进制格式。PLY文件广泛应用于包括口腔在内的多个领域，但它肯定不是最常用的。但是，当您要将真实的纹理和颜色应用到数字模型中时，就凸显出其重要性了。这是PLY文件相对于更常用的STL的主要优点。另一个优点是文件大小略小。缺点是有些软件无法读取PLY文件或无法导入包含实际纹理和色彩信息的图像文件。

因此，PLY文件的主要用途是共享具有真实颜色和纹理的数字模型文件。一个简单的例子就是使用口内扫描仪进行口内彩色扫描，并输出到第三方CAD软件（图2.39）。这一彩色多重信息最近也在科学出版物中广泛使用。一些出版商已经在期刊论文的数字版中鼓励并使用3D模型插图。

2.2.2.4 对象文件（OBJ）

扩展名为.Obj（对象）的文件指的是具有高度、宽度和深度定义的空间坐标的三维图形对象（3D向量）。它们完全通过表面信息来表示几何物体；也就是说，它们是真实物体表面形貌的虚

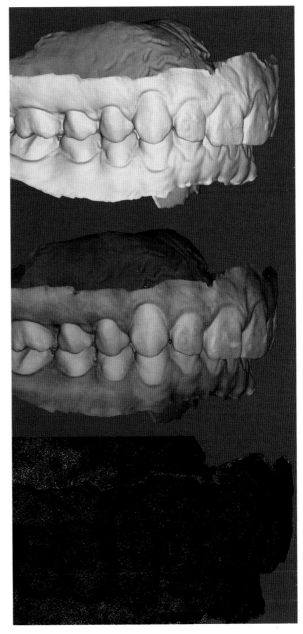

图2.39 上图：PLY文件图像示例。中图：带有纹理和颜色的PLY文件图像示例。下图：OBJ文件网格示例。

拟重建。这种文件格式由Wavefront公司开发，可存储由点、多边形线条和形状但没有曲线和曲面组成的物体，通过STL或PLY等三角形（多边形）网格生成真实对象表面图，是一种广泛应用于建模和动画等图形工具的文件扩展名。

OBJ文件是一种简单的数据格式，只表示对象的三维几何形状，不包含每个表面的颜色设定，这些颜色定义在材质库文件（.mtl扩展名），它必须始终伴随文件。该文件描述每个表面的阴影

属性和光反射属性外，以便在计算机上进行渲染（图2.40）。

MTL除了漫反射、高光区和透明区，还包含了颜色环境信息（RGB），它们最终确定了3D物体的整个表面纹理。作为带来3D物体完整信息的一组文件的最终构成，最终的颜色和纹理映射是对物体进行光学复制，在各种空间投影中生成一个"开放"的2D纹理作为开放地图，即在被复制物体周围不同方向耦合的一系列照片，将从原始物体复制的颜色和纹理"覆盖"多边形3D模型。通常这个文件的扩展名是.jpg或.png。OBJ格式已在设计、动画和工程中使用多年，现在是面部扫描文件中使用最多的格式。

在医学和口腔医学中，获取面部3D图像的最传统方式是计算机断层扫描（Computed tomography，CT），通过电离辐射实现了面部内部结构和表面的体积重建。这种体积信息（体素）能够重新组合表面的几何结构，但在DICOM文件中不能储存软组织的纹理和颜色，甚至不能获得与OBJ相同的几何格式。

同样，STL文件比OBJ文件更能显示复杂的结构，但它们也不能提供表面颜色和纹理信息，因此也不能提供表面体积信息。鉴于这一需求，目前在口腔医学中应用最广泛的方法是将CT获得的体积结构与STL文件相结合，进行口内扫描，并使用口外拍摄进行空间定位，即2D摄影测量。

2D摄影测量是一种易于获取且成本低的方法，通过将图像与临床人体测量值进行缩放，在计算机软件中进行面部摄影测量和线性测量。

由于摄影镜头造成的扭曲与角度和不能进行体积测量，它的局限性很大。在摄影测量过程中，可以使用软件对照片进行计算机化分析，通过计算机视觉算法在物理世界中进行测量，从而可以发展到获取三维表面图像。通过对同一物体不同角度的几张照片进行处理，捕捉固定点（照片之间的共同点）来估计被拍摄物体的大小，算法通过识别和标记参考点来处理图像。然后是三维数字化的新流程，生成原点和三维坐标系，获得3D模型，甚至提取其颜色。这些图像的最后处理被称为3D摄影测量，生成用于三维建模软件的OBJ文件。

因此，3D摄影测量是一种替代CT获取面部数据（面部扫描）的方法，主要是因为它创伤小、成本低，反复使用对患者的副作用风险小。当这两个（OBJ+DICOM）3D文件对齐时，它也可以作为体积骨重建的可行补充替代方案，补充面部表面纹理。在治疗计划中，除了线性距离之外，它还有许多优势，例如角度、表面积和体积的量化，空间坐标X轴、Y轴和Z轴的定义（例如STL和PLY），以及各种形状的统计分析，此外还能以高颜色分辨率和快速捕获表面数据。

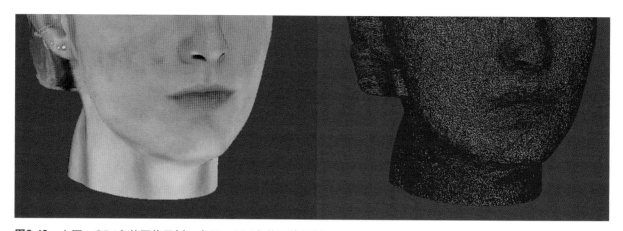

图2.40 左图：OBJ文件图像示例。右图：OBJ文件网格示例。

2.2.2.5 临床照片档案

正如本章前面所解释的，临床摄影是对患者治疗计划进行美学和虚拟分析的起点。在这种情况下，临床照片档案应提供足够好的图像质量，以便对患者的面部进行一系列评估。

面部美学分析最初旨在确定两侧对称、协调和面部比例的关系。首先为这个分析绘制中线和瞳孔连线的两条参考线，它们将成为软组织、骨骼、牙龈和牙齿平面在垂直面与水平面上所有其他关系的参考线。中线穿过眉间、鼻尖、人中和颏部画出。面部高度由发际线和颏部之间的距离决定，面部宽度由颧骨的切线决定。这些信息给出了我们的面型：方圆形、尖圆形、卵圆形。

与双瞳孔线平行的水平线为我们确定面部的1/3提供了重要的参考。上1/3由眉线和发际线决定；中1/3以眉线和鼻底（鼻下）线为界，下1/3从鼻底一直延伸到颏部。这些线为我们提供了关于面部1/3比例的重要信息，在正面和侧面照片中都可以看到。

与双瞳孔线平行的其他水平线为我们提供了关于唇部、牙齿和牙龈的重要信息：它们是边缘线或切面、龈缘线和唇部相交线。龈缘的平面必须平行于双瞳孔线和唇部相交；当它不平行于双瞳孔线时，则表明唇部不对称。一个重要的水平参考是下唇上缘的曲线，它必须平行于牙弓的曲线（前牙切缘和后牙牙尖的连线——微笑曲线）。

当闭唇的时候，唇部与唇部支撑的凸度和比例给我们带来了重要的参考，但更重要的是当其息止状态时，它们成为微笑的框架和口外美学分析与口内美学分析之间的过渡。

将面部的水平和垂直参考点转移到口内部区域，可以观察牙齿中线和切面，也可以用数字或图形建立牙齿比例。数字化口腔中的照片不仅对美学治疗计划非常重要，而且对于生成三维断层扫描重建（DICOM）、口内扫描（STL）和面部扫描（OBJ）模型的空间参考也非常重要。通过软件对齐工具，照片提供了面部相对于地面的参考（前提是遵循摄影标准）和相应的牙弓对于面部的倾斜度，从而可以生成为3D网格空间坐标（X轴、Y轴和Z轴），这使我们能够进行口内扫描。例如，保持先前描述的面部美学方向。

JPEG或JPG（联合图像专家组）

这种类型的图像文件是以一组摄影专家的名字命名的，他们为这种格式开发了压缩算法，这种格式占用的空间更少。由于各种系统（包括互联网和其他打印设备及系统）的高兼容性和易查看，它是最常用的格式，这使它成为照相机的标准格式。

它为照片中的每个红、绿、蓝（RGB）像素颜色通道提供8比特，在图像中支持最多1600万种颜色，保持与原始文件压缩前（RAW）非常相似的亮度。它保证了不同程度的压缩，但图像操作和压缩得越多，就越会失去纹理和对比度等细节。

除了减小尺寸外，它的主要优点是兼容性和记录速度，但不支持图像内的透明度并失去质量，限制了对这些图像进行后处理的可能性。

RAW

这种格式生成的图像与数码相机传感器拍摄的图像完全相同，无须编辑或压缩，就像数字片底一样，这解释了文件名称"raw"。因为它是原始文件，所以会占用大量空间，是高质量的JPEG的3~4倍，并且最终会增加存储卡上的记录时间，这阻碍了多张照片的快速拍摄。因为这张照片仍然是数码底片，所以无法在Photoshop或Lightroom等预处理软件中查看。

通常，专业摄影师使用这种格式，因为它最适合编辑，并且有法律效力，RAW摄影甚至可以用于刑事证据，例如，它具有高图像质量和更大的色彩深度；12比特RAW格式可以实现680亿种不同的颜色，而14比特RAW格式可以实现4.3万亿种颜色。

TIFF

这些文件由Microsoft开发，比JPEG大，但压缩质量高得多，也就是说，8比特或16比特可以保留更多的质量，并且可能包含数十亿种颜色。TIFF代表标记图像文件格式，是印刷和出版行业使用的标准格式。

它是一种极其灵活的格式，几乎兼容所有图像编辑软件和应用程序。它可以保留透明度，并保存Photoshop图层以供进一步编辑，就像Photoshop的PSD文件一样。它是存储图像文件并保持图像质量的最佳格式。有些相机已经可以生成这种格式的照片，但一般来说，大多数摄影师都建议用RAW格式捕获图像并将其压缩为TIFF格式，以最大限度地保留图像质量并减小存储文件的大小，但这种文件格式在互联网系统上的兼容性很差。

GIF（图形交换格式）

这是一种压缩率极高的文件，专门为互联网开发，因为它们是小型文件，支持动态图像（gif动画），也可用于网页图形、图标和插图。它们的颜色范围非常有限，只有8位，最多支持256种颜色。

PNG（便携式网络图形）

这种格式是基于GIF文件类型，但没有太多的质量损失。它支持更高的比特率，确保数百万色彩，保持背景透明，并最大限度地减少锯齿边缘。对于照片来说，它是一种非常好的文件类型，在网页上是GIF的良好替代品，尤其是需要透明文件时，因为它比TIFF格式小一些。

2.2.2.6 视频文件

照片作为对微笑进行美学分析的唯一诊断工具，其结果是非常有限的，因此对微笑进行动态分析变得至关重要，而我们现在可以通过视频记录来实现这一点。一般来说，照片只能显示患者的社交微笑，而不是发自内心的微笑，但这在视频记录中更容易再现，可以确保对患者微笑时的表情进行更详细的分析，从而确定微笑的类型和肌肉运动的动态。此外，在说话和息止状态时，还可以观察上颌牙齿与唇部的关系。

有几种视频文件格式是根据开发该系统的品牌、文件中包含的信息以及开发该系统的目的而命名的。

- WMV：Windows Media Video的缩写，由微软开发，是Windows中视频文件的标准格式，直接与Windows Media Player兼容，不需要编解码器，文件既是编码器也是解码器。

- AVI：Audio Video Interleave的缩写，也是由微软开发的。这种格式存储同步播放的音频和视频音轨，也可以很容易地将它们分开。它与Windows以及支持DivX编解码器的DVD和蓝光播放器兼容。

- MOV：由苹果公司为Quick Time播放器开发（也适用于Windows）。它有特定的编解码器的Quicktime为iPod、iPhone和iPad，也可以用于视频。

- MPEG（动态图像专家组）：由国际标准化组织创建，旨在规范音频和视频的压缩与传输。该格式有不同的标准：MPEG-1（用于VCD）、MPEG-2（用于DVD）和MPEG-4。

- MKV：由Matroska协会创建，用于存储音频、视频和字幕轨道，支持多种格式，包括JPEG、歌词和音乐等附件以及解码器过滤器。它通常用于高分辨率视频，但必须使用与该文件兼容的特定程序和/或编解码器。

2.2.3 整合数据：虚拟患者

口腔数字化工作流程最重要的一个方面是项目的充分准备。数字化项目以全面而有序的模式包含了所有获取的文件（数字化检查），为临床医生提供了一个"虚拟患者"，并以此为基础开始设计病例。重要的是要明白，许多检查都是通过本章前面介绍的设备和方法进行的，包括CBCT、口内和口外扫描仪、临床照片、摄像机视频等，格式多种多样（例如DICOM、STL、PLY、JPEG等）。

应根据每个病例的要求选择合适的软件程序。用于虚拟规划的软件程序允许专业人员通过导入所有文件来启动项目。重要的是要确认哪些类型的文件与要使用的软件兼容，因为有些软件可能不接受多种文件格式。在某些情况下，导入数据前可能需要进行文件转换。例如，CBCT数据必须以DICOM文件格式提供，因为大多数软件程序都兼容这种扩展名。

口腔软件程序一般都有特定的导入和准备文件的步骤。文件准备过程可能包括手动或自动纠错（例如STL文件网格的不规则性、双瞳孔平面与地平线不平行时照片的对齐或CBCT阈值调节等），以获得可靠的3D重建模型。

准备工作完成后，下一步就是对齐。项目中的所有照片和3D模型（被称为网格）都必须位于同一位置。因此，如果软件3D环境中的所有网格都以不同的坐标导入，则需要对这些文件进行对齐以将它们移动到相同的坐标中。通过这一过程可以创建虚拟患者（图2.41和图2.42）。

虚拟患者准备就绪后，我们就可以进行数字

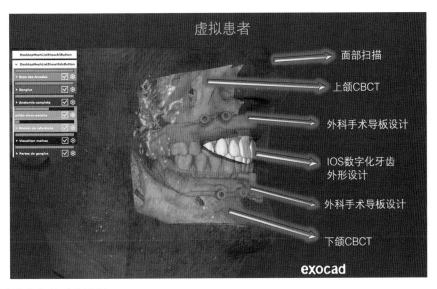

图2.41　对虚拟患者执行的手术计划。

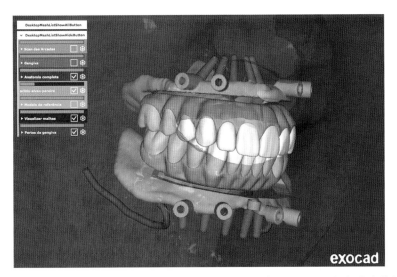

图2.42　与图2.40相同的手术设计，在去掉CBCT扫描的可见功能后，专业人员可以根据患者的解剖结构和未来的全口修复体对种植设计进行评估和可视化。

化设计了。不同类型的设计可能包括"以修复为导向"的微笑3D数字化设计、用于引导手术的手术设计[57]、用于矫治的矫治器设置、用于EndoGuide技术的牙髓设计（见第8章）等。

数字化设计的目的是模拟治疗方案，例如根据骨质和虚拟蜡型对种植体进行虚拟三维定位。一旦最终确定了设计方案，就要设计将要制造的3D模型。如前所述，这就是CAD阶段。设计人员或CAD技师可以设计不同类型的3D模型，例如手术导板、杆、牙冠、基台等。这些3D模型将以3D打印机和铣床可识别的文件格式输出。

参考文献

[1] Frederiksen, N.L. (2004). Specialized radiographic techniques. In: Oral Radiology: Principles and Interpretation, 5e (ed. S.C. White and M.J. Pharoah), 245–264. St Louis: Mosby.

[2] Candemil, A.P., Salmon, B., Freitas, D.Q. et al. (2018). Mettalic materials in the exomass impair cone beam CT voxel values. Dentomaxillofac. Radiol. 47: 20180011.

[3] Abramovitch, K. and Rice, D.D. (2014). Basic principles of cone beam computed tomography. Dent. Clin. North Am. 58: 463–484.

[4] Bornstein, M., Brugger, O.E., Janner, S.F.M. et al. (2015). Indications and frequency for the use of cone beam computed tomography for implant treatment planning in a specialty clinic. Int. J. Oral Maxillofac. Implants 30: 1076–1083.

[5] Delgado, C.C., Espona, J., Lorente-Gascón, M. et al. (2016). Digital implant impression by cone-beam computerized tomography: a pilot study. Clin. Oral Implants Res. 27: 1407–1413.

[6] Kang, S.R., Bok, S.C., Choi, S.C. et al. (2016). The relationship between dental implant stability and trabecular bone structure using cone-beam computed tomography. J. Periodontal. Implant. Sci. 46: 116–127.

[7] McClammy, T. (2014). Endodontic applications of cone-beam computed tomography. Dent. Clin. North Am. 58: 545–559.

[8] Bayat, S., Talaeipour, A.R., and Sarlati, F. (2016). Detection of simulated periodontal defects using cone-beam CT and digital intraoral radiography. Dentomaxil-

lofac. Radiol. 45: 220160030.

[9] Kapila, S.D. and Nervina, J.M. (2015). CBCT in orthodontics: assessement of treatment outcomes and indications for its use. Dentomaxillofac. Radiol. 44: 20140282.

[10] Wolff, C., Mucke, T., Wagenfpfeil, S. et al. (2016). Do CBCT scan alter surgical treatment plans? Comparison of preoperative surgical diagnosis using panoramic versus cone-beam CT images. J. Craniomaxillofac. Surg. 44: 1700–1705.

[11] Arayasantiparb, R., Mitrirattanakul, S., Kunasarapun, P. et al. (2020). Association of radiographic and clinical findings in patients with temporomandibular joints osseous alteration. Clin. Oral Invest. 24: 221–227.

[12] Koivisto, J., van Eijnatten, M., Järnstedt, J. et al. (2017). Impact of prone, supine and oblique patient positioning on CBCT image quality, contrast-to-noise ratio and figure of merit value in the maxillofacial region. Dentomaxillofac. Radiol. 46 (6): 20160418.

[13] Griseto, N.T. and Gallucci, G.O. (2021). Digital maxillomandibular relationship registration for an edentulous maxilla: a dental technique. J. Prosthet. Dent. 125 (6): 858–861.

[14] D'Arienzo, L.F., D'Arienzo, A., and Borracchini, A. (2018). Comparison of the suitability of intra-oral scanning with conventional impression of edentulous maxilla in vivo. A preliminary study. J. Osseointegr. 10 (4): 115–120.

[15] Runkel, C., Güth, J.F., Erdelt, K., and Keul, C. (2020). Digital impressions in dentistry – accuracy of impression digitalisation by desktop scanners. Clin. Oral Invest. 24 (3): 1249–1257.

[16] Joós-Kovács, G., Vecsei, B., Körmendi, S. et al. (2019). Trueness of CAD/CAM digitization with a desktop scanner – an in vitro study. BMC Oral Health 19 (1): 1–14.

[17] Jeon, J.H., Lee, K.T., Kim, H.Y. et al. (2013). White light scanner-based repeatability of 3-dimensional digitizing of silicon rubber abutment teeth impressions. J. Adv. Prosthodont. 5 (4): 452–456.

[18] Nowak, R., Wesemann, C., Robben, J. et al. (2017). An in-vitro study comparing the accuracy of full-arch casts digitized with desktop scanners. Quintessence Int. 20: 667–676.

[19] Su, T.S. and Sun, J. (2015). Comparison of repeatability between intraoral digital scanner and extraoral digital scanner: an in-vitro study. J. Prosthodont. Res. 59 (4): 236–242.

[20] Hassan, B., Gimenez Gonzalez, B., Tahmaseb, A. et al. (2017). A digital approach integrating facial scanning in a CAD-CAM workflow for complete-mouth implant-supported rehabilitation of patients with edentulism: a pilot clinical study. J. Prosthet. Dent. 117 (4): 486–492.

[21] Gibelli, D., Pucciarelli, V., Cappella, A. et al. (2018). Are portable stereophotogrammetric devices reliable in facial imaging? A validation study of VECTRA H1 device. J. Oral Maxillofac. Surg. 76: 1772–1784.

[22] Mai, H.N., Kim, J., Choi, Y.H., and Lee, D.H. (2020). Accuracy of portable face-scanning devices for obtaining three-dimensional face models: a systematic review and meta-analysis. Int. J. Environ. Res. Public Health 18 (1): 94.

[23] Plooij, J.M., Maal, T.J., Haers, P. et al. (2011). Digital three-dimensional image fusion processes for planning and evaluating orthodontics and orthognathic surgery. A systematic review. Int. J. Oral Maxillofac. Surg. 40: 341–352.

[24] Aswehlee, A.M., Elbashti, M.E., Hattori, M. et al. (2018). Feasibility and accuracy of noncontact three-dimensional digitizers for geometric facial defects: an in vitro comparison. Int. J. Prosthodont. 31: 601–606.

[25] Bakirman, T., Gumusay, M.U., Reis, H.C. et al. (2017). Comparison of low cost 3D structured light scanners for face modeling. Appl. Optics 56: 985–992.

[26] Koban, K.C., Perko, P., Etzel, L. et al. (2020). Validation of two handheld devices against a non-portable three-dimensional surface scanner and assessment of potential use for intraoperative facial imaging. J. Plast. Reconstr. Aesthet. Surg. 73: 141–148.

[27] Bohner, L., Gamba, D.D., Hanisch, M. et al. (2019). Accuracy of digital technologies for the scanning of facial, skeletal, and intraoral tissues: a systematic review. J. Prosthet. Dent. 121: 246–251.

[28] Cortes, A.R.G., Galea, K., No-Cortes, J. et al. (2020). Use of free CAD software for 3D printing individualized face masks based on face scans. Int. J. Comput. Dent. 23 (2): 183–189.

[29] Terry, D.A., Snow, S.R., and McLaren, E.A. (2008). Contemporary dental photography: selection and application. Compend. Contin. Educ. Dent. 29 (8): 432–436.

[30] McLaren, E.A. and Schoenbaum, T. (2011). Digital photography enhances diagnostics, communication, and documentation. Compend. Contin. Educ. Dent. 32: 36–38.

[31] Nishimura, D.A., Choi, I.G.G., Arita, E.S., and Cortes, A.R.G. (2021). Estimating bone mineral density using MRI in medicine and dentistry: a literature review. Oral Radiol. 37 (3): 366–375.

[32] Cortes, A.R.G., Abdala, R., Weber, M. et al. (2015). Influence of pulse sequence parameters at 1.5 T and 3.0 T on MRI artefacts produced by metal-ceramic restorations. Dentomaxillofac. Radiol. 44 (8): 20150136.

[33] Cortes, A.R.G., Cohen, O., Zhao, M. et al. (2018). Assessment of alveolar bone marrow fat content using 15 T MRI. Oral Surg. Oral Med. Oral Pathol. Oral Radiol. 125 (3): 244–249.

[34] Firbank, M.J., Harrison, R.M., Williams, E.D., and Coulthard, A. (2000). Quality assurance for MRI: practical experience. Br. J. Radiol. 73: 376–383.

[35] Sinha, N. and Ramakrishnan, A.G. (2010). Quality assessment in magnetic resonance images. Crit. Rev. Biomed. Eng. 38 (2): 127–141.

[36] Andersen, T.N., Darvann, T.A., Murakami, S. et al. (2018). Accuracy and precision of manual segmentation of the maxillary sinus in MR images – a method study. Br. J. Radiol. 91 (1085): 20170663.

[37] Yoo, E., Murakami, S., Takada, K. et al. (1996). Tongue volume in human female adults with mandibular prognathism. J. Dent. Res. 75 (12): 1957–1962.

[38] Murakami, S., Fuchihata, H., Yoon, S. et al. (1999). Usefulness of fat-suppressed Gd-enhanced MR imaging of tongue cancer. Oral Radiol. 15 (1): 19–26.

[39] Murakami, S., Takahashi, A., Nishiyama, H. et al. (1993). Magnetic resonance evaluation of the temporomandibular joint disc position and configuration. Dentomaxillofac. Radiol. 22 (4): 205–207.

[40] Kitai, N., Kreiborg, S., Murakami, S. et al. (2002). A three-dimensional method of visualizing the temporomandibular joint based on magnetic resonance imaging in a case of juvenile chronic arthritis. Int. J. Paediatr. Dent. 12 (2): 109–115.

[41] Laurino, F.A.R., Choi, I.G.G., Kim, J.H. et al. (2020). Correlation between magnetic resonance imaging and cone-beam computed tomography for maxillary sinus graft assessment. Imaging Sci. Dent. 50 (2): 93–98.

[42] Eley, K.A., Watt-Smith, S.R., and Golding, S.J. (2017). "Black bone" MRI: a novel imaging technique for 3D printing. Dentomaxillofac. Radiol. 46 (3): 20160407.

[43] Kralik, S.F., Supakul, N., Wu, I.C. et al. (2019). Black bone MRI with 3D reconstruction for the detection of skull fractures in children with suspected abusive head trauma. Neuroradiology 61 (1): 81–87.

[44] Eley, K.A., Watt-Smith, S.R., Sheerin, F., and Golding,

S.J. (2014). "Black bone" MRI: a potential alternative to CT with three-dimensional reconstruction of the craniofacial skeleton in the diagnosis of craniosynostosis. Eur. Radiol. 24 (10): 2417–2426.

[45] Seifert, A.C. and Wehrli, F.W. (2016). Solid-state quantitative (1)H and (31)P MRI of cortical bone in humans. Curr. Osteoporos. Rep. 14 (3): 77–86.

[46] Moore, J.R., Garrido, L., and Ackerman, J.L. (1995). Solid state phosphorus-31 magnetic resonance imaging of bone mineral. Magn. Reson. Med. 33 (3): 293–299.

[47] Wu, Y., Ackerman, J.L., Chesler, D.A. et al. (1998). Evaluation of bone mineral density using three-dimensional solid state phosphorus-31 NMR projection imaging. Calcif. Tissue Int. 62 (6): 512–518.

[48] Flügge, T., Ludwig, U., Hövener, J.B. et al. (2020). Virtual implant planning and fully guided implant surgery using magnetic resonance imaging – proof of principle. Clin. Oral Implants Res. 31 (6): 575–583.

[49] Mercado, F., Mukaddam, K., Filippi, A. et al. (2019). Fully digitally guided implant surgery based on magnetic resonance imaging. Int. J. Oral Maxillofac. Implants 34 (2): 529–534.

[50] Probst, F.A., Schweiger, J., Stumbaum, M.J. et al. (2020). Magnetic resonance imaging based computer-guided dental implant surgery – a clinical pilot study. Clin. Implant Dent. Relat. Res. 22 (5): 612–621.

[51] Hilgenfeld, T., Juerchott, A., Deisenhofer, U.K. et al. (2019). in vivo accuracy of tooth surface reconstruction based on CBCT and dental MRI – a clinical pilot study. Clin. Oral Implants Res. 30 (9): 920–927.

[52] Drăgan, O.C., Fărcăşanu, A.Ş., Câmpian, R.S., and Turcu, R.V.F. (2016). Human tooth and root canal morphology reconstruction using magnetic resonance imaging. Clujul Med. 89 (1): 137–142.

[53] Chen, H., Fels, S., Pang, T. et al. (2012). Three-dimensional reconstruction of soft palate modeling from subject-specific magnetic resonance imaging data. Sleep Breath. 16 (4): 1113–1119.

[54] Boldt, J., Rottner, K., Schmitter, M. et al. (2018). High-resolution MR imaging for dental impressions: a feasibility study. Clin. Oral Invest. 22 (3): 1209–1213.

[55] Dai, J., Wang, X., Dong, Y. et al. (2012). Two- and three-dimensional models for the visualization of jaw tumors based on CT-MRI image fusion. J. Craniofac. Surg. 23 (2): 502–508.

[56] No-Cortes, J., Son, A., Ayres, A.P. et al. (2020). Effect of varying levels of expertise on the reliability and reproducibility of the digital waxing of single crowns: a preliminary in vitro study. J. Prosthet. Dent. S0022-3913 (20): 30552–30557.

[57] Costa, A.J.M., Teixeira Neto, A.D., Burgoa, S. et al. (2020). Fully digital workflow with magnetically connected guides for full-arch implant rehabilitation following guided alveolar ridge reduction. J. Prosthodont. 29 (3): 272–276.

第3章

计算机辅助制造
Computer-Aided Manufacturing (CAM)

Mayra T. Vasques, Gabriel S. Urbano, Ivan O. Gialain, Jacqueline F. Lima, Fábio Andretti, Ricardo N. Kimura, Danilo M. Bianchi, Dionir Ventura, Fabricio L. Gebrin, Adriano R. Campos, Arthur R.G. Cortes

摘要

本章提供了口腔数字化工作流程中涉及的所有计算机辅助制造（CAM）程序的详尽指南和研究证据。

3D打印，也被称为增材制造和快速成型技术，在牙科领域相对新颖。除了设备和软件，掌握3D打印技术不仅要专业知识，还需要一个学习过程。本章介绍了牙科常用的3D打印技术类型、最重要的特性及所用材料。

一般来说，增材制造的工作原理是通过不同的工艺将凝集颗粒逐层堆叠，直到生成打印对象。与铣床中使用的减材制造不同，减材制造中去除的材料可能不会循环使用，增材制造由于只添加必要的材料所以产生的废料少，从而节省材料。打印对象的文件格式通常是STL或OBJ，但需要根据软件和设备进行调整。这些文件来源于扫描和锥形束计算机断层扫描（CBCT）所获得的图像，并在计算机辅助设计（CAD）软件中进行处理。获得最终的STL文件后，软件将其切片文件发送到3D设备上进行打印。

近几年，3D打印的价格逐渐降低，并且在牙科领域的应用也得到了迅速的发展。这在设备制造商间引发了巨大的竞争，竞相开发更实惠的技术服务于不同领域。这最终导致设备的价格更加合理，增加了对不同材料的需求，并鼓励在牙科行业投入，去发展几乎适用于所有专业的口内外科材料。此外，3D打印机已经成为牙科技工室的必备设备，正在迅速应用于办公室和诊所。

牙科用3D打印机包括熔融沉积成型（FDM）、选择性激光烧结（SLS）和立体光刻（SLA）技术，后者是目前使用最多的技术。

FDM 3D打印机，也被称为熔丝打印机，优点是技术简单、设备与耗材价格实惠，且有多种品牌和型号。该打印机在高温下自动挤压热塑材料，使其沉积成层厚为100μm到300μm不等的打印对象。这类打印机也被称为熔丝制造（FFF）。它使用多种材料，例如丙烯腈丁二烯苯乙烯（ABS）、丙烯腈丁二烯丙烯酸酯（ASA）、聚乳酸（PLA）、聚对苯二甲酸乙酯乙二醇酯（PETG）和尼龙，以长丝的形式成卷出售，随时可以放入机器使用。尽管成本较低，但其在牙科中的应用仅限于生产对清晰度要求不高的简单模型，例如研究模型和生物模型、用于正畸研究的空心模型以及摄影用口腔牵拉器、支架和托盘等工具。最常用于打印这些物体的材料是ABS和PLA，因为它们成本更低，更易于操作，且适配市场上绝大多数FDM打印机内置的颜色和参数。

选择性激光烧结（SLS）技术通过高功率激光烧结来聚集颗粒。烧结可以定义为由激光源激活的热物理过程，它使一组特定材料的粒子结合，使其形成具有高机械阻力所需的结构。用于这种3D打印的材料存在于各种聚合物化合物、金属和陶瓷的粉末中。材料包括尼龙、聚醚醚酮（PEEK）、金属（例如钛和陶瓷）。在牙科中，这种方法可以用于制作固定义齿、种植修复体、可摘局部义齿、牙种植体和牙冠。该工艺具有不需要支架、废品率低、材料力学性能好、精确度高等优点，具有广阔的发展前景。然而，昂贵的设备和材料、维护所需的专业人才、大体积的设备以及机器操作的高复杂性意味着它目前不适用于牙科和牙科技工室。

在所有的增材制造技术中，本段将重点讲解目前牙科中使用最多的是SLA（立体光刻）技术。根据定义，立体光刻技术是一种3D打印技术，它运用光化学，即由光源逐层固化化学成分，由此光使单体和低聚物交联形成构成3D主体的聚合物。

如今在牙科领域，各类SLA技术层出不穷，主要有激光（受激辐射光放大）、数字光（数字光处理）和选择性区域透光（LCD）技术（表3.1）。这些技术使用的光源波长通常为380～405nm。

激光打印机通常被称为SLA，它们是市面上第一款价格合理的台式机。然而，正确的命名应该是SLA-laser。它们的特点是使用紫外线（UV）激光束和一个由马达、透镜与偏振镜组成的系统，这个系统通过组合移动，来获得每一层的设计。由于需要整层移动这一特性，它在打印几个对象时通常比较慢，不像DLP和LCD打印机一次投射整个层。它的打印效果非常好，清晰度取决于激光聚焦的大小和速度。但其售价、维护成本、替换零件价格高昂。

SLA-DLP 3D打印机最初使用的DLP技术由德州仪器的Larry Hornbeck于1987年开发，基于数字微镜器件组成的光学微型原件技术。最初，这项技术用于其他领域，例如电影院的前置投影仪、家庭影院、教室投影仪和电视。20世纪90年代，DLP技术开始在增材制造中运用。第一台DLP打印机使用汞灯投影仪，经过工业改进后，微型投影仪开始使用LED UV（发光二极管紫外线）。该设备的价格从中到高不等，拥有绝佳的清晰度和完成度，目前，打印机的可重复性、安全性有所提高，同时维护成本降低，但更换配件的价格仍旧昂贵。它们的液体储备池也使用PDMS硅树脂或氟化乙烯丙烯（FEP）薄膜。

SLA-LCD 3D打印机利用LCD和LED UV光源来生成打印层。液晶显示屏最初不是为3D打印设计的，从20世纪60年代中期问世以来，已被用于电视、手机、屏幕、时钟、收音机和其他设备。1968年，RCA实验室的伯纳德·莱赫纳里在TFT（薄膜晶体管）的基础上提出了LCD的想法。光源位于打印机内部，LCD的正下方。当投影每一层的图像时，LCD投射光束并聚合树脂。LED和透镜的

表3.1 牙科中使用的技术和打印机的主要类型、同义词、优点和缺点

技术	3D打印机的类型	同义词	优点	缺点
SLA	激光	SLA	高清晰度，可重复性好，打印台尺寸大，低失真	专业维修，设备价格高，配件价格高，大批量打印速度慢，独特树脂配方，封闭配置
	DLP	投影打印机	高清晰度，可重复性好，速度快，低失真，设备耐用，打印台尺寸大，树脂种类多	专业维修，设备价格高，配件价格高，部分设备因配置而禁用
	液晶显示屏	MSLA	价格低廉，配件便宜，各种树脂的开放式配置，速度快，打印台尺寸大，树脂种类多，体积小，重量轻	容易损坏，屏幕角落容易失真
FDM	FDM	FFF	投入较少，设备价格低廉，材料可回收	打印时间长，大部分口腔标志点清晰度较差，缺乏口内使用的记录材料，需长期维护，耗能较高

数量因品牌与型号而异。这些型号主要因其所用LCD类型不同而有所不同，包括单色、彩色、以英寸为单位的尺寸和不同的分辨率（全高清、2K、4K和8K）。这些设备价格便宜、维护成本较低，所以，它们通常是那些想引进3D SLA打印技术的人的首选。但是，它们更易碎并且由于LCD的位置正好位于储备池的下方，往往损坏更加频繁。

SLA树脂是主要由低聚物和单体组成的液体复合材料，但它们需要其他添加剂才能在每种类型的设备中发挥作用，例如紫外线阻射剂、抑制剂、分散剂、颜料、光活化剂和其他类型的填料。每种树脂的配方完全取决于其适应证和将要使用的设备。配方成分的选择与每个需求和物理特性直接相关，例如设备的波长、弯曲强度、拉伸强度、抗冲击性、循环使用、黏度、生物相容性、颜色、气味等。用于制作临时牙冠和最终牙冠的树脂，它使用类似于办公室中使用的复合树脂（例如玻璃或陶瓷）。牙科SLA打印机所用树脂分为两大类：生物相容性和非生物相容性，在表3.2中可以看到它们的类型和适应证。

3D SLA树脂的大多数成分，都是从石油中提取的热固性元素，与热塑性塑料不同，它们在固态下（打印后）是不可回收的。因此3D打印产生越来越多的残留物，长期留在生态系统中，对环境构成了重大风险。此外，清洗或处理容器后的液体污染物对水环境非常有害，特别是混合极性树脂，因为它们更容易在水中分解即所谓的"水溶性"，具有更强的毒性。

关于可持续性，生产投入的公司必须考虑如何循环利用固体材料并研究出可生物降解的材料，使用者必须有对处置负责的意识。有公司已经在这个领域开发可持续发展项目，例如巴西第一家3D树脂公司Makertech Labs，它的材料供应商也是它最大的客户，在研磨机中将其转化为粉末，并其再次利用于民用建筑材料中以减少对环境的影响。

表3.2 树脂和熔丝3D打印机中使用的材料类型及其在牙科中的适应证

材料	适应证（牙科）
生物相容性树脂	外科手术导板、殆垫、保持器、临时义齿和最终义齿，正畸粘接导板，全口义齿基托和可摘义齿基托，个性化托盘，护齿套
非生物相容性树脂	研究模型、压铸模型、工作模型，生物模型、人工牙龈模型、金属铸造模型，二硅酸锂打印模型
熔丝	用于研究的模型和生物模型，牙齿矫正用空心模型，摄影用牵拉器、定位器和成品托盘

3.1 熔融沉积成型（FDM）

3.1.1 基础知识

熔融沉积成型技术，也被称为FFF，是一种增材制造程序，其中热塑性材料（以细丝形式呈现）被加热到半固态，以逐层形成3D几何形状。FDM印刷过程涉及通用组件，例如印刷床、轴电机（X轴、Y轴和Z轴）、挤出机电机和加热挤出机。

FDM印刷的基本原理是热塑性长丝在挤出机内部加热，挤出机电机推动长丝通过挤出机的喷嘴。挤出机、喷嘴和冷却风扇通过X轴、Y轴和Z轴移动。4个电机控制材料在加热的印刷床上沉积（X、Y、Z和挤出机）。材料被叠加在铺层器中，将新层与上一层融合。冷却一段时间后，所有层融合，打印出一个3D对象。

在准备印刷时，应该小心地将所有部件放在印刷床或先前印刷的层上。

如果有任何突出的部分，预处理软件可以创建后处理附加支持来删除它。

与其他3D打印技术相比，大多数FDM打印机和细丝性价比都比较高，使这种方法非常适合口腔诊所，尤其是数字化工作流程的初学者。该技术其他优点是操作相对简单，后处理时间短。

另外，（与SLA和DLP相比）FDM的主要缺点是打印分辨率较低，在Z轴上约为$100\mu m$。尽管有一些高分辨率FDM打印机的Z层，可以达到

20～50μm分辨率，但这种打印机却比较昂贵。它的其他缺点是尺寸精确度低和再现性差。由于FDM技术使用热塑性材料（表3.3），大多数可用材料可能无法实现高压灭菌，但可以使用低温灭菌方法。

大多数作为牙科用途的FDM打印使用的是ABS和PLA材料，但也可以使用其他材料，例如热塑性聚氨酯（TPU）、聚碳酯（PC）、PETG和其他聚合物。ABS的主要优点是成本低（比PLA便宜）、可加工性强（最终零件可以结合增材和减材制造程序）以及可回收利用。另外，PLA的优点是可生物降解（通常由玉米淀粉制成），打印所需的温度较低，以及收缩率较低。

一些生物聚合物和其他细丝材料正在开发中，包括柔性材料，进一步的研究可能会展示其在牙科中的不同应用。其他细丝材料也可用于FDM，但它们主要用于艺术或工程。

在种植科中，FDM打印机主要用于制作研究和工作生物模型（图3.1）、个性化印模托盘、骨再生导板原型和手术导板。

3.1.2　详尽指南

FDM打印机的4个主要工作流程：校准、预处理、打印和后处理。

3.1.2.1　校准

- 每台打印机都有自己的校准过程，在本指南中，将使用低成本的FDM打印机（Anycubic）（进行演示）。

- 组装打印机后，检查框架是否为方形，所有皮带是否正确固定。如果有问题，那么印刷时会出现误差。

- 打印机的所有部件都必须清洁，有需要的部件进行润滑，防止部件之间产生过度摩擦，并保证所有冷却风扇正常运行。

- 打印台调平：打印台下方通常有4个旋钮，用于调节打印床的高度，使其平行于X轴和Y轴运动。一些打印机具有自动平台调平功能，有助于确保正确调平。最常用调平床方法是将喷嘴放在打印台上方的不同点（在相同的Z距离处）并调节距离，直到喷嘴和床之间距离为一张厚薄适宜的纸的厚度。这种调节打印台高度的方法很简单（但是不够精确），但是有更多使用设备和工具（例如测隙规或千分表等）的更先进的方法。如果喷嘴离打印台太远，印刷品可能会从打印台上脱落；如果喷嘴太近，多余的材料会堵塞在侧面（象脚效应）。

- 必须清理喷嘴和熔丝管内的所有堵塞物。如果有任何熔丝堵塞，会影响材料的顺利挤出并导致打印失败。有特定的针来清除堵塞，这个过程必须在挤出机处于打印温度时完成。

- 电机的所有轴都必须校准。通过打印一个打印标准模型，来检查X轴、Y轴和Z轴是否校准（通常是已知尺寸的校准立方体），并且必须测量打印

表3.3　细丝3D打印使用的材料

材料	适应证	优点	缺点
ABS	制作生物模型，印模托盘，手术导板	材料坚固耐用，成本低，可回收	打印时产生有毒气体，打印温度高，易翘边
PLA		可生物降解，不易翘边，低温打印，易打印	吸水性，冲击强度低，可能堵塞喷嘴
PETG		表面光滑，食品级安全，防潮	耐磨性低，打印温度高，没有PLA和ABS那么多选择
PC		耐热性好，机械强度高	打印难度高，打印温度高，价格昂贵
TPU	在生物模型上模拟软组织	柔韧性好，耐磨性佳，耐化学性（油类）	打印难度高，打印温度高，价格昂贵

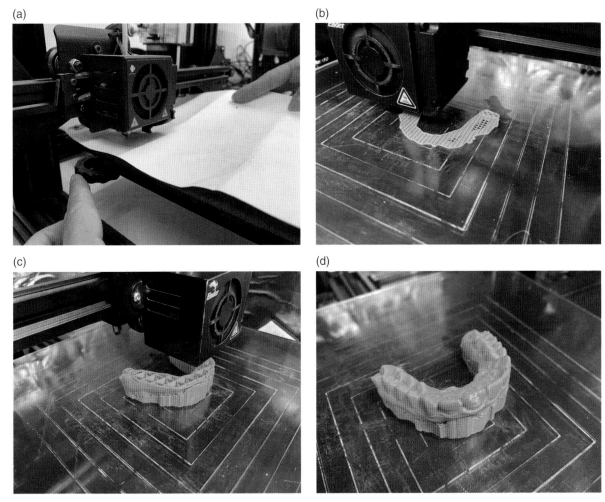

图3.1 （a）细丝3D打印机的校准。（b~d）牙齿模型制造。

的立方体。如果有任何问题，须调整步骤/距离选项。对于小于3D文件的打印，应使用简单的比例计算来增加步骤/距离，并且必须对所有3个轴进行调整。

- 喷嘴必须处于打印温度才能校准挤压电机，应在距离挤压电机入口110mm处，做永久性标记，做好标记后，命令打印机挤出比标记更小的距离（100mm）。标记和挤出机入口之间的剩余距离应为10mm。按照与X轴、Y轴和Z轴的相同指令，校准挤出机的步骤/距离。

- 每种材料都必须在特定的温度下打印，但即使是相同材料不同的制造的批次之间，打印温度也可能略有变化。为了提高打印效果，测试打印时，可以在一次打印中测试几种打印温度，用户可以根据每种情况选择最佳温度。通常，制造商会推荐每种材料打印的温度范围。

- 还有更先进的校准过程，但以上这些，都是使用FDM打印机打印的初始步骤。

　　FDM打印机校准后，下一步是在CAD软件中调整几何图形。在本例中，将使用开源软件（Autodesk Meshmixer，版本3.5.474）来准备上颌牙弓的研究生物模型。这些是预处理阶段的步骤。

- 导入口内扫描创建的STL文件。

- 由于文件中可能有不需要的几何图形，所以必须对其进行清理。这个过程是通过删除不打算打印的部分来实现的。

- 清理不需要的部分后，模型必须转换为封闭的体积，因为3D打印机软件可以识别封闭的网格。为了用平面闭合几何结构，可以平滑和拉伸边界［通过选择边界三角形并使用"平滑边界（Smooth boundary）"和"拉伸（Extrude）"工具〕，最后使用"制作实体"工具创建闭合网格。

- 导出打印机可以打印的STL文件并打开切片软件。在本例中，使用了Ultimaker Cura切片器（版本4.6.1），并旋转模型以创建对支撑材料的需求。
- 选择针对打印材料和熔丝材料调整的打印参数，并保存G代码文件。在本例中，使用的是喷嘴温度为200℃、层高度为200μm、填充率为20%的PLA细丝（固体填充会花费更多的时间和材料，但不会提高打印质量）。使用12g（或4.12m）细丝，打印的总时间约为1小时55分钟，使用了12g（或4.12m）细丝。

3.1.2.2 打印和后处理

当G-code文件就绪后，必须通过micro-SD卡或使用wi-fi连接发送到打印机。打印机应自动调节打印床和喷嘴温度，打印物体时不会出现任何问题。打印时间结束后，使用剪刀去除零件支撑结，最终模型制作完成。

3.2 选择性区域透光（LCD）

3.2.1 基础知识

选择性区域透光技术是一种被称为微立体光刻设备（MSLA）的原位转移式光聚合技术，由一系列LED和一个LCD屏幕组成，LCD屏幕充当动态遮光板，光线通过其阻止像素到达树脂，形成所设计的打印结构。LCD是第二代SLA的一部分，不是利用单个激光束而是整个光层的投影来固化树脂，使该技术明显快于原始SLA[1]。

在该设备中，树脂槽放置在LCD上方与FEP薄膜直接接触。LED是原位3D打印中最弱的光源，必须尽可能靠近聚合树脂。光能是会损坏LCD像素的一个重要因素，另一个是存在树脂从槽中泄漏的风险，这可能会永久损坏LCD表面[2]。

通过将每层的聚合时长减少到保证材料刚性和保持物体尺寸不变形所需的最小值，可以延长LCD的使用寿命。考虑到使用特殊配方的树脂，即使用光引发剂也有利于LCD打印机的性能。LCD打印机可以使用DLP打印机使用的大部分材料，但曝光时间必须更长才能获得相同的效果。由于LCD这一特性，它的聚合过程必须在紫外线光室中完成，才能获得最佳的材料性能[3]。

液晶显示屏的分辨率，是保证打印对象精确度的一个重要因素，由于它是由方形像素组成的，因此它不能再现真实曲线。高分辨率屏幕将几何效果影响降至最低；通过另一种方法——反锯齿来改善物体表面，柔化边界边缘。冷却系统是影响设备寿命的另一个重要因素。合适的LED冷却系统，可以实现最佳的空气流通，从而减少对LCD屏幕造成的损坏[4-5]。

LCD最显著的优势是其价格较低，因为它的光源比其他类型的更便宜。LCD 3D打印设备通常是初学者的首选。设备部件如图3.2所示。

3.2.2 详尽指南

与任何牙科流程一样，3D打印需要按操作步骤来执行项目。本部分描述了如何在市场上最常见的LCD打印机上进行3D打印。

液晶显示打印普及了树脂3D打印。随着众多制造商的出现，3D打印变得高效且廉价，使许多口腔医生和技师能够进入数字化口腔的世界。这

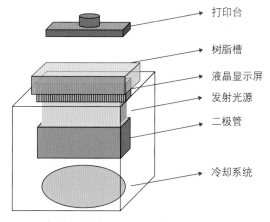

图3.2 打印机的液晶显示屏各部分示意图。

些打印机操作简单，价格实惠。简而言之，LCD是一个带有紫外线光过滤器的屏幕，可以根据软件的设计打开或关闭。

在打印机的底部，是一个紫外线光源，能够发射光束到它上方的液晶显示屏。此时，LCD关闭，光线无法通过。一旦它读取了将要打印的对象文件，就会立即打开文件中请求层的图像。这样紫外线光穿过LCD在切片软件中预定的切片区域聚合。

3D打印由5个步骤组成：STL文件数据采集、CAM软件设置、切片、打印对象、清洗/后固化。

3.2.2.1　数据采集

STL格式是3D对象的通用格式，可以被所有开发软件（Meshmixer、Blender、DentalCAD等）识别。

数据采集可以使用口内扫描仪或台式扫描仪。

3.2.2.2　CAM软件设置

所需的对象文件的开发取决于将使用的软件和用途（打印或铣削）。由于制造的不同类型，3D打印是以加法方式完成的，所以得到的厚度比切削制造（例如铣削）更薄，我们需要了解最小厚度。因此，需要明确如何处理该对象，以避免误差，并最大限度提高其清晰度。

3.2.2.3　切片

3D打印对象可以比作笔记本，因为它由多层薄片（层）组成。该系统将材料多层沉积。纸张是3D打印的层/片，笔记本是打印的对象。因此，所有的3D打印（无论是树脂还是熔丝）都是由多个高质量打印层叠加组合而成，这些层可以具有不同的厚度和聚合时间。这就是切片软件所做的——将要聚合的物体一次逐层切片，使其按计划构建。

市场上有多个切片软件，每个软件都会生成一个打印机可以读取的文件格式。Chitubox Basic（CBD-Tech，Shenzhen，China）和Photon Work-shop（Anycubic，Shenzhen，China），两者都是最著名的免费LCD打印机切片软件程序（图3.3）。

仍然是笔记本的例子，想象一下纸张的制

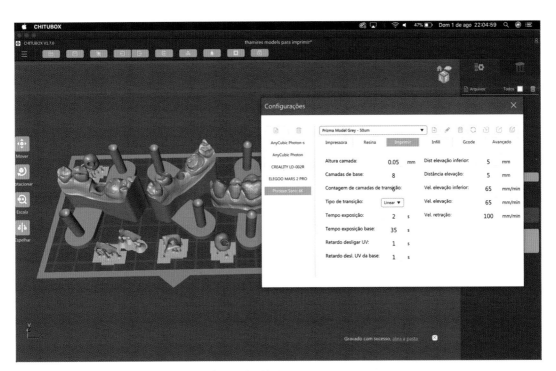

图3.3　准备切片的对象截图，显示对象层厚度和曝光时间设置。

造：每张纸张可以有不同的厚度。较厚的纸张尽管强度较大，但因切割速度较快，其"完成度"可能较差。另外，较薄的纸张需要更长的时间来切割，它们的"完成度"（清晰度）（定义）往往更优越。

同理，在3D打印中切割一个物体时，需要设置软件每层要固化厚度，牙科中最常见的厚度为100μm和50μm。此外，还需要设置软件每层的曝光时间，由于光需要穿过更厚的层，层越厚所需曝光时间就越长。然而，曝光时间与厚度不成正比。例如，如果打印50μm的厚度需要2秒，并不意味着打印100μm的厚度需要4秒。因此，以100μm的层厚打印比以50μm甚至25μm层厚打印需要快得多。但是，打印层厚越厚，打印对象的光滑度越差。

在实际的3D打印中，需要考虑打印的对象，当打印对象为美白托盘时（图3.4），模型不需要非常高清。只需再现所扫描牙齿的形状和轮廓即可。因此可以打印100μm的模板。另外，如果是为了分析黏膜反折区域、质地、形状、牙颈部、牙尖和窝沟，那么就需要一个更高清晰度的模型，最好用50μm层厚打印。

按照分层的方式定义3D打印，其层数越多，打印该对象所需的时间就越长。对象切片后，必须将其导出到打印机（请参见下一主题）。

以打印树脂为例，打印材料是我们在实际打

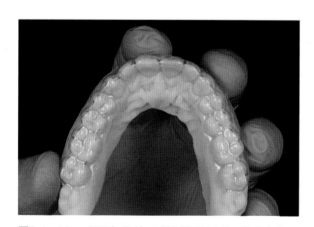

图3.4 50μm层厚打印的3D模型的𬌗面观，带有真空压膜的美白托盘。

印中，需要考虑的另一个重要方面。每种树脂都具有特定的光学性质（颜色和透明度）、机械强度和用途。市场上有不同用途和品牌的树脂：模型树脂、磨牙症导板树脂、手术导板树脂、柔性树脂、义齿树脂、临时树脂。每种树脂都有经过校准确定的标准曝光时间，以保证打印的对象更接近实物。因此，曝光时间受树脂的层厚、颜色和类型影响。含有填料的树脂比没有阻力的模型树脂需要更长的曝光时间。

可以看出，为了获得更好的效果。打印之前需要几个步骤：需要在软件中设计、切片，然后打印。因此，在执行打印之前，必须考虑所有这些参数。

3.2.2.4 打印对象

尽管市场上打印机有无穷无尽的选择，且相比较LCD和SLA/DLP打印机时，拥有较低的价格和较高的性能，但是它们几乎都有相同的打印系统，只是改变了控制页面。

导出切片文件后，可以通过读卡器/USB端口或wi-fi传输到打印机。

当从打印台上移除打印时，通常需要较大的力量，因此每次打印时，Z轴都需要校准，以使打印台水平与LCD平行，这取决于打印机类型。有必要拧开Z轴阻尼器，将平台降低到"原位"或"悬空"位置，并使其与LCD平行。完成后，再次拧紧螺钉（因为将打印物体从打印台上取下时需要适当的力，因此每次打印时Z轴都需要校准，使打印托盘水平与LCD平行。需要拧开Z轴螺钉，将托盘降低到"原位"或"空转"位置，并使其与LCD平行。完成后，再次拧紧螺钉）。

3.2.2.5 清洗/后固化

打印完成后，需要清洗和后固化打印对象。
清洗

可以手动清洗，也可以使用振动器清洗。最常见的方法是将超声振荡机中放入酒精或把它放在石膏振动器上搅拌。另一种越来越受欢迎的方法是使用清洗固化机，其具有清洗模式和固化模式。但不管用什么方法清洗，清洗时间只能控制在5~10分钟，因为树脂是醇溶的，清洗超过10分钟会使打印物体变形。

洗完之后，需要等待物体完全干燥。模型被打印出来时，外层仍然是凝胶状、黏稠的。这是因为外层氧化，此时不建议用纸、其他吸收剂或用三枪干燥表面。一定是用酒精，因为它的沸点低，可以自然干燥，也可以用加热室。当打印物体外表面呈现亚光外观，才可以开始后固化。

后固化

必须进行后固化使打印物体完全聚合。该步骤在很大程度上取决于所用的树脂。后固化时间从15分钟到45分钟不等。它必须在发射波长在385~410nm之间、功率在36W以上的紫外线固化箱中进行，因此请必须确保光室具有这些特征（图3.5）。

3.2.2.6 结论

总之，应用于口腔领域的3D打印需要满足各

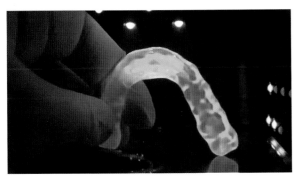

图3.5 打印的𬩽垫被放置在光室中。

种清晰度和质量的要求）。因此，需要综合考量分辨率和实用性。3D打印必须简单、客观、便于操作。在牙科领域应用3D打印技术的可能性非常大，而且已经在临床和技工室日常中实现。

3.3 立体光刻技术

3.3.1 基础知识

SLA工艺是最古老的增材制造工艺，于1988年获得专利，但是在21世纪初专利到期后才开始广泛使用。该方法使用紫外线激光束，一层一层地聚合光敏液体树脂。在这个过程中，树脂被分散在一个容器中，光束正好照射到打印物体在打印台上形成处的树脂上。通过使用两块摆动的正交布置的检流计振镜，激光束可以到达整个打印台。通过结合反射镜的运动，光束被投射到当前层的每个部分，直到它被完全打印。这种光的射入提供了足够的能量来引发聚合反应，在打印台上形成打印物体的一小片。然后，根据SLA打印机类型和下一层的厚度，打印台向上或向下移动。如此反复，直到打印物体完全成型[7]。表3.4列出了主要用于SLA 3D打印的材料。

打印过程完成后打印对象将进行后固化过程，该过程包括3个基本步骤[6]。物体需要在树脂溶剂（通常是异丙醇）中清洗，以去除其表面未固化的树脂[7]，然后，在物体完全干燥（溶剂挥发）后，它为了再次完成聚合必须再次放进光室，暴露于紫外线灯下。最后，小心地移除支架，避免损坏物体[8]。

表3.4 用于SLA 3D打印的材料

材料	适应证	优势
牵伸树脂	热塑模型，正畸矫治器模型，诊断模型	快速打印
模型树脂	诊断模型，隐形矫治器模型，正畸模型，种植体模型，冠桥模型，分体式颌骨模型	适用于任何打印导板的多用途树脂
手术导板	手术导板	生物相容性，高压灭菌
临时牙冠、夹板和义齿基托树脂	临时牙冠，义齿牙冠和基托，美学诊断饰面模型，夹板	生物相容性，长期使用
IDB树脂	正畸托槽间接粘接，树脂修复导板	有弹性

与其他技术相比，SLA的主要优点是打印对象的准确性和表面平滑度。每层的最小厚度为0.025mm（或25μm），使层间非常平滑的过渡；另外，与其他印刷（打印）技术中使用的方形像素不同，由于投射的是圆形光束，可以获得更清晰的曲线，因此使更细节地完成度成为可能[9]。

最后，较新的工艺，例如DLP和MSLA，以聚合物体的形状投射一层光，更加灵活。出于同样的原因，设备中的零件数量更少，降低了设备成本[9]。

3.3.2 详尽指南

以下指南是如何使用3D SLA打印机的示例。

3.3.2.1 打印机安装

安装位置应避免阳光照射；它还必须通风良好，可适当冷却设备，也可避免树脂在空气中挥发。为了3D打印过程的可预测结果，建议保持室温恒定（约25℃）。

3.3.2.2 设备调平

安装设备的表面应保持水平，并保证打印机移动过程中的稳定性。

3.3.2.3 个人防护装备

在使用打印机的过程中，建议使用丁腈手套、护目镜和面罩等个人防护装备。

3.3.2.4 树脂槽准备和打印台安装

打印台必须在打印机上安装稳定，防止移动。如果发现树脂黏附反复失效，必须检查其找平性。

树脂槽具有透明的表面，确保材料的完整性和透明度对于保持印刷质量至关重要。在开始打印之前，必须检查其中聚合树脂的流动性、均质性以及是否有残留的聚合树脂。

印刷后，树脂不应长时间储存在容器中，因为这会损坏表面，导致容器破裂，并在柔性塑料薄膜中穿孔。清洁过程应使用圆角的软铲进行，以避免损坏容器。

3.3.2.5 树脂类型

使用SLA技术进行3D打印的树脂基于聚甲基丙烯酸甲酯低聚物、光引发剂、染料和无机填料。已经开发了几种类型的树脂用于例如模型原型制作、制造局部和全口义齿、弹性装置如模型中的正畸粘接导板和人工牙龈、𬌗垫、手术导板等应用。表3.4给出了最常用的SLA树脂的适应证和优点。

3.3.2.6 树脂制备

在将树脂倒入容器之前，建议搅拌树脂瓶以使液体均匀，并避免由于可能沉淀的成分（例如赋予树脂颜色的颜料）而导致的印刷失败。操作时要遵循制造商的说明。

3.3.2.7 树脂供应

树脂容器通常有最低和最高液位的指示。材料短缺会导致零件不完整，而过量会导致溢出，损坏打印机。一些打印机有一个自动树脂填充系统，在此过程中保持树脂水平的高度。

3.3.2.8 打印参数

为避免失真和故障，必须遵守的打印机参数（图3.6）如下。

- 正确的对象定位可以防止模型空心的体积或空腔。由此产生的吸力会导致打印层之间的分离、结构缺陷、翘曲和打印失败。平面倾斜10°～20°也减少了印刷（打印）品与储液器的接触量，并提高了成功率。

- 为未连接或关键区域生成支持具有无支撑的最小部分和突出部分（没有自身支撑并延伸到主体上方的区域）。

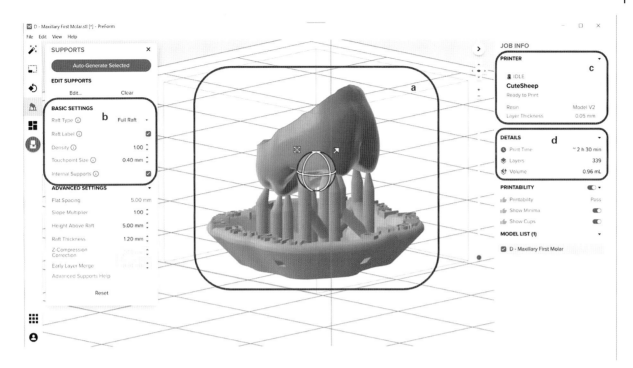

图3.6 3D打印软件的屏幕截图。（a）位于打印台中心的冠部。（b）面向咬合部分生成的支撑，以避免与内部部分干涉。（c）树脂类型和层厚。（d）打印设置的细节。

3.3.2.9 数据上载

定义打印机参数后，软件将根据所选厚度将对象分割成几层，并将所有设置转换为将上载到设备的打印机命令序列（使用wi-fi或闪存）。

3.3.2.10 打印

打印机将开始一层一层地构建设计的对象，直到对象完成并准备移除（图3.7）。此时，各层部分聚合，表面被未固化的树脂覆盖。这个物体需要清洗和固化。

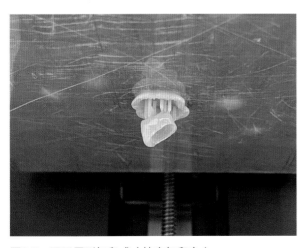

图3.7 牙冠原型打印成功挂在打印台上。

3.3.2.11 移除打印台

使用手套、面罩和护目镜保护操作员不接触液体树脂。如果树脂接触到皮肤，立即用肥皂和水冲洗干净，并查阅材料的技术数据表。如果发生溢出，在树脂损坏设备（例如光学玻璃窗户）之前立即清理干净。

当物体很好地黏附到打印台上，可能难以移除该物体，这可能需要使用金属刮刀或钳子。

3.3.2.12 去除未固化树脂

在打印过程结束时，物体被未固化的树脂覆盖，必须去除。虽然最近开发了一些水基树脂，但用于这一过程的最常见的产品是异丙醇。

该过程分两步，在独立的酒精容器里清洗印刷部件。第一步是接收刚从打印机上取下的零件，第二步将前述零件放入"清洁酒精"。始终向制造商寻求不同品牌和类型的树脂在溶剂中暴露时间的信息是至关重要的。使用超声装置或产生与简单地将零件浸入溶剂中相比，建议使用超声装置或能产生涡流来搅动酒精的装置，以提高清洁度。在这个过程结束时，物体必须完全干燥。

3.3.2.13　后固化

根据制造商提供的说明书，后固化过程是完成物体聚合以确保材料最佳性能所必需的。

通过使用紫外线固化箱（波长范围在385～405nm之间），可以均匀地聚合该物体；该过程取决于时间和温度，并根据制造商的说明因材料而异。

在后固化过程之后，应该使用精致的尖嘴钳或镊子，轻微扭动支架，将其从物体表面分离而不会造成损坏，以保证尺寸稳定性。如有必要，可以抛光表面，进一步提高最终表面质量。

3.3.2.14　树脂过滤

残留在树脂槽中的树脂在再次储存在瓶子中之前需要小心。树脂必须使用配有细网或网眼大小为190μm的滤网的机油过滤器进行过滤，以避免树脂被分散在树脂容器中的部分固化树脂或其他杂质污染。

同样重要的是用于树脂储存的容器。建议使用原包装或不透明瓶子来保护树脂免受光照。

3.3.2.15　树脂和溶剂处理

3D打印中使用的未固化树脂是有毒的，绝不能在原始状态下丢弃，因为它会污染土壤和水。在处理之前，将它完全聚合是很重要的，只需将其暴露在阳光下（或其他紫外线光源）直到它完全凝固。对于用于清洁和干燥打印物体的材料，例如溶剂、纸巾和耗材。树脂瓶和用过的树脂容器，也应同样小心。

建议将溶剂在瓶中储存几天，等待树脂颗粒沉淀。然后，液体的上部可以过滤并在第一个沐浴容器中重新使用，底部应该暴露在阳光下凝固后再处理。

切记使用手套、面罩和护目镜保护操作人员不接触树脂，以避免可能的健康损害。

3.3.2.16　预防性维护

预防性维护对于预测潜在问题、防止设备意外停止以及避免印刷失真至关重要。

在每次印刷打印过程之前，必须检查树脂容器和打印台的完整性，以及光学玻璃窗口的清洁度。

有可以打印并用于检查打印质量的校准文件。该程序的频率与打印机和树脂制造商有关。更多信息请参考制造商的支持材料。

3.4　数字光处理

3.4.1　基础知识

数字光处理3D打印机是还原光聚合家族中的附加（增材）制造机器之一[10]。这些机器使用的投影仪配备了数十万或数百万个由静电能量驱动的微镜，其功能是反射紫外线并将其导向（投射向）打印机的树脂槽[11]。

使用DLP 3D打印技术是最适合需要高产量的用户的技术之一（图3.8）。使用寿命长光引擎（光源设备的使用寿命长）——这种类型的3D打

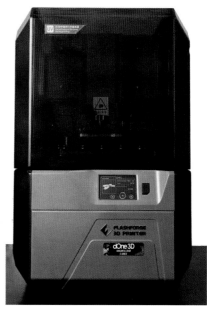

图3.8　一台DLP 3D打印机（FlashForge Hunter）。

印机中使用的投影仪——转化为更少量的维护干预，不像MSLA打印机使用LCD屏幕作为掩蔽方式，LED阵列作为光源（图3.9）。

这种类型的机器通常比SLA或MSLA打印机高，因为它需要有可用的空间来容纳投影仪，并有（足够的）距离来适应可打印区域的投影尺寸。在打印区域较大的机器上，投影仪通常离打印区域较远；在较小的区域，投影仪离打印区域较近。

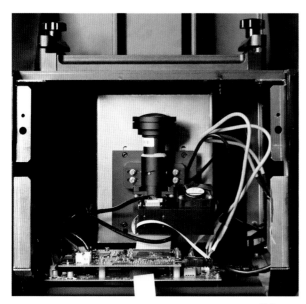

图3.9 DLP 3D打印机的光引擎。数字微镜装置[14]内置于投影仪中。

DLP 3D打印机的主要优势是打印速度（快）、高准确度、高精确度和高分辨率[12]。然而，它们通常比SLA或MSLA 3D打印机更昂贵。

3.4.2 详尽指南

DLP 3D打印机的安装程序与本章前面提到的其他类型的3D打印机非常相似。尽管打印参数应该针对所用的每种类型的树脂进行专门设置，但DLP打印机也通常不需要校准。以下分步指南基于特定3D打印机（Hunter，FlashForge Corporation）使用的程序。

1）将要打印的STL文件导入打印机软件。在本例中，使用的软件是FlasDLPrint[13]。一旦3D文件在软件上，移动和旋转对象的工具被用来组织构建区域中的文件（图3.10）。

2）考虑到工件的体积及其几何形状，生成支撑结构。

3）根据印刷过程中使用的材料的特性对文件进行切片。每种树脂都有特定的曝光时间、投影仪光强和材料收缩比例参数（图3.11）。

4）切片文件通过无线互联网、电缆或USB存储器发送到3D打印机。这些不再是STL文件；它们成为G代码，一种广泛用于控制全球数控机床的拓展名。

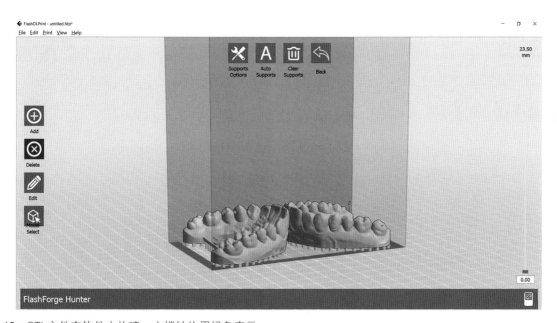

图3.10 STL文件在软件中构建，支撑结构用绿色表示。

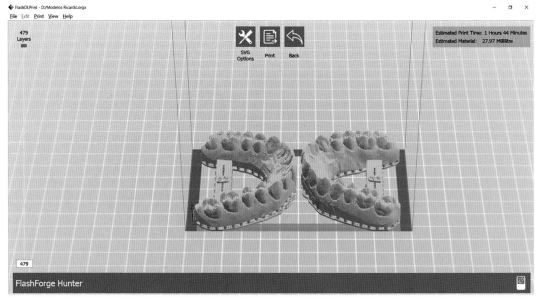

图3.11 在软件中切片的文件，准备发送到打印机。

5）用树脂填充打印机桶。CAM软件确定所需的数量。选择要打印的模型，并开始3D打印过程。

6）用异丙醇冲洗模型，去除未固化的树脂（图3.12）。

7）在与光发电机的光相同波长的紫外线中后固化3D打印（图3.13）。

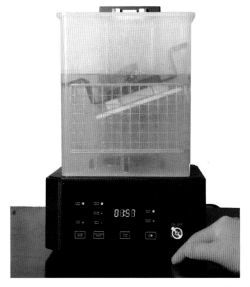

图3.12 3D打印物体用异丙醇清洗，并且用紫外线光进行后固化。

3.5 铣削

3.5.1 基础知识

减材制造是通过从初始物体（通常是块）上去除材料来获得所需几何形状的技术的总和。人类已经使用了几种方法来制造工具和设备，通过移除材料，例如石头箭头和木钉。减法制造可以在不同的艺术表现形式中看到，尤其是在雕塑中。像意大利雕塑家米开朗琪罗或巴西雕塑家Aleijadinho这样的艺术天才将大理石、木头或皂石变成了令全世界数百万人激动的艺术品。减法制造可以使用手动工具或机械驱动设备来实现。

蒸汽动力机器和后来的电气设备，工业革命改变了用金属或其他原材料制造物品和工具所需的时间与人力资源。机器是专门为达到这一目的而设计的，例如机械车床、钻床和铣床。进一步的技术进步使计算机成为这一过程的重要控制器。数字文件控制每一个微小的动作，而不是手动调整和定位，以高精确度和准确度提高了再现性。这种技术被称为计算机数控（CNC），包括软件和硬件的组合，从虚拟几何图形中创建具有高精确度和细节的物理对象。

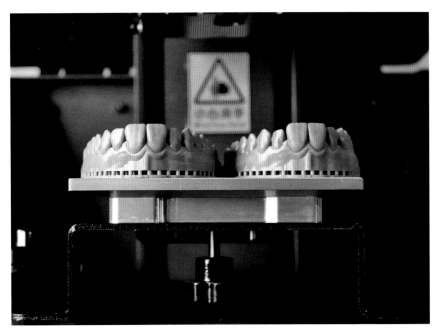

图3.13 完成的3D打印模型，经过清洗和后固化。

铣削可以解释为去除材料的减法制造，既可以通过旋转材料块，也可以通过旋转刀具（立铣刀）。切割工具垂直或水平放置在原材料上。各种立铣刀使铣床能够实现最终产品所需的几何形状和光滑度。铣床可以使用可旋转，带有网格状金刚砂涂层的铣刀。出于教学目的，在本章节中，该方法将始终被命名为"铣削"。

不同的材料可用于制造牙科铣床中使用的原块，例如陶瓷、树脂、蜡或金属。使用CNC使专业人员能够制作嵌体、高嵌体、单冠或多个牙冠、金属或瓷冠等，无须精修或抛光。然而，一些瓷块可能仍然需要表面染色或上釉，以获得更好的美观和表面光滑度。有各种尺寸和形状的块可供选择，专业人员可选择最佳尺寸来制作单个牙冠或桥体。铣削过程的一个主要缺点是高材料浪费；成品可能只有原块体积的10%左右。

机床通常用垂直或水平主轴旋转刀具，但专业人士可能不理解四轴或五轴铣削单元的概念。块可以在铣床内沿3个线性轴（X轴、Y轴、Z轴）移动，但也可以在另外3个轴（A轴、B轴、C轴）上移动，这3个轴代表X、Y和Z平面上的旋转运动。有6个可能的运动轴，但大多数铣床在4个或5个轴上运行（X轴、Y轴、Z轴和一个或两个旋转轴）。技工室铣削设备通常是为大规模生产准备，而较小的设备则被设计用于也可诊所（椅旁操作）。拥有椅旁铣削设备的牙科专业人员可以在患者预约期间制作间接修复体，从而减少会见、干预和就诊的次数。

3.5.2 详尽指南

3.5.2.1 技工室铣削

CAD-CAM系统基于3个基本组件：图像采集（扫描仪）、CAD软件和计算机辅助制造（增材或减材）系统。它们在牙科中主要用于生产固定修复体，例如牙冠、桥体和贴面。

在扫描目标区域（牙科预备）后，无论是使用口内扫描仪还是扫描模型，图像都被传输到计算机辅助设计程序（Exocad的DentalCAD Galway、Amann Girrbach的Ceramill Mind、Zirkonzahn的Modellier或Dentsply Sirona的InLab SW等），然后操作者可以使用该程序从虚拟形式中绘制虚拟修复体结构。在这一阶段，必须正确创建工作指令，选择修复类型和使用的材料，以及最小厚度、粘接空间和其他参数。这一步至关重要，因为每种修复材料都有特定的特征，铣削软件需要建立（制订）正确的加工方案。无论使用什么系统，工作指令都将指导项目的其余部分直到完成。

有许多材料可用于铣削，但最常用的是二硅酸锂瓷块、混合陶瓷、树脂块、长石瓷、各种类型的氧化锆、钛和临时树脂（PMMA）。使用这些系统的一个显著优点是可以处理非常坚固的材料，例如氧化锆。目前，氧化锆是牙科中最具抵抗力的陶瓷，用于制造固定修复的全冠和大跨度的桥体。

本章将讲解一份从接收STL文件到完成氧化锆修复的全流程的病例报告，重点讲解技工室铣削部分。

当涉及种植体支持的修复体时，有必要使用扫描仪扫描基台。种植体品牌、型号（平台）和中间基台的测量是精确捕获、设计和最终适配修复体的重要信息。在这一阶段，还需要确定氧化锆是直接在种植体水平铣削，还是使用中间基台，氧化锆修复体必须在中间基台上进行口外粘接。

对颌牙弓和修复体的额外扫描是非常重要的，因为它们是确定所有美学和功能调整的基础。

与项目对象相关的所有网格的正确对齐和重合将决定处理操作的成功与否。所以现阶段是不允许出错的。

在这个阶段，有必要告知项目的所有特征。在这种情况下，正确告知种植体的位置、桥体、固位方式、人工牙龈、要铣削的材料类型、参考模型和其他与项目相关的信息。

此过程结束时，设计软件生成两个文件：带有结构三维设计的STL和一个构造信息文件（或构造信息文件），该文件允许将边缘线、植入方向和植入界面几何形状等信息直接自动共享给第三方CAM软件（Ceramill Match 2，Amann Girrbach）。

3.5.2.2　铣削设备的校准与测试

一般而言，安装一个新的铣削设备之后会有一组初始程序，例如校准和测试设备。校准将确保机器执行的每个铣削程序的制造质量合理标准化。在这种情况下，一些铣削设备在其软件程序中具有自动校准特征功能。下面的指南给出了铣削设备校准程序的主要步骤示例（图3.14～图3.22）。

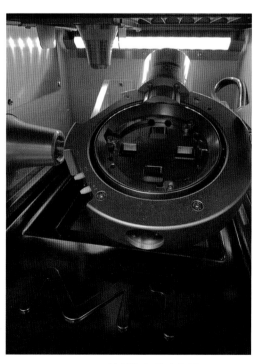

图3.14　Zirkonzahn M1铣削设备的内部视图。

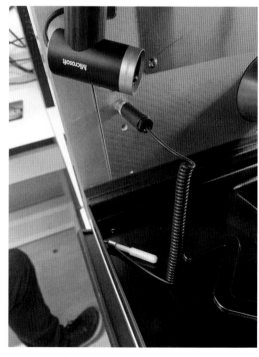

图3.15　用于校准Zirkonzahn M1铣削设备的金属探针。

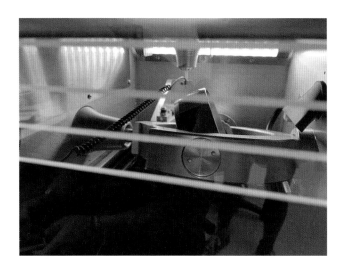

图3.16 校准程序。

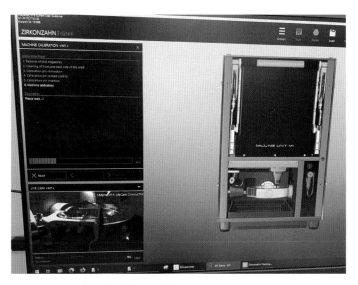

图3.17 Zirkonzahn（Frasen）CAM软件中的校准程序跟进。

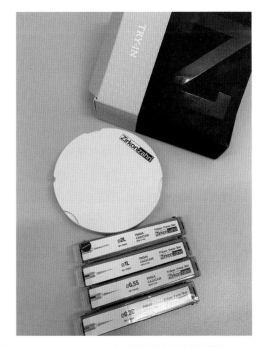

图3.18 Zirkonzahn M1使用的铣削材料和钻头。

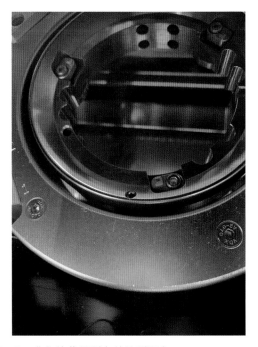

图3.19 准备接收铣削盘的铣削设备。

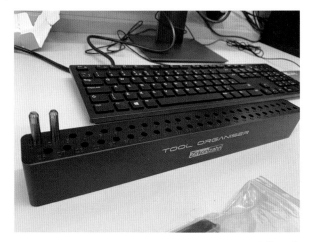

图3.20 工具管理器，以确保钻头在程序开始前按正确的顺序安装。

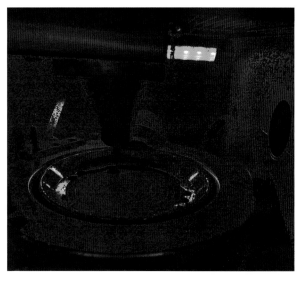

图3.22 正在进行的铣削程序（Zirkonzahn M1）。

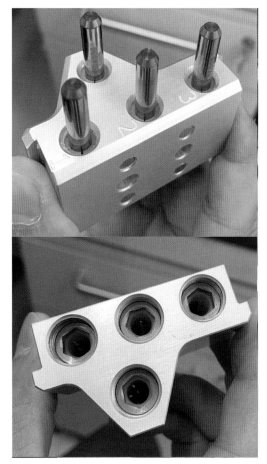

图3.21 将钻架放入铣削设备中。

1）检查安装：检查所有线路连接是否正确。确保真空吸尘器正确连接到铣削设备。检查铣削设备的供水情况，这对于湿式铣削，用以铣削钛和玻璃陶瓷（例如二硅酸锂）。设置气压（需要压缩机提供6~8bar的气压）。

2）开始校准（点击屏幕底部的按钮）。

3）安装校准板，并用小杠杆锁定。

4）用螺丝刀固定螺钉。

5）检查是否有任何警告。

6）按照屏幕上的步骤操作（移除钻架）。

7）校准前确保平台绝对清洁（机器的双面都要保证清洁）。

8）通过触摸平台测试校准（应出现指示灯）。

铣削后，有必要进行美学的修饰和细节。将修复体从块中取出、抛光、清洁，并在用于烧结氧化锆的特殊炉中在1480℃下烧结约12小时，烧结后，去除稳定杆和多余部分。在本例中，口腔分层是用外染糊剂和釉料以及牙龈瓷的应用来完成的。因为最新一代的分层氧化锆兼具强度和美观，由于它已进行了梯度染色，因此它可用于多种用途的修复体，无须再进行外染。

图3.23~图3.32说明了铣削过程显示了全弓种植体支持修复体的铣削过程，该修复体由氧化锆制成，在颊面、牙釉质和牙龈上有瓷层。

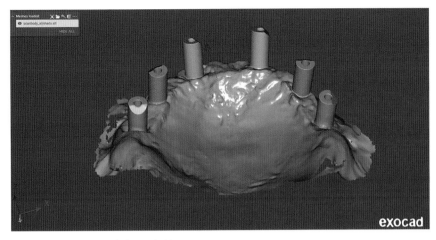

图3.23 扫描杆就位时上颌骨口内扫描的STL文件。

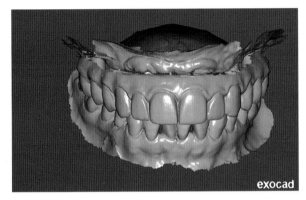

图3.24 患者对颌牙弓和上颌临时修复体的扫描STL文件,将作为设计新的氧化锆修复体的参考。

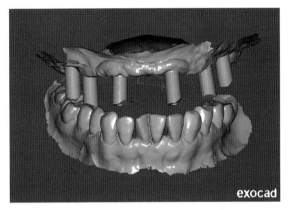

图3.25 与对颌牙齿相关的扫描杆长轴显示了种植体正确倾斜度。

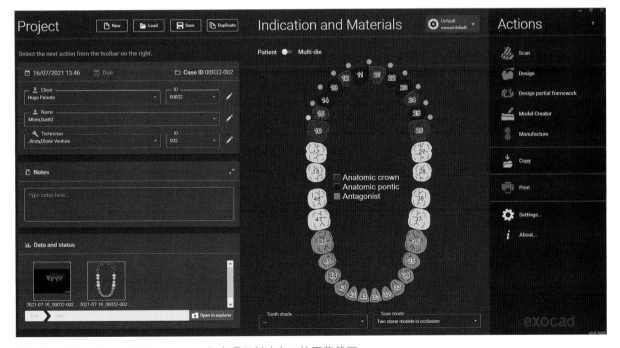

图3.26 软件(DentalCAD,Exocad)中项目创建窗口的屏幕截图。

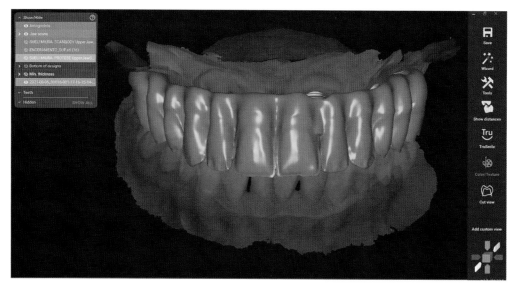

图3.27　CAD步骤中捕获的屏幕截图。注意在用氧化锆制造之前缺失的结构。

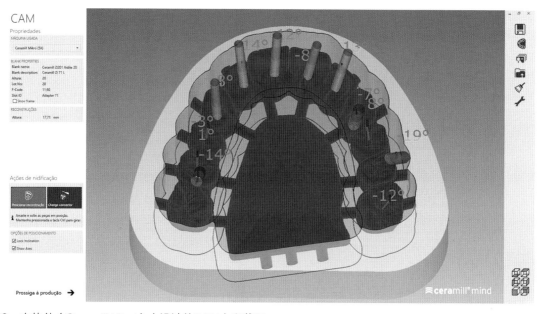

图3.28　在软件（Ceramill Mind）中设计的CAM方案截图。

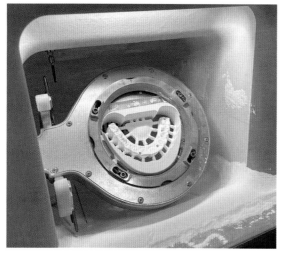

图3.29　在烧结前经铣削后的氧化锆构件。

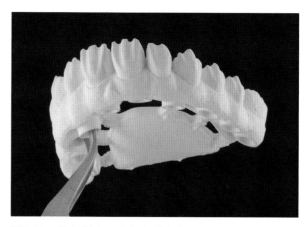

图3.30　从坯料中取出氧化锆框架，准备在1480℃下进入烧结炉约12小时。注意切牙和颊部削减面积。

(a)

(b)

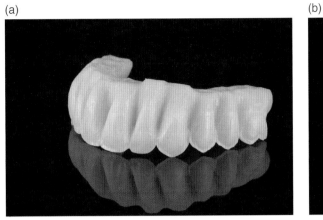

图3.31 （a，b）烧结后的结构示例，准备使用陶瓷材料。

(a)

(b)

(c)

(d)

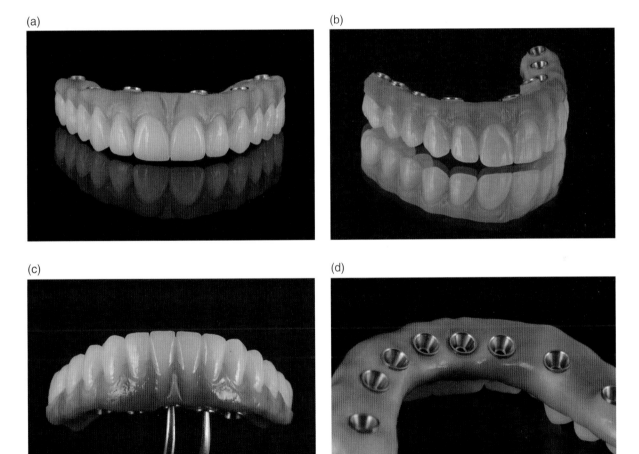

图3.32 （a~d）全弓种植体支持式修复体的最终外观（Ventura Lab，Curitiba，Brazil）。

3.5.2.3 椅旁铣削工序

铣削是一种使用切削工具去除材料的加工过程。这是一种减材制造方法，技工室或临床医生可以用此方法来制造过渡性修复体。铣削过程取代了手工制瓷工艺的技术，将其简化为表面的图层和阴影或染色应用，最终节省时间而不降低工作质量。

通过CAD软件生成的STL格式的文件用于执行铣削过程。该文件将通过CAM软件打开，并在所选的材料中制造。

目前的铣床有四轴或五轴电机，它们在铣削速度和处理限制方面有所不同。一般来说，两种类型的设备提供同等的精确度，但五轴铣床可以铣削块和圆盘，从而允许制造更大和更复杂的修复体，例如科学实验和金属基础设施。四轴铣床还是五轴铣床的选择最终与专业要求有关，但四轴铣床是公认的标准设备。

无论使用哪种铣床，市场上都有各种各样的材料，包括二硅酸锂、长石瓷、临时树脂（PMMA）、氧化锆、蜡、金属（钴，铬），还有PEEK。

总之，二硅酸锂通常用于后牙修复体和3种元素以上的混合修复体。相比之下，长石用于无骨折或磨牙症病史的患者的前或后单冠修复，因为这种材料的机械强度低于二硅酸盐。PMMA树脂用于临时使用，也用于蜡型的试戴。此外，PMMA树脂专用于设计种植手术导板。

铣削时间根据零件的尺寸、使用的材料甚至设备本身而变化。一些品牌提供的设备可以在几分钟内磨出一个瓷冠，这样专业人士就可以通过口内扫描仪、CAD-CAM软件和烧结炉进行治疗操作，避免因为要制作临时修复体而错失患者。在临床中，我们已经实现了椅旁铣削。一般来说，它包括二硅酸锂、长石瓷，甚至单斜氧化锆，其中材料的选择根据操作者的经验来判定。

椅旁操作有很大的优势，因为它对患者和口腔医生都非常方便，节省了很多时间而不降低治疗质量。

以下是使用CEREC MCXL铣削设备进行椅旁铣削程序的逐步讲解。

铣削扩展软件

为了在STL中执行外部文件的铣削加工，需要CAM软件，以充当铣床的拓展名。

连接铣床

在制造过程中，铣床必须与安装软件的计算机连接到同一局域网，或它可以通过网络直接连接到计算机电缆。后者必须在工厂和计算机上手动设置IP地址和网络掩码，以便使用TCP/IP协议进行通信。

开始铣削过程

- 填写病历。

- 选择将要使用的设备。如果有多台机器连接到网络，这是一个重要的步骤。

- 然后通过导入STL文件生成一个新任务。

- 每个软件程序都有自己的方式来完成任务的细节，但是必须满足要执行的工作的所有要求。

- 选择正确的"工作类型"（牙冠、嵌体、贴面等）是软件正确识别STL文件的关键步骤。

- 选择要使用的制造商和材料。铣床中加工的材料不能与软件中所选择的材料不一致。因为随着时间的推移，这种误差会使传感器读数和电机识别不校准，从而导致铣削过程中的故障。

边界划定

- 在此阶段，导入STL中的部分必须用软件提供的工具标记其边界，通过标记出的线，使零件的内部和外部界限清晰，从而允许铣床传感器准确计算方案（图3.33）。

- 边界线标记不准确可能会影响传感器读数，从而在铣削过程中产生故障，其中最常见的错误是零件内部质量差。

检查块的尺寸和浇口的位置

有了边界，就必须在块中或磁盘上定位虚拟零件，避免在修复体的近中或远中部分留下主流道（铣削留下的材料），这样就不会改变CAD软件中实现的邻面接触和部件装配的精确度，避免将浇口（铣削留下的材料）留在修复体的近中和远中部分，这样就不会改变CAD软件中实现的零件邻面接触和装配的精确度（图3.34）。

在铣床上移动滑块

- 检查CAM软件中选择的滑块尺寸和材料是否与嵌入块不同。在五轴铣床上加工圆盘时，也需要同样的注意。

- 然后，铣削过程将准备开始。

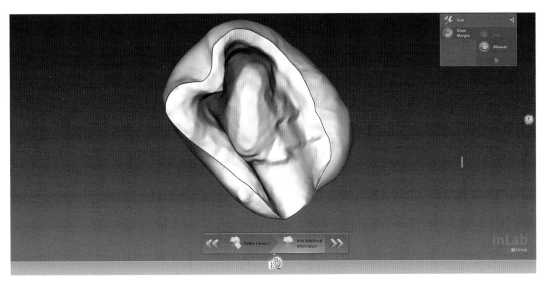

图3.33 对导入的STL格式的修复体文件进行边界划定（InLab CAM SW 18.1）。

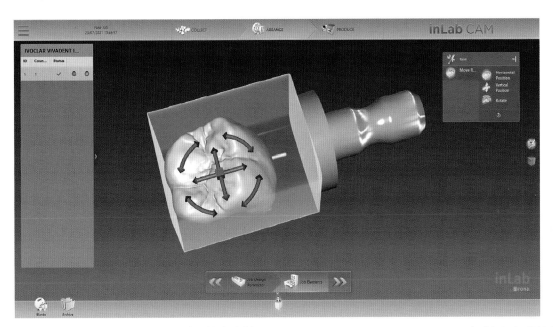

图3.34 将修复体定位在待铣削的二硅酸锂块中（例如e. Max CAD，C14，Ivoclar Vivadent）（InLab CAM SW 18.1，InLab MC XL milling machine，Dentsply Sirona）。

完成修复

- 铣削后，专业人员评估使用椅旁技术制作的修复体所需的光洁度类型，通常只需要抛光后上釉即可达到治疗目的就足以成功完成治疗。在这种情况下，只需烧结几分钟就可以完成制作。
- 在二硅酸锂的生产过程中，因为需要预烧结后的块用以铣削，除抛光外，还需要在烘箱中进行焙烧，从进入烤箱到冷却的过程大约需要40分钟。

- 氧化锆是耐酸的，这意味着粘接是通过微机械嵌合实现的。工件的酸蚀时间（10%瓷氢氟酸）因材料而异。更耐酸的瓷器，例如长石，需要2分钟的处理，而对于二硅酸盐，30秒就足够了。
- 树脂加强型玻璃离子水门汀通常具有双固化特性（化学和光活化），使化学固化由叔胺激活。这种粘接剂不能用于二硅酸锂牙冠和修复体，因为催化剂会与烤瓷发生反应，使修复体变色。

参考文献

[1] Lambert, P.M., Campaigne, E.A. III, and Williams, C.B. (2013). Design considerations for mask projection micro stereolithography systems. Proceedings of the Solid Freeform Fabrication Symposium 9: 111–130.

[2] Quan, H., Zhang, T., Xu, H. et al. (2020). Photo-curing 3D printing technique and its challenges. Bioact. Mater. 5 (1): 110–115.

[3] Huang, J., Qin, Q., and Wang, J. (2020). A review of stereolithography: processes and systems. Processes 8 (9): 1138.

[4] Gupta, P., Bhat, M., Khamkar, V. et al. (2020). Designing of cost-effective resin 3D printer using UV LED. In: 2020 International Conference on Convergence to Digital World-Quo Vadis (ICCDW), 1–4. New York: IEEE https://ieeexplore.ieee.org/document/9318691.

[5] Wiss, J. (2019). Masked stereolithography 3D printing. https://diyodemag.com/education/exploring_3d_masked_stereolithography_3d_printing (accessed 9 Decmber 2021).

[6] Volpato, N., Ahrens, C., Ferreira, C. et al. (2017). Prototipagem Rápida: Tecnologias e Aplicações. São Paulo: Editora Blucher.

[7] Kunkel, M.E. and Vasques, M.T. (2021). Manufatura aditiva por fotopolimerização na odontologia e engenharia biomédica. In: Fundamentos e Tendências em Inovação Tecnológica, vol. 2 (ed. M.E. Kunkel), 53–75. Seattle: Kindle Direct Publishing.

[8] Vasques, M.T., Gialain, I.O., Kimura, R.N. et al. (2021). Fresagem e impressão 3D. In: Implantodontia Digital–da Reconstrução à Reabilitação (ed. A.R.G. Cortes, O.H.P. Baptista, A.J.M. Costa and S.M.B. La Forcada), 81–100. São Paulo: Santos Publishing.

[9] Quan, H., Zhang, T., Xu, H. et al. (2020). Photo-curing 3D printing technique and its challenges. Bioact. Mater. 5 (1): 110–115.

[10] International Organization for Standardization (2015) ISO/ASTM 52900:2015. Additive Manufacturing–General Principles–Terminology. Geneva: ISO.

[11] Chen, Z., Li, Z., Li, J. et al. (2019). 3D printing of ceramics: a review. J. Eur. Ceram. Soc. 39: 661–687.

[12] Manoj Prabhakar, M., Saravanan, A.K., Haiter Lenin, A. et al. (2021). A short review on 3D printing methods, process parameters, and materials. Mater. Today: Proc. 45 (7): 6108–6114.

[13] Lee, B. I., You, S. G., You, S. M., Kang, S. Y., & Kim, J. H. (2021). Effect of rinsing time on the accuracy of interim crowns fabricated by digital light processing: An in vitro study. The journal of advanced prosthodontics, 13(1), 24–35.

[14] Dudley, D., Duncan, W.M., and Slaughter, J. (2003). Emerging digital micromirror device (DMD) applications. Micromachin. Fabric 4985.

第二部分

数字化口腔的临床应用

第4章

口腔修复的数字化工作流程
Digital Workflow in Prosthodontics/Restorative Dentistry

José Lincoln de Queirós-Jr, Thiago Ottoboni, Gabriel S. Urbano, Danilo M. Bianchi, Renato Sartori,
Juliana No-Cortes, Jacqueline F. Lima, Roberto A. Markarian, Alan J.M. Costa, Shaban M. Burgoa,
Charles Melo, Newton Sesma, Florin Cofar, Eric Kukucka, Alexandre D. Teixeira-Neto, Guilherme Saavedra,
Diogo Viegas, Andrea Son, Maria L. Gainza-Cirauqui, Arthur R.G. Cortes

摘要

本章的主要内容为口腔修复的数字化工作流程的临床操作指南和循证依据。

本章将介绍目前在口腔修复领域使用的主要数字化工作流程技术。需要强调的是，尽管本章详细介绍的知识至关重要，但对于口腔全科医生而言，某些操作可能较为耗时。解决此问题的方法是与设计中心（见第1章）以及口腔医生自己信任的CAD-CAM技工室合作。本章还将进一步解释CAD牙科技师如何帮助整合数字化修复牙科的不同步骤环节。

目前口腔诊所使用的数字化工作流程主要为两种类型：椅旁及技工室数字化工作流程。正如第1章中所讨论的，工作流程的选择基本上取决于知识储备、工作时间和可用的设备（内部或外包）。综上所述，数字化口腔通常不仅需要本书提供的知识，还需要专业人员之间充分的团队合作和沟通。

4.1 口内扫描的临床程序

4.1.1 牙体预备

良好的CAD-CAM修复体的牙体预备有几种不同方法。首先，牙体预备应根据所选材料的最小厚度进行，尤其是对于切削制作的修复体。例如，氧化锆虽然硬度很高，但当厚度很薄时却容易碎裂。因此，氧化锆制成的牙冠的最小厚度应大于1mm。此外，使用数字化工作流程制作修复体时，所有牙体预备体都应具有合适的就位道、圆钝的表面和清晰的肩台。边缘预备时应避免出现尖锐的点、线，因为这可能导致数字化设计的边缘无法被精确切削，从而造成边缘不密合。此外，预备体上锋利的尖嵴部位可能会使切削车针难以触及，导致最终修复体在该区域过薄。

直接对牙齿预备体进行口内扫描是一种高度可重复并且操作简单的方法。尽管如此，为了确保修复体的质量，该方法中有几个关键因素要特别注意。首先，口内扫描可能受到张口、扫描仪尺寸和邻近口腔结构的限制。其次，预备体近远中邻面高度过高也会限制扫描方向和角度。此外，扫描天然牙预备体后，应仔细检查边缘线，确保无倒凹，预备量充足。同时，软组织牵拉不当可能会导致扫描速度变慢和数据量过大。如果数据量过大，可能导致扫描数据无法准确对齐到正确的位置。最后，与硅橡胶印模类似，数字印模也需要获取大量的邻牙信息才能制作出准确的修复体。

如果预备体位于后牙区，则需要扫描1.5~2颗邻牙；如果位于前牙区，最好获得完整的前牙区扫描数据。这样做的目的是为了获取足够的𬌗面、接触点以外形轮廓信息，这对于我们的工作至关重要。

在进行虚拟设计时，如果预备体的边缘是龈上边缘，标记起来相对容易。然而，如果预备体的边缘位于龈下，则该边缘线扫描起来较为困难[1]。所以，当预备体为平龈或龈下边缘时，则需要进行排龈措施。在制取硅橡胶印模时，印模材料会进入牙齿和牙龈之间的间隙。而在制取数字印模时，则是通过排龈线填塞龈沟，从而使牙龈与预备体分离，以确保能够准确获取数字印模。

因此，为了确保口内扫描数据的准确性，必须进行充分的排龈处理（图4.1）。可以使用排龈线或激光来暴露边缘，但最好是将边缘放置在龈上。如果边缘位于龈下，则置入两根排龈线以适当推开牙龈。第二根排龈线通常不需要完全进入龈沟。应在口内扫描前移除第二根排龈线（图4.2）。最后，扫描前，唾液和血液的控制非常重要。应清除牙齿上唾液，口腔应足够干燥，以消除牙齿表面的任何液体，并防止气泡产生。仔细的排龈和牙龈管理对于防止出血也至关重要，否则可能会显著降低扫描质量。同样，不健康的牙龈组织也会影响扫描数据的准确性。仔细检查所有上述因素后，专业人员可以按照第2章中讨论的策略对牙列和预备体进行口内扫描。

4.1.2　种植扫描杆

种植扫描杆用于标记种植体位置，并将其三维位置转移到CAD软件中。大多数种植体制造商都开发了自己的扫描杆以及相应的种植体和基台数据库，以允许用户生成数字化种植修复体。数

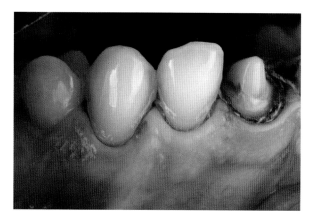

图4.1　使用双线法排龈，两个CAD-CAM贴面和一个CAD-CAM牙冠（右）预备体。资料来源：Dr Renato Sartori的病例。

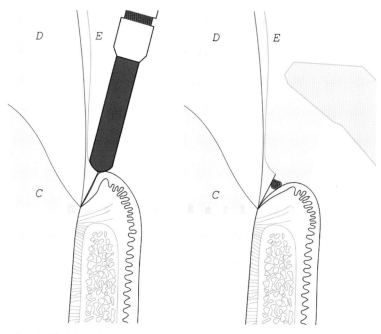

图4.2　肩台预备（左图）和扫描时良好的排龈（右图）。

字化种植数据库包含可根据制造商的规格专门开发的专用组件集（扫描杆、钛基底、种植体替代体）。

天然牙预备体扫描通常更加简单，然而，对于种植体的数字印模通常需要额外的步骤来记录更多数据，例如牙龈轮廓、种植体的位置以及先前修复体的轮廓。为了便于CAD软件识别，扫描杆在其顶部位置具备特定的几何形状和/或视觉图案，从而在软件的数字种植体库中进行比匹配。如果扫描杆和种植体库之间匹配完成，则会在同一个三维坐标系中建立扫描杆与其他种植体和周围的口腔组织的位置关系。

在扫描杆的另一侧，可通过特定接口匹配特定的种植体型号/品牌或连接类型。因此，为了确保数据的准确性和完整性，用户必须为每颗种植体选择正确的扫描杆。如果使用不匹配的扫描杆扫描种植体，则需要重新扫描，因为牙科技师通常无法修复软件中的修复此类错误。在进行扫描时，用户必须确保复制所有口内表面信息，避免扫描网格中出现间隙、重叠、缺陷或残留物，这些细节上的问题可能导致重要数据失真或丢失。与常规印模相比，口内扫描可以更高效地制作修复体，这一方法减少了临床和技工室制作步骤，避免了因印模材料和石膏变形可能导致的误差，在过程中需要更少的干预，并减少人为错误。

或者，种植体扫描杆也可以连接到石膏模型中的种植体替代体上，并且可以利用技工室3D扫描仪获取数字印模。设计修复体后，技师将能够获得一个包含传统模型所有修复信息的数字模型，例如数字化的牙龈和数字化的种植体替代体。

4.1.2.1 分步程序：种植牙印模

口内扫描仪软件可以引导用户完成扫描，不同品牌扫描仪收集的信息是相似的。因此，通过正确使用口内扫描仪可以快速、有效地获取种植体和口腔组织的相关数据，这些数据包括种植体的三维位置、未塌陷的软组织形态、穿龈轮廓、先前修复体轮廓、咬合关系和垂直距离，对颌的牙弓以及口腔组织的颜色和质地。

旧修复体扫描：旧修复体的信息通常很有用，尽管存在不完美之处，但它能够为技师提供更多的视觉参考。如果口内存在陶瓷等修复体，可以将扫描粉涂在口腔组织和修复体上，以减少光反射并提高扫描速度。

种植体三维位置：在口内连接种植体扫描杆的操作并不复杂，如同安装其他部件一样简便。为了确保手术的精确度，必须仔细检查扫描杆就位情况（图4.3）。为了确保龈下位置扫描杆与种植体的适配情况，可以拍摄口内X线片确认。但是，某些扫描杆是用PEEK等聚合物制成的，这会对放射线验证方法的使用造成一定影响。此外，聚合物材质的扫描杆使用寿命可能相对较短，其连接界面的稳固性可能逊于金属界面，容易发生变形。在制取数字化种植体印模时，扫描仪会模糊定位并记录表面起伏，以构建3D网格（图4.4）。然而，大多数扫描仪无法自动确定种植体和扫描杆的位置。因此，在后续步骤中，需要人工标记种植体及其他牙齿结构的位置。值得欣慰的是，新一代的牙科扫描仪系统和新的扫描杆版本融入可以被软件自动识别的图形图案。种植体位置将与CAD软件中的其他牙齿结构对齐，从而允许设计最终修复体，包括六边形抗旋位置（图4.5）。

软组织印模：口内扫描技术能够迅速记录软组织轮廓，这在传统印模技术中是一项具有挑战性的任务。用户可以记录精细的结构，例如穿龈轮廓，以便在软组织塑形后进行修复，该技术精确度极高，几乎不会扭曲形变。为此，还应在没有扫描杆的情况下对种植体/基台进行扫描。

对颌牙列、咬合关系和垂直距离：扫描时，系统将提示用户记录对颌牙列，随后当患者咬合在所需位置〔最大牙尖交错位或正中关系（CR）〕时，两个牙弓对齐。牙弓之间的咬合关系获得后，可以在CAD软件中上虚拟𬌗架，为修复

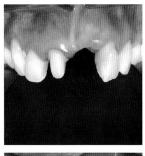
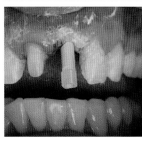
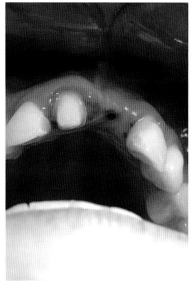
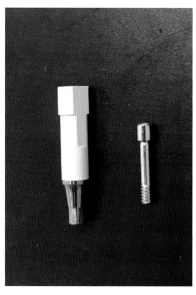

图4.3 扫描杆连接到种植体后的口内情况（左下图）。使用少量扫描粉来改善扫描效果。扫描杆顶部的几何形状必须被完整、仔细地扫描。资料来源：Dr Roberto A. Markarian的病例。

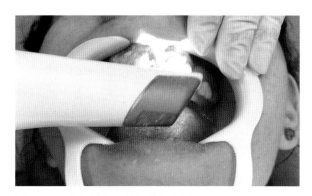

图4.4 口内扫描仪记录扫描杆位置。

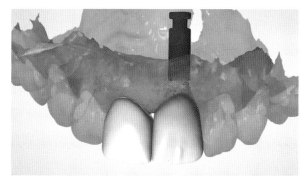

图4.5 在数字化种植体上方设计完成数字化种植修复体。

体设计提供重要参考，例如垂直距离、咬合以及下颌运动。

　　附加信息：口内照相和软件的不断发展，可以实现更快、更准确、更精确的程序。可以收集对CAD设计师和临床医生有用的附加信息，例如牙齿和牙龈的色调与纹理。

4.1.2.2　立体摄影测量：准确、快速的替代方案

　　种植体口内扫描的一种替代方法是立体摄影测量法，这是一种通过使用照片中的参考点进行精确测量的方法，无须与测量对象发生任何接触。最近开发了一种用于捕获种植体位置的立体摄影测量系统，被称为精确种植体位置捕获（PIC）。要执行PIC方法，专业人员需要立体相机（PIC相机；PIC Dental）记录种植体位置。首先，必须将每个PIC基台（PIC转移杆）的编码输入到软件程序中，然后放置在每个基台上。将PIC相机放置在距牙弓15～30cm的位置，与转移杆的最大角度为45°。之后可以通过软件（PIC Cam Soft v1.1）处理从相机获取的摄影测量信息（PIC文件）。该软件计算照片中显示的种植体之间的平均距离和角度，从而借由矢量格式获得每个种植体平台的准确相对位置，随后生成的3D图像可以保存并导出为STL文件。

4.2　建立虚拟患者

4.2.1　将口内扫描数据导入CAD软件

在完成病史采集、明确主诉并经过初步的临床和影像检查后，诊断已经明确。接下来，口腔重建数字化治疗的下一步是将影像数据导入CAD软件。在使用牙科商业软件时，系统会提示用户在开始虚拟蜡型设计之前选择扫描文件。如果工作牙列和对颌牙列的口内扫描STL文件位于相同的虚拟坐标中，则软件会将它们导入咬合状态。若非如此，用户也可以导入咬合记录，并将其与工作牙列STL文件和对颌牙列STL文件整合。工作牙列和对颌牙列的口内扫描数据是进行临床相关数字蜡型设计的最低要求。重要的是，工作牙列和对颌牙列的口内扫描数据是进行临床相关数字蜡型设计的必要条件。

4.2.2　虚拟𬌗架

虚拟𬌗架是一种数字工具，其功能类似于物理𬌗架，可以在CAD软件中模拟侧方运动来指导虚拟蜡型设计。

使用虚拟𬌗架的方法有多种。一种方法是将安装在物理𬌗架上的石膏模型位置转移到CAD软件中。值得注意的是，使用可以记录动态咬合和虚拟𬌗架的扫描仪有助于达到令患者满意的治疗结果。Bennett角、迅即侧移和髁导等参数可以在软件中进行虚拟调整。另一种方法是从其他测量设备导入下颌运动数据，这些数据可以与虚拟𬌗架结合。

下面将分步介绍使用Ceramill Mind软件（Amann Girrbach AG）及其半可调虚拟BIOART A7 PLUS𬌗架将口内扫描数据上𬌗架的方法。按照Queirós Jr.和Lopes[2]关于传统𬌗架的使用方法将虚拟模型上𬌗架，并利用转移台转移面弓的三维位置。

4.2.2.1　在数字化工作流程中使用虚拟𬌗架的分步程序

- 将口内扫描数据导入软件中。在此步骤，上下颌位置关系根据咬合记录自动匹配（图4.6）。

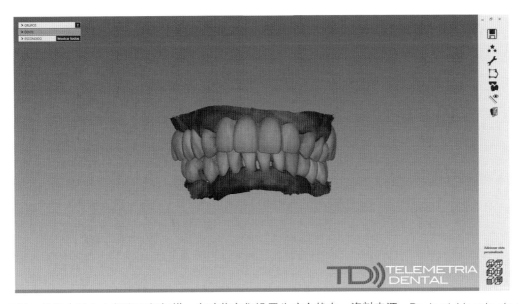

图4.6　在同一坐标中导入上颌和下颌扫描，自动将它们设置为咬合状态。资料来源：Dr José Lincoln de Queirós Jr.的病例。

- 扫描面弓和转移台。此步骤使用口内扫描仪完成，生成的3D图像与牙弓扫描结果一起导出。面弓与转移台被导入Exocad通用网格中，并通过虚拟转移台进行配准，确定面弓的正确位置。导入上述3D网格后，面弓应与占位符对齐（图4.7）。

- 将上颌骨的网格与面弓对齐。与传统设置一样，上颌扫描可以与面弓咬合记录的网格对齐。从而，数字化上颌牙弓会迁移到与患者口内所记录的相同位置（图4.8）。

- 导入上下颌咬合关系，进而确定下颌位置。在此步骤中，并不需要导入咬合记录，具有咬合关系

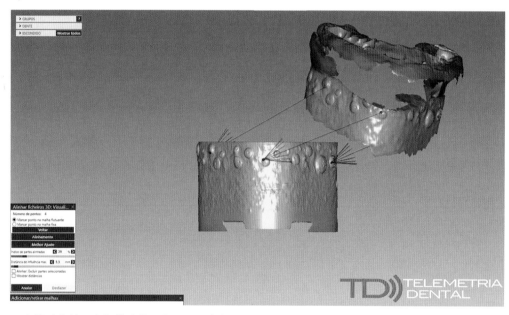

图4.7 面弓和转移台的口内扫描（黄色），用于确定面弓在虚拟网格中的位置。

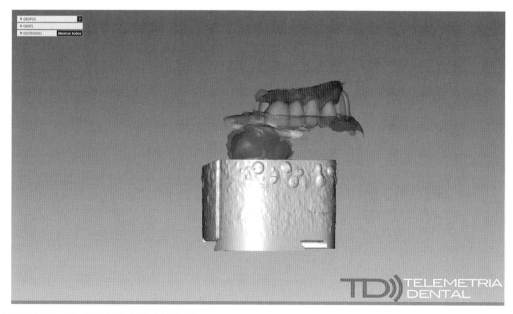

图4.8 与面弓网格对齐后获得的上颌虚拟位置。

的上下颌被一同导入软件。由于3D网格之间有更多的配准信息，配准会变得更加精确和可预测。对齐咬合记录文件后，对齐底座扫描数据，然后进入上虚拟𬌗架的最后一步（图4.9）。

- 最后检查𬌗架的组装和调整是否正确。模型就位后，可以打开𬌗架模块，并选择所需𬌗架的型号，在本例中为标准的BIOART A7 PLUS。激活可视化额外网格后，可以验证模型的位置、咬合记录以及面弓的配准情况。在此步骤之后，进行髁道斜度和Bennett角的测量，最后导入下颌运动记录，按计划用于后续的所有设计过程（图4.10）。

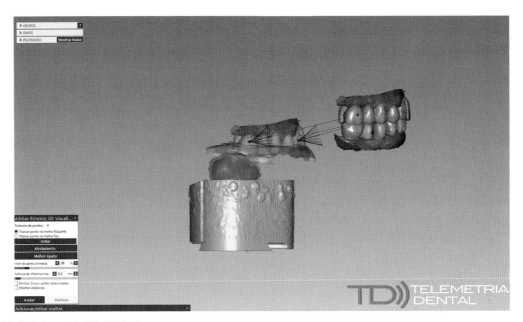

图4.9　配准确定口内扫描下颌位置。

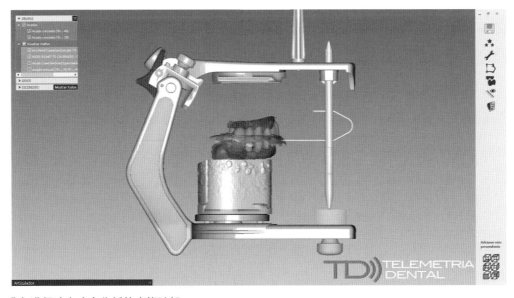

图4.10　准备进行动态咬合分析的虚拟𬌗架。

通过全面的口腔多学科评估，我们能够获得更全面、准确的诊断，以及更合理的治疗计划，这有助于制订实现成功治疗目标的临床工作流程。为了实现这一目标，我们开发了多种技术方法，使专业人员能够利用数字化工作流程提高治疗效果的可预期性[1]。因此，了解所采用的工作流程和技术至关重要。

4.2.3 美学分析和数字化微笑设计

在美学牙科修复过程中，需要运用多学科的治疗理念，并密切配合，以进行详细的评估、明确诊断和治疗计划的制订与实施。这些步骤是确保修复成功的基石（图4.11）。即便当下有多种技术手段被用于辅助诊断、制订治疗计划和选择治疗方法，但细致而系统的临床检查对所有的牙科

治疗都是至关重要的。在这种情况下，可以针对同一病例提出不同的计划，但精确的诊断始终是唯一的。

口腔修复治疗计划应同时考虑美观和功能方面。在评估生理结构和/或病理状况时，咬合分析也很重要。为了获得长期可靠的治疗结果，在制订治疗策略的同时，需要明确所有的致病因素。为此，需要建立一个由患者临床病史、客观临床检查和补充检查组成的数据库。

该数据库将用于制订治疗程序流程图（有关本文提到的每个影像学检查的详细信息，见第2章）。

在制订治疗方案时，我们应始终以患者的需求、主诉和期望为出发点，合理确定各治疗项目的优先级、目标以及具体实施方法。同时，明确

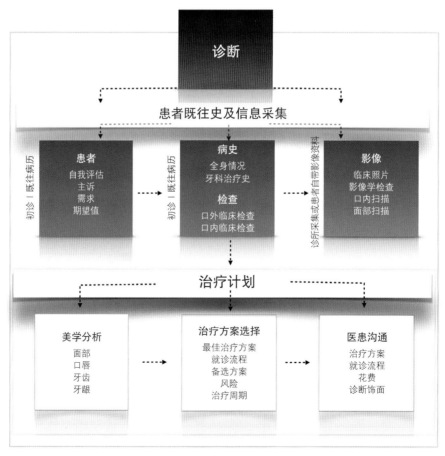

图4.11 数字化美学分析流程图。

各口腔专业在整体治疗过程中的职责。数字化工作流程的应用应以坚实的医学知识和临床技术为基础。此外，选择的治疗方法应该个性化，并根据患者的特征（例如性别和年龄，以及面部和美学参数）来选择恰当的治疗方案。例如，年轻患者更适合接受保守治疗，这通常有助于保留现有的牙齿结构。在美容牙科修复治疗计划的初始步骤中，应始终考虑这些个体因素[3]。另外，还有些治疗因素在临床上难以被医生把控（表4.1）。

4.2.3.1 美学分析

在数字化口腔美学分析过程中，医生要全面考虑各种因素。针对患者的诊断和临床情况，制订出新的微笑设计方案。为此，需要使用照片和参考线进行一系列基于面部的美学分析，旨在纠正任何的不对称或不协调。

在进行基于面部的美学分析时，应遵循由不同参考点和参考线所确定的比例关系。多个面部参考点已用于牙面部美学分析（图4.12）。数字化口腔与传统牙科使用基本相同概念，因此还应考虑适用于传统工作流程的一般牙科美学原则[4]。同样，在治疗计划期间还应确定并仔细考虑患者的个体化差异。

唇齿美学分析也应与面部美学分析同步进行。唇齿美学分析的主要目标是确定咬合平面和水平参考线之间的关系、确定牙齿长轴与中线的关系、并确定面部下1/3的理想高度以及面部比例关系（图4.13）。

表4.1 根据受专业人员控制的潜力分类的治疗因素

受控	部分可控或不受控
治疗计划	患者习惯
材料质量	生物改变程序
程序的可重复性	患者的生理情况
令人满意的可预测性	患者依从性

4.2.3.2 用二维数字化微笑设计

近年来，涌现了多种技术和图形处理工具通过临床照片进行的二维（2D）数字化微笑设计。主要技术包括Photoshop微笑设计（PSD）[5-6]和数字化微笑设计（DSD）[7]。这些2D方法能够测量牙齿的比例并调整其位置和尺寸，获得面部、牙齿和牙龈之间的和谐。这些方法的主要缺点是视差效应带来的误差。例如，分析下颌后缩患者的正面照片时，某些结构的距离在大小和深度上会有所不同。然而，2D微笑设计也具有明显的优势，使用流行的软件程序即可完成，例如PowerPoint（Microsoft）或Keynote（Apple）。一些研究还描述了2D摄影测量方法，使用正面照片和侧面照片来进行摄影测量。然而，这些仍然是3D动态对象的2D快照。文献中的证据表明，使用此类技术需要患者良好的依从性和配合度[8]。此外，这些方法由于无法进行实际测量，极可能发生放大和失真。一种较好的方法是将2D和3D牙面部的美学分析方法整合运用[9-10]。

4.2.3.3 美学分析的3D图像获取方法

2D微笑设计的多数缺陷可以通过3D摄影测量或面部扫描来弥补（见第2章）。此类方法将3D图像创建为作为OBJ文件，可以与口内扫描叠加和集成。以下分步程序是在采集病史、临床检查、口内扫描以及面部扫描后，使用NemoSmile软件（Nemotec）进行的。

4.2.3.4 3D牙面美学分析的分步程序

- 导入患者的上颌口内扫描图像。
- 将口内扫描与患者的照片对齐。这样做是为了使用牙面参考线对患者进行初始2D牙面分析（图4.14）。
- 根据参考线的最终位置设计病例的数字模型（图4.15）。
- 将生成的数字模型与患者的面部扫描对齐（图4.16）。

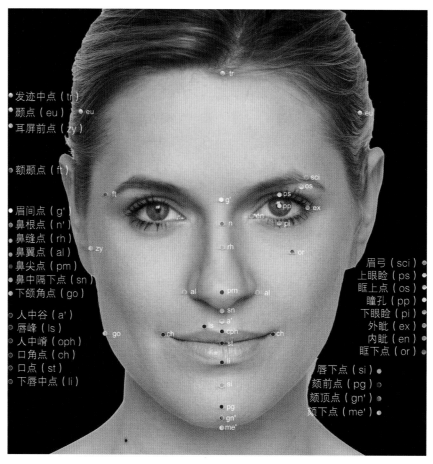

图4.12 面部参考点。

发迹中点（tr）
颞点（eu）
耳屏前点（zy）

额颞点（ft）

眉间点（g'）
鼻根点（n'）
鼻缝点（rh）
鼻翼点（al）
鼻尖点（pm）
鼻中隔下点（sn）
下颌角点（go）

人中谷（a'）
唇峰（ls）
人中嵴（oph）
口角点（ch）
口点（st）
下唇中点（li）

眉弓（sci）
上眼睑（ps）
眶上点（os）
瞳孔（pp）
下眼睑（pi）
外眦（ex）
内眦（en）
眶下点（or）

唇下点（si）
颏前点（pg）
颏顶点（gn'）
颏下点（me'）

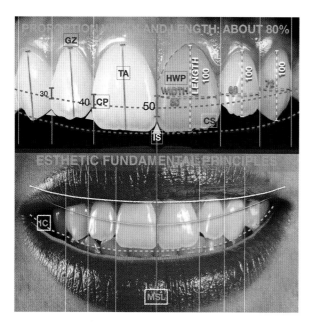

图4.13 齿唇美学分析的主要组成部分。注意红线，对应于下唇的内部轮廓。CS，牙冠形状；CP，接触点；GZ，牙龈顶点；HWP，高宽比；IC，切缘曲线；IS，切牙间隙；TA，牙齿长轴。

- 根据分析得出的理想牙齿形状以及患者的需求和期望，选择牙齿形态数据库。这个数据库将用于虚拟打蜡的过程（本章稍后将进一步讨论）。或可以从另一名患者（例如患者的亲戚）的口内扫描数据中获取牙齿形状[11]。这项技术被称为"微笑捐赠概念"。最后，还可以使用基于人工智能的牙科软件程序（例如Smilecloud）来选择牙齿数据库，为患者微笑的数字化设计助力。

4.2.4 动态微笑分析

立体摄影测量是一种采用多角度摄像机进行面部扫描的方法，通过这种方法可以在单次曝光中捕获图像。这一技术的应用能够快速且准确地制作3D面部模型。其优点主要表现在数据采集速度快，同时能够最大限度地降低面部肌肉不自

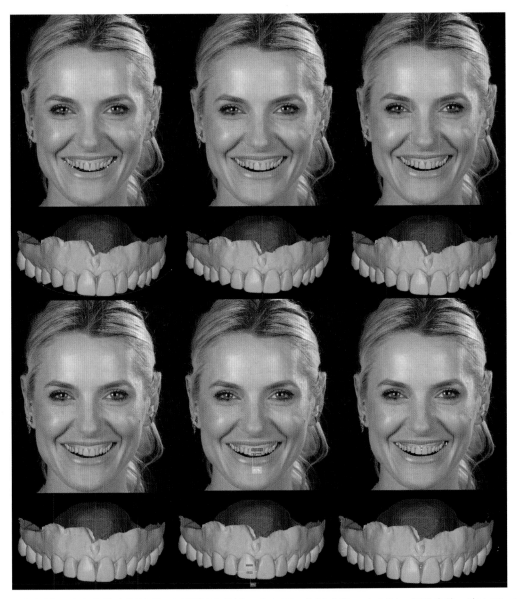

图4.14 口内扫描。注意软件中评估的不同面部参考线。左上图：切牙曲线；中上图：矢状中线；右上图：内眼角-尖牙隆突；左下图：黄金比例尺；中下图：高宽比例分析；右下图：牙龈曲线，受每颗牙齿牙龈顶点位置的影响。资料来源：Dr Charles Melo和Dr Alexandre D. Teixeira Neto的病例。

运动的风险并提高3D几何的准确性。该技术使用多个2D图像来生成面部和微笑的3D重建。此外，该方法不需要大量培训并且无辐射[12-13]。

通过将口内扫描和面部扫描进行叠加，构建出3D虚拟患者模型，并有助于分析美容区域的微笑和重建计划[14]。然而，即使使用3D模型也无法消除静态图像的局限性，因为它们不能再现动态微笑[15-16]。因此，我们还需要借助其他工具，例如录制视频，来更全面地记录面部动作[17]。当前，通过特定的计算机程序可以将数据转换为具有微笑期间唇部动态真实的4D患者[18]。

计划制订阶段包括以前在2D照片中完成的

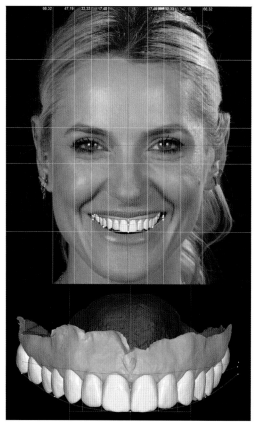

图4.15 根据生成的参考线在口内扫描上设计的数字模型。

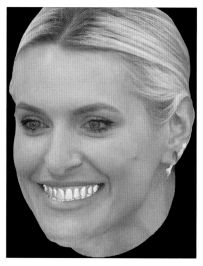

图4.16 面部扫描和口内扫描与病例数字模型的对齐。

DSD，以及现在基于3D信息完成的DSD。我们的目标始终是创建一个"以面部为导向"的微笑设计，确保前牙的3D位置与面部和微笑的动态相协调。因此，通过多角度、多视角的美学规划，我们可以增强视觉效果并提高临床结果的预测性[19-20]。

4.2.4.1 动态微笑分析的分步程序

- 在立体摄影测量舱中获取面部扫描：借助激光投影参考线将患者置于自然头部位置。16个同步摄像机在0.5秒内捕获图像。照片是在最大限度的笑容和息止状态时拍摄的，并以JPG格式一起导出（图4.17）。
- 创建3D网格：将照片导入3D建模软件程序。

应用点地理配准策略来处理数据并创建3D网格（图4.18）。将文件保存为OBJ格式。
- 口内扫描：获得上颌骨、下颌骨和颌间关系的口内扫描。以STL格式保存数据（图4.19）。
- 合并口内扫描和面部扫描：使用两次扫描中的共同参考点在CAD软件/应用程序中执行文件对齐。
- 微笑动画：借助动画软件开发从息止颌位到最大限度的笑容的动态路径。渲染数据并生成笑容视频，以创建4D虚拟患者（具有唇部运动的三维运动）并允许对微笑进行动态分析（图4.20）。

4.3 修复体/义齿的数字化工作流程

获取所有相关图像并将其导入CAD软件，完成构建虚拟患者，下一步就是基于虚拟患者进行修复体/义齿的虚拟蜡型设计。

这是口腔修复数字化工作流程的CAD阶段。接下来，所有数字化设计的修复体/义齿都将通过切削或3D打印来制造。下面介绍可以使用数字化工作流程生产的修复体/义齿的主要流程。

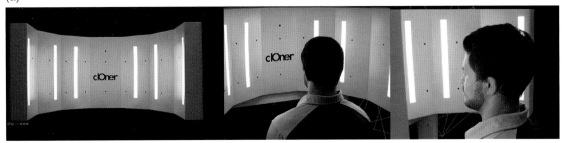

图4.17 （a）人脸扫描舱。（b）照片。资料来源：Dr Newton Sesma的病例。

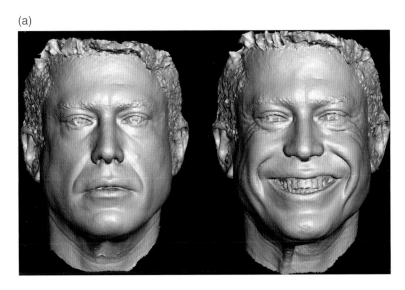

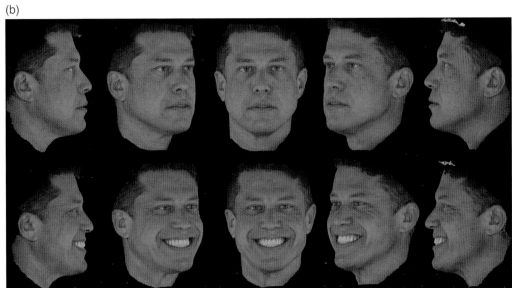

图4.18 （a）没有纹理的3D网格。（b）彩色3D网格。

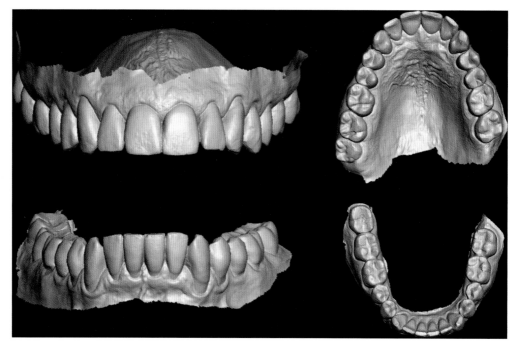

图4.19 患者的口内扫描。

(a)

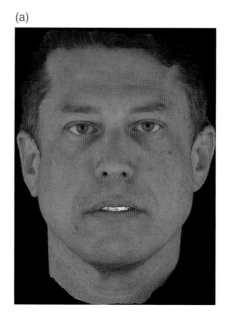

(b)

图4.20 面部扫描和IOS合并：（a）处于息止状态时。（b）最大限度的笑容。

4.3.1 单冠

以下是数字化口腔修复诊所进行单冠CAD-CAM工作的基本流程。开始治疗时至少需要对工作颌、对颌和咬合情况进行口内扫描。此外，还应该拍摄其他所需的图像，例如面部扫描或可以叠加到扫描信息上的照片。在将所有图像文件与患者数据导入CAD软件程序时，务必保证预备体的边缘线清晰可见。具体操作方法可参照本章开头的相关说明。

根据前述章节的描述，可以根据所使用的软件类型开发不同的工作流程。牙科商业CAD软件程序具有多种类似的工具和功能，专业牙科从业者使用感友好。另外，非牙科免费开源CAD软件程序拥有更多工具，但界面更复杂，因为它们基本上可以用于涉及数字化设计的任何研究领域，而不仅仅是牙科。因此，非牙科CAD软件程序需要更多的CAD知识和培训，并且可能更耗时，这对于患者流量较大的口腔诊所来说是一个挑战。在本章中，将介绍单冠的两个分步程序：一个使用牙科商业软件流程，另一个使用非牙科免费开源软件流程。

4.3.1.1 天然牙单冠

如上所述，制作单冠的基本数字蜡型的第一步是将数字印模和咬合记录的STL文件导入CAD软件程序。大多数牙科CAD软件程序的初始屏幕包含项目详细信息。大多数牙科CAD软件程序中的数字蜡型制作过程都是相似的。对于这个基本的分步程序，使用TRIOS 4（3Shape A/S）对牙科研究模型进行口内扫描。本例中选择的牙科CAD软件程序是DentalCAD（Exocad GmbH），因为它包含最著名的数字蜡型制作软件。将口内扫描导入DentalCAD以设计单冠，如下所述。

使用牙科商业CAD软件的分步程序

- 打开CAD软件程序。

- 输入患者数据。

- 选择将制作单冠的牙齿。

- 选择邻牙和对颌牙齿（图4.21）。

- 选择"解剖牙冠（Anatomic crown）"。

- 选择用于制造牙冠的材料。

- 如果需要，选择其他参数（图4.22）。

- 单击"确定（OK）"。

- 单击"设计（Design）"打开实际的DentalCAD软件程序。

- 在自动打开的文件浏览器中选择与工作颌口内扫描相对应的STL文件（图4.23）。

- 选择对颌的STL文件。

- 使用鼠标按钮，将工作颌扫描定位在殆面视图中，使预备体的所有边缘保持可见，然后单击将当前视图设置为就位道（图4.24）。

- 单击"下一步（Next）"。

- 单击"对颌（Antagonist）"（屏幕左上方）可在屏幕中显示对颌牙弓（图4.25）。如果需要数字咬合记录来连接工作模型和对颌模型，请通过单击"专家"模式（Expert）→工具（Tools）→添加/删除网格（Add/Remove meshes），在模型的相同三维坐标中导入咬合记录的STL文件。

- 选定并匹配咬合记录与模型上对应虚拟网格上的两个共同点来建立模型（图4.26）。

- 单击"对齐（Align）"并选择最佳拟合选项以正确叠加网格（图4.27）。

- 单击可更改回"向导（Wizard）"模式。

- 单击预备体边缘的两个不同点，这将使软件能够自动检测预备体边缘线的位置（图4.28）。

- 切换到"手动（Manual）"模式以纠正并微调预备体边缘的最佳位置（图4.29）。

- 选择魔棒灯［在"工具（Tools）"菜单中可用］来更改3D空间中的光线方向（图4.30）。这使能够以更高的精确度确定预备体边缘的最佳位置。调整完边缘线后，进入下一步。

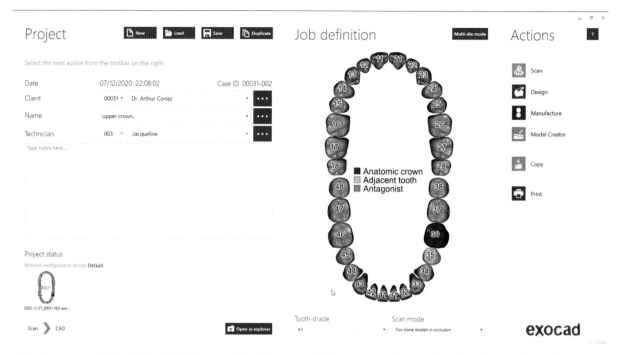

图4.21 Exocad工作流程的初始屏幕。大多数牙科CAD软件程序的初始屏幕包含项目详细信息，例如日期、患者姓名、口腔医生和牙科技师以及病例的特殊注释。这也是医生应选择将进行单冠修复的牙位以及邻牙、对颌牙齿的界面。对于Exocad系统，可以通过运行DentalDB应用程序找到此界面，在设计单冠时，DentalCAD也将从该应用程序中打开。其他数据（例如牙齿颜色和要使用的数字殆架类型）也可以稍后在数字蜡型设计过程中定义。

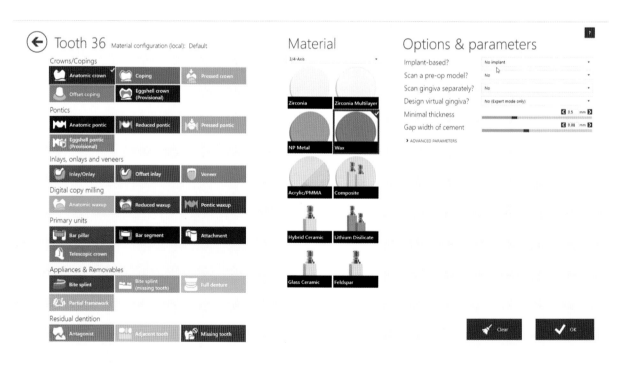

图4.22 选择修复体类型、材料和参数。在本例中，选择了36来安装单冠。为此，选择了"解剖牙冠（Anatomic crown）"选项和"蜡（Wax）"材料。还可以选择通知软件这是否是种植体支持式单冠。在评估实际牙齿预备体后，可以稍后调整最小厚度和粘接剂预留厚度等其他参数。

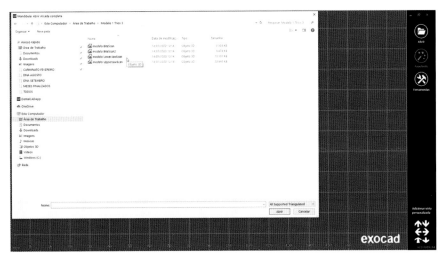

图4.23　如果病例未在Exocad工作流程中扫描，文件浏览器将随DentalCAD软件一起打开。由于本病例之前已使用TRIOS 4进行扫描，因此在浏览器中选择了工作颌和对颌的STL文件以及咬合记录。

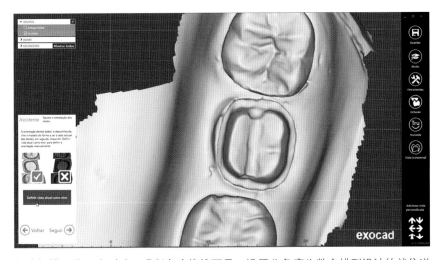

图4.24　调整预备体扫描图像，直到殆面观所有边缘线可见，设置此角度为数字蜡型设计的就位道。

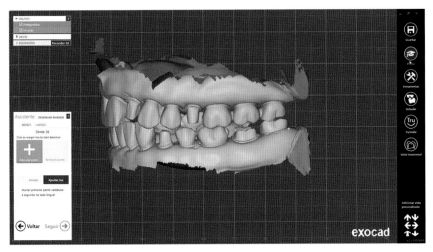

图4.25　对颌模型视图。在大多数情况下，咬合关系会自动对位。然而，在这个病例中，我们决定导入咬合记录的STL文件，以确保咬合正确。

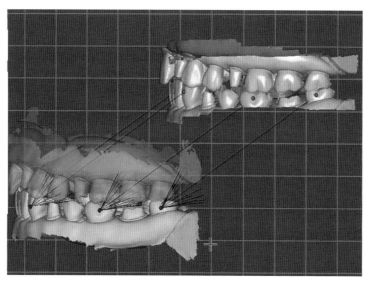

图4.26　咬合记录STL文件与模型的对齐。非常重要的是单击可以在两个模型中识别和重复的点，例如磨牙的颊面点隙（始终首先单击咬合记录，然后单击实际模型）。

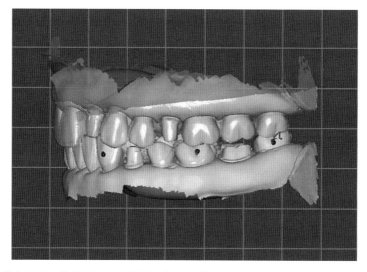

图4.27　将咬合记录扫描文件导入数字模型，并将其对齐后可获得的咬合关系。

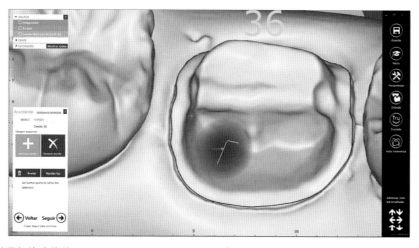

图4.28　自动检测预备体边缘线。

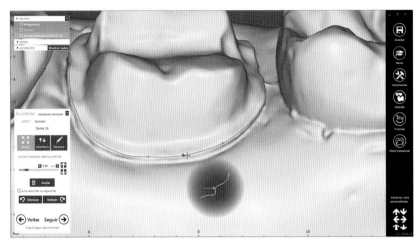

图4.29　手动调整边缘线位置。可以通过单击并拖动整条线上可用的点来完成。

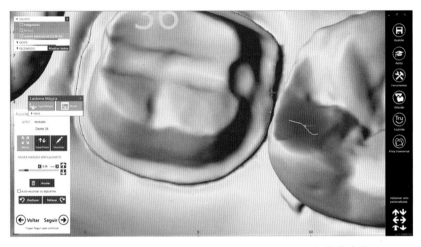

图4.30　魔棒灯工具用于在软件的3D空间中创建阴影。这样可以更容易识别预备体边缘线。

- 下一步是检查并确认牙冠的就位道。请注意，如果就位道不理想，影响就位的区域将显示为红色（图4.31a）。确保预备体边缘可见，并且预备体中没有影响就位的区域（图4.31b）。
- 单击"下一步（Next）"。
- 选择所需的牙冠组织面（凹表面）参数，例如粘接间隙厚度（图4.32）。
- 单击"下一步（Next）"。将创建与最小厚度相对应的新网格（图4.33）。不同冠材料选择间隙大小会有所不同。此外，软件将自动设计牙冠外形并定位到预备体上（图4.34）。
- 从数据库中选择牙冠形状，请选择所需的库或切换回"专家（Expert）"模式以查看所有可用库的完整下拉菜单（图4.35）。

- 以数字化的方式调整牙冠尺寸和方向。执行此操作时应考虑对颌牙齿和邻牙的位置（图4.36）。
- 确定最佳位置后，单击"下一步（Next）"按钮。牙冠形状将自动调整适合于预备体的边缘线。
- 使用刷子调整并平滑牙冠表面（图4.37）。
- 执行最终检查以确保牙冠位置令人满意（图4.38）。
- 最后，单击"下一步（Next）"。这会将生成的数字牙冠设计导出并保存为STL文件（图4.39）。已准备好制作牙冠（图4.40）。

　　编者注：牙科的基础知识仍然是一样的！然而，数字化口腔为我们提供了新的工具和方法来增强治疗的可预测性。

(a)

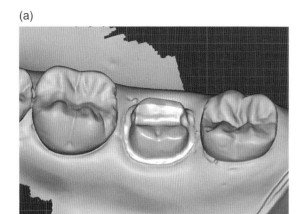

(b)

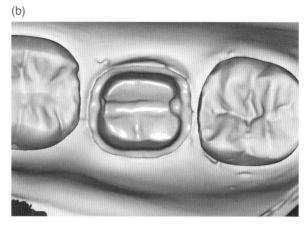

图4.31 确定就位道方向。（a）就位道方向错误，存在影响就位的区域（红色）。（b）就位道方向正确，不存在影响就位的区域。

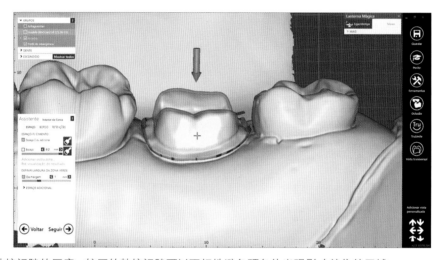

图4.32 调整粘接间隙的厚度。较厚的粘接间隙可以更好地避免预备体出现影响就位的区域。

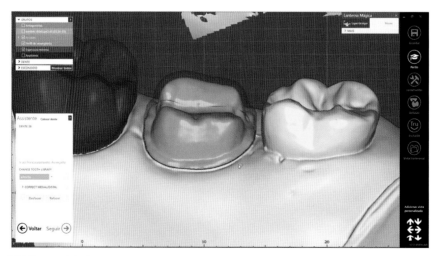

图4.33 最小厚度网格显示为红色。

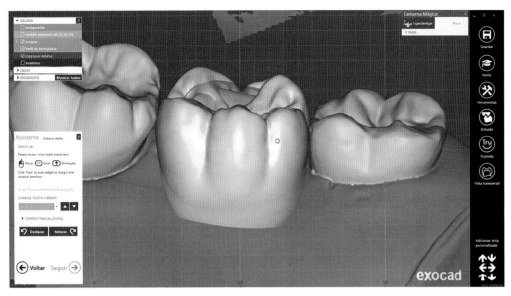

图4.34 放置到预备体上的牙冠形状。此时，将有多个选项可用于定义所需的牙冠形状。可以从库中选择牙冠形状，镜像对侧牙齿，甚至使用额外的扫描或网格作为该牙冠形状的参考。

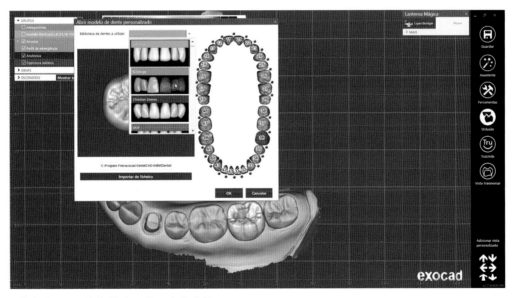

图4.35 "专家（Expert）"模式下的牙齿库选择。

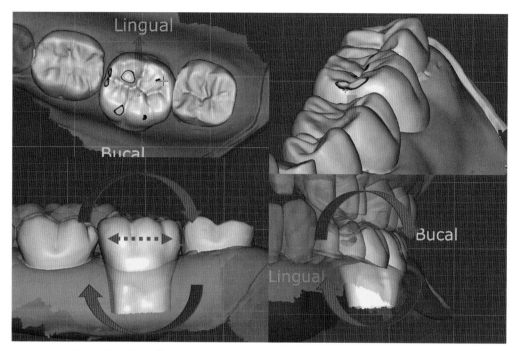

图4.36 牙冠3D尺寸和牙弓位置的调整。可以通过单击鼠标右键来更改模型的视图。允许用户向不同方向旋转、拖动、展开或收缩牙冠。与邻牙和对颌牙齿的接触将按照强度等级以颜色显示。还可以调整牙冠特定区域的形状，例如牙尖或嵴（右上图）。可以再次显示对颌牙弓以调整新牙冠的咬合（右下图）。

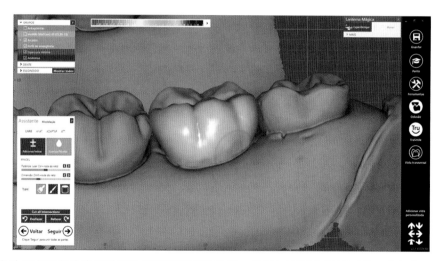

图4.37 牙冠自动适应预备边缘后进行的牙冠表面平滑处理。此时还可以应用不同的牙齿颜色，以提高牙冠的可视性。

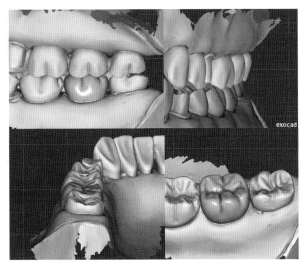

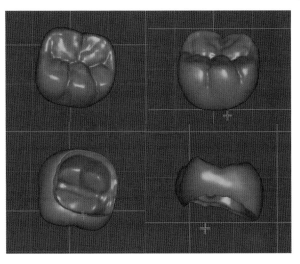

图4.38　通过基本数字打蜡程序获得的最终数字牙冠设计和位置。如果可以将更多图像（例如照片或面部扫描）叠加到模型上，则还可以检查美学效果和颊廊空间。如果使用虚拟𬤊架，还可以检查偏移运动。重要的是要记住，应始终检查咬合的所有原则（例如侧向偏移中的尖牙引导或组牙功能、轴向负荷、前突引导、非工作侧无接触等），作为咬合的基础。使用数字或传统工作流程的牙科是相同的。

图4.39　将导出为STL文件的牙冠最终设计的屏幕截图。

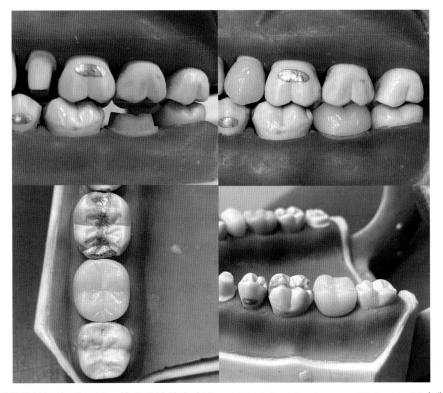

图4.40　安装36最终的3D打印牙冠。使用五轴铣床（Ceramill Motion 2，Amann Girrbach AG）制作PMMA树脂（Ceramill Temp A3）牙冠。无须进行椅旁调整即可将牙冠安装到牙齿预备体或咬合中。

病例报告4.1　多个单冠

（临床病例由Professor Arthur R.G. Cortes 和Dr Djalma N. Cortes提供）

一名71岁男性患者就诊，美容区有3个牙冠断裂（11、12和22）。患者的主诉是前牙短、笑容美观性欠佳（图4.41a）。曾接受过上颌切牙根管治疗并存在磨损史，此前曾使用𬌗垫进行治疗。我们进行了树脂桩准备工作，以便安装3个用丙烯酸树脂制成的传统临时牙冠。在确保牙冠形状得到改进后，我们使用TRIOS 3设备（3Shape A/S）对患者的上下颌牙弓进行口内扫描并记录咬合情况（图4.41b）。

患者初时只愿接受3个新的传统树脂牙冠，并明确表示不愿支付更多修复费用。然而，在观察了通过DentalCAD软件创建的虚拟模型（图4.42）以及相应的治疗方案后，患者同意采用3个CAD-CAM瓷冠。

然后使用CAD软件（Ceramill Mind）对3个牙冠进行虚拟打蜡（图4.43）。生成的牙冠设计保存为STL文件。

患者对3个牙冠的数字化设计表示满意，并表达了尝试这些牙冠的兴趣。然后决定尝试3D打印牙冠模型。为了实现这一目标，使用DLP 3D打印机（Hunter，FlashForge）和光固化树脂（Makertech Labs）制造了3个牙冠并进行了试用（图4.44）。患者对效果表示满意，因此使用二硅酸锂（IPS E-max CAD，Shade A3.5 LT-Low Translucence；Ivoclar Vivadent AG）用CAD-CAM五轴铣床（Ceramill Motion 2，Amann Girrbach AG）制作3个牙冠，并用树脂粘接剂（RelyX Unicem，3M ESPE）粘接到预备体上。还在12上安装了临时树脂冠。显著提升了患者的笑容美观度（图4.45）。经过3个月的随访，患者再次到诊所接受美学区的另外2个CAD-CAM单冠，分别对应12和23。此次治疗过程中，同样采取了上述步骤制作2个铣削冠，并采用二硅酸锂整体玻璃陶瓷冠将其粘接在12和23牙齿预备体上。

(a)

(b)

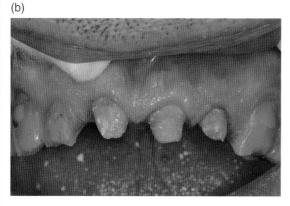

图4.41　（a）病例的初步临床口内图。（b）预备体的临床方面。请注意，其他上颌前牙的修复情况并不令人满意。

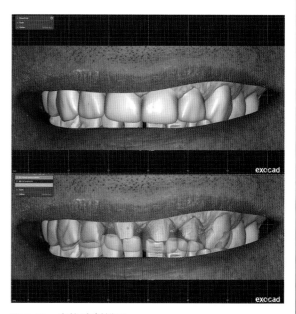

图4.42　虚拟诊断模型。

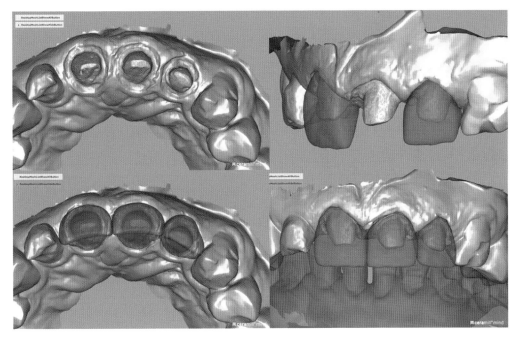

图4.43 3个牙冠的虚拟蜡型。

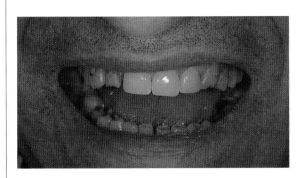

图4.44 3D打印的模型试用结果。

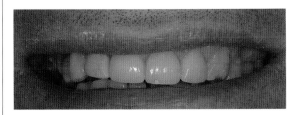

图4.45 牙冠粘接后患者的微笑。

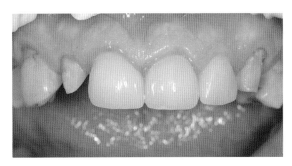

图4.46 对12和23进行了新的预备。

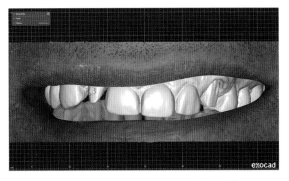

图4.47 新的牙弓口内扫描叠加到患者的微笑上。

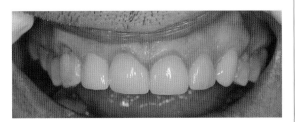

图4.48 2个新的CAD-CAM二硅酸锂牙冠。

为此，进行了新的口内扫描以进行面部美学分析，然后进行数字打蜡（图4.46~图4.48）。1年随访期间未发现治疗后并发症。

致谢：Professor Cortes和Dr Cortes感谢CDT Jacqueline Ferreira Lima对虚拟模型的贡献，感谢Dr Jonas Alencar de Matos（Virtual Lab，São Paulo，Brazil）对CAD-CAM程序的支持。本病例的笔者也感谢Exocad公司。

使用非牙科CAD软件进行单冠虚拟打蜡的分步程序

Meshmixer（Autodesk Inc.）是免费非牙科软件中最常用的程序。多家口腔诊所和技工室使用它来设计零件、板和模型。然而，作为一种非牙科软件，它具有第2章中讨论的局限性。因此，与牙科商业CAD软件程序相比，使用Meshmixer进行虚拟打蜡需要更长的时间并且需要更多的培训。因此，在开始手术之前应选择并下载合适的牙齿库。目前，某些网页上免费提供与Meshmixer兼容的牙齿库。以下分步程序用于对46进行数字打蜡。

- 将牙齿文件和库导入Meshmixer。打开程序并单击"导入（Import）"，添加上颌牙弓和下颌牙弓的口内扫描。完成此操作后，对象浏览器将自动打开。该窗口对于确定有多少对象以及哪些对象要导入软件中至关重要。单击左上角的"导入（Import）"，然后单击"附加（Append）"将其他对象导入口内扫描所在的虚拟空间中。然后，选择要打蜡的牙齿。"对象浏览器（Object browser）"列表将显示扫描结果和用于数字打蜡的牙冠（图4.49）。

- 导入后，需要将牙冠放置在虚拟空间中的牙体预备体上。为此，请按"T"键来变换对象并定位它。箭头指示如何移动平面：半圆旋转对象；三角形在所有轴之间移动；每个箭头的不同颜色的方块会增大或减小物体的大小；白色方块将按比例改变对象的尺寸（图4.50）。

- 确保牙冠在预备体上的位置覆盖整个边缘线，并稍微超出对颌牙齿（图4.51a）和邻牙（图4.51b）的限制。由于无法测量邻面或咬合接触深度，因此该软件无法用颜色或密度显示一个物体进入另一个物体的程度。

- 根据需要使用雕刻工具调整和平滑牙冠的任何区域。为此，请单击"雕刻（Sculpt）"，选择"画笔（Brushes）"，然后选择适合要平滑的区域要求的画笔。

- 使用"选择（Select）"工具仔细勾画准备边缘。为了使其更容易、更准确，请减小要选择的区域的大小（图4.52a）。要删除错误选择的任何不需要的区域，请按"CTRL"键（对于Windows系统）或"Command"键（对于Apple Mac系统）并取消选择多余的区域。选择/勾勒出边距后，使用"平滑（Smooth boundary）边界"工具为边距网格提供平坦的外观（图4.52b）。

(a)

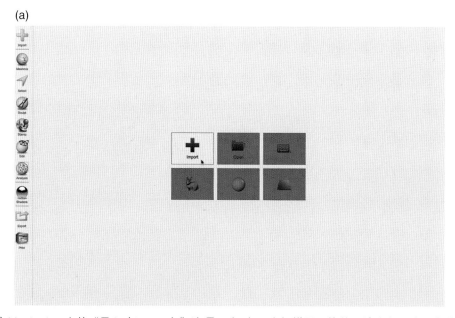

图4.49 （a）Meshmixer上的"导入（Import）"选项。（b）口内扫描导入软件。请注意图右下角的"对象浏览器（Object browser）"窗口。（c）"附加（Append）"选项用于将更多对象导入/添加到虚拟空间。（d）牙齿库和牙冠形状选择。

(b)

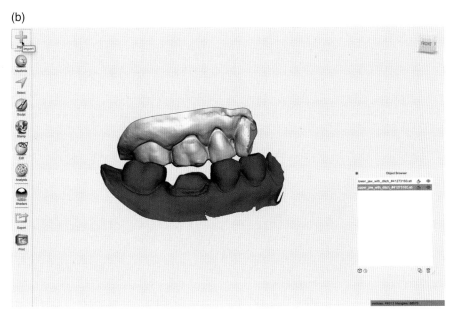

(c)

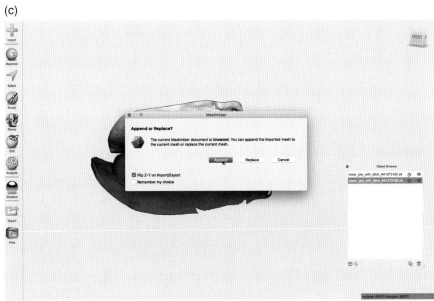

(d)

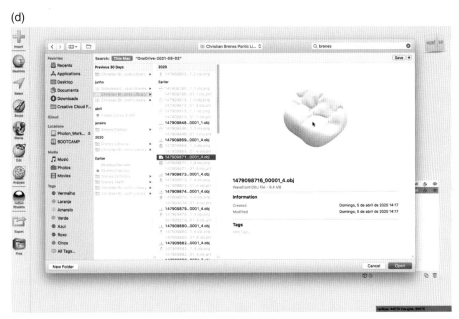

图4.49（续）

(a)

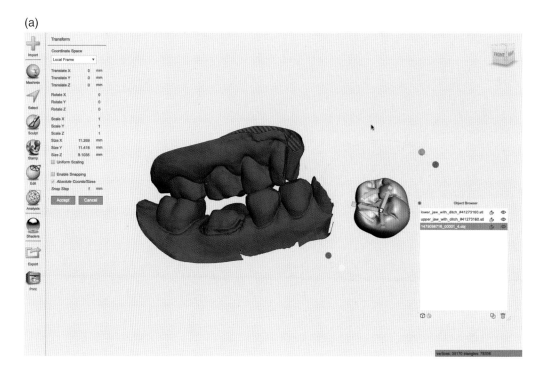

(b)

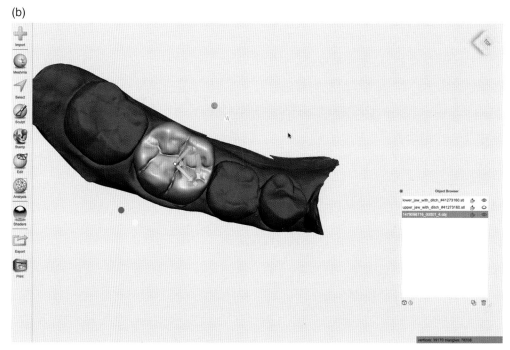

图4.50 （a）物体变形以移动和旋转牙冠。（b）牙冠位于牙体预备体上。

- 将创建一个新的"选择（Selection）"并用另一种随机颜色进行标识。然后，在不同颜色的区域上单击两次，并在所选牙齿区域的内边界上单击两次。这将选择/勾画边缘和整个牙冠（图4.53）。

- 单击"编辑（Edit）"→提取（Extract）。将偏移量更改为0.05并接受更改（图4.54）。此步骤的基本原理是创建牙冠的粘接间隙。

- 提取的对象仍将被选中。单击不同颜色的边框两次，然后按"Y"键，这会将选定的预备体与模

(a)

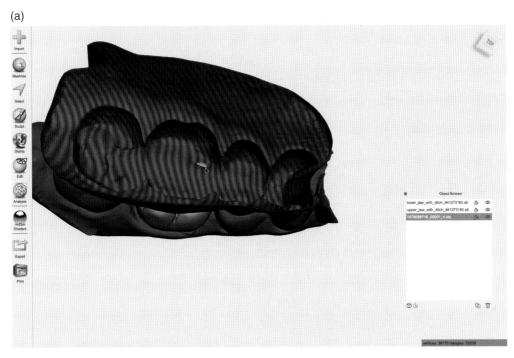

(b)

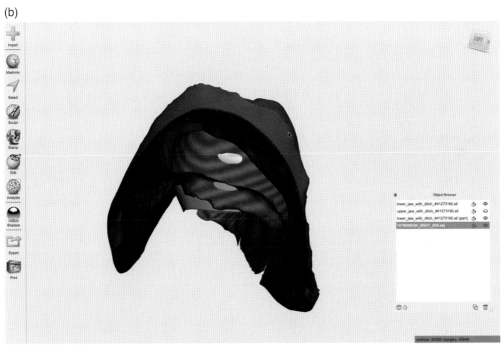

图4.51　（a）虚拟蜡型的殆面稍微超出对颌牙齿咬合的限制，即灰色区域。（b）在灰色所示的区域中，虚拟蜡型的邻面表面稍微超出相邻牙齿的咬合限制。

型分开，假设其外观类似于模具（图4.55a）。然后，按"W"键查看对象的网格结构。在提取的网格的最外部三角形中单击两次，在原始网格的最外部三角形。然后，单击"编辑（Edit）"→加入（Join）（或按"J"键）。由此产生的区域将是一个数字模具，专业人员将在其中调整虚拟蜡型以适应边缘并进行调整（图4.55b）。

(a)

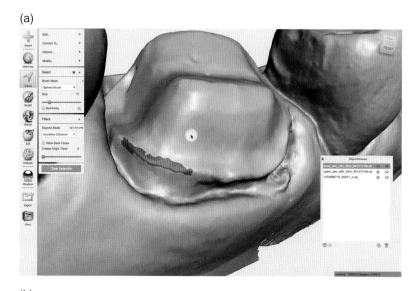

(b)

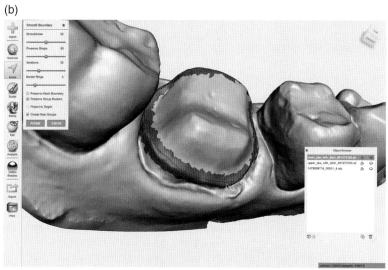

图4.52 （a）使用"选择（Select）"工具绘制边距轮廓。（b）边缘轮廓和平滑。

(a)

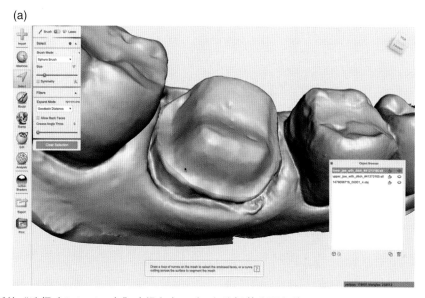

图4.53 （a）新的"选择（Selection）"（绿色）。（b）选择整个预备体。

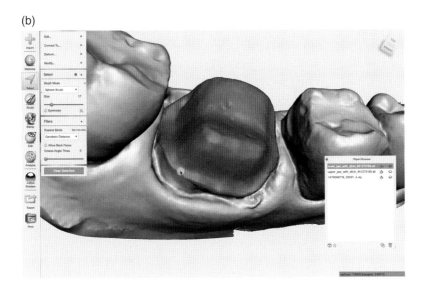

图4.53（续）

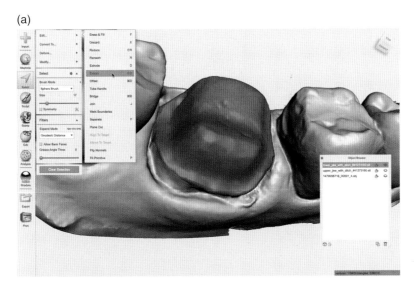

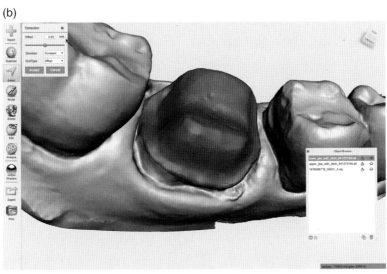

图4.54　（a）"编辑（Edit）"菜单和"提取（Extract）"工具。（b）偏移量调整。

- 在调整预备体上的牙冠后，专业人员需要去除多余的区域（即超出实际预备体延伸的区域）并添加预备体和牙冠之间缺少的材料区域。要删除多余的区域，请首先按"S"键选择所需的区域（图4.56a）。然后按"B"键并接受。这将使该地区的边界变得平滑。然后，排除带有"X"的区域。重复该过程，直到所有准备边缘都清晰可见（图4.56b）。

- 下一步是合并预备体和牙冠的网格。为此，请使用"选择（Select）"工具并在包含预备体的所有区域上单击两次（包括所有具有不同颜色的区域）。然后，单击"编辑（Edit）"→翻转法线（Flip normals）（图4.57a）。然后，单击牙冠，按住"Shift"键并单击准备。选择选项"组合（Combine）"来合并网格（图4.57b和图4.58）。

- 最后，按"W"键再次可视化网格结构。单击"选择"，在冠网格最外部的三角形上单击两次。然后，按"J"键并接受。

- 新的数字化设计牙冠已准备就绪。单击"雕刻（Sculpt）"→画笔并选择画笔类型"平滑（Shrink-Smooth）"以平滑牙冠的整个边界（图4.59）。

(a)

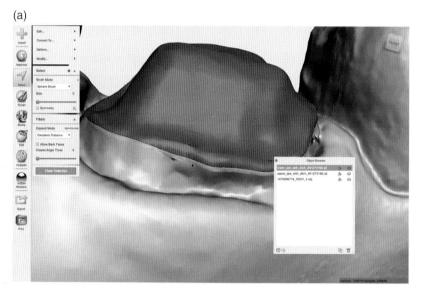

(b)

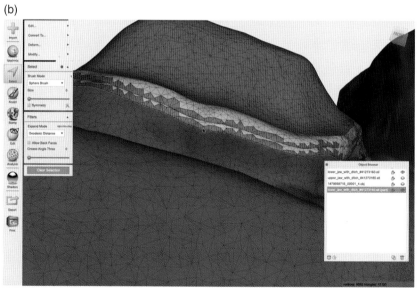

图4.55　（a）制备网格的提取。（b）数字模具设置。

(a)

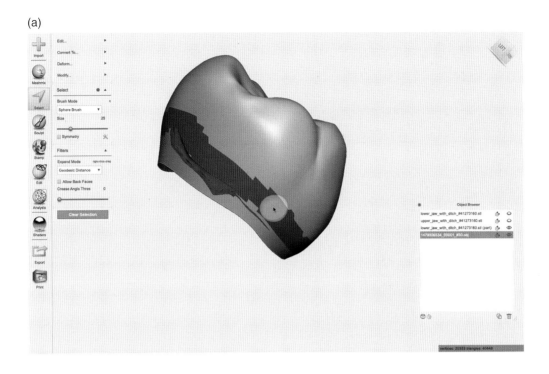

(b)

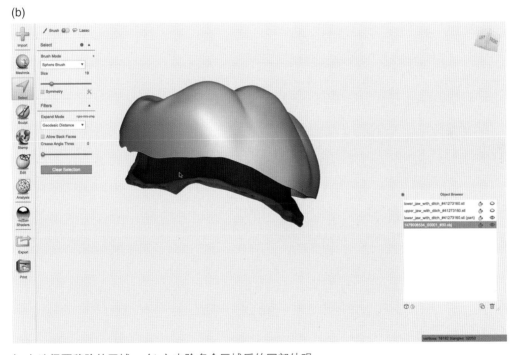

图4.56 （a）选择要移除的区域。（b）去除多余区域后的冠部外观。

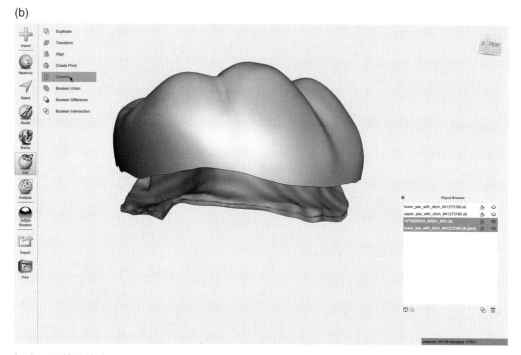

图4.57 （a）"翻转法线（Flip normals）"功能。（b）"组合（Combine）"功能。

(a)

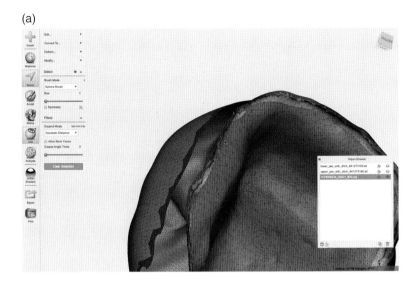

(b)

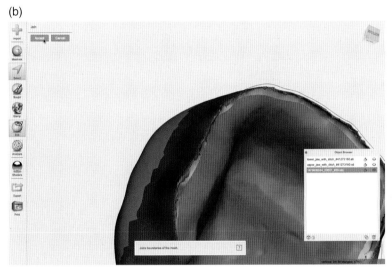

图4.58　（a）网格合并过程。（b）网格最终合并。

(a)

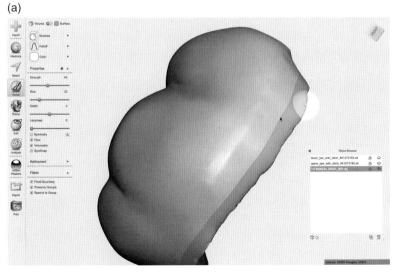

图4.59　（a）冠部的最终外观。（b）模型上的最终CAD牙冠。

(b)

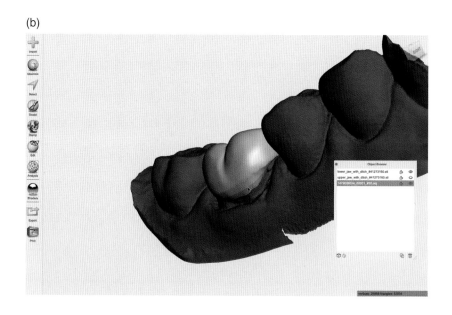

图4.59（续）

4.3.1.2 使用模具

正如传统制作牙冠流程中通常所见，我们可以在CAD软件中设计数字模具，以便直观地查看预备边缘和牙齿形态（图4.60）。数字模具还可以3D打印为可拆卸模具，以适应3D打印的牙模。因此，通过3D打印制作的铸件和模具，我们可以在CAD-CAM牙冠上进行反复的尝试和调整，这在实践中非常实用。

4.3.1.3 种植体上部修复体

种植体位置需要转移到铸造装置中以制作修复体。根据传统工作流程，这一步骤是通过将转移基台拧到种植体上，并使用开放式或封闭式托盘进行传统印模来完成的。如今，如第2章所述，多种CAD-CAM技术可通过创建3D虚拟患者来规划种植治疗。在这种情况下，种植体支持式CAD-CAM修复体是规划种植治疗的第一个部分，以便实现种植体修复（见第6章有关数字化种植牙科的内容）。

种植体上部的牙冠可以采用与牙齿预备体上的单冠类似的程序进行数字化设计。生成的牙冠STL文件可以进行3D打印，也可以铣削为CAD-CAM内冠或牙冠。为此，可以对种植体扫描杆进行口内扫描，以将种植体位置数字化传输至CAD软件，或种植体可以像常规牙体预备一样直接扫描库存基台，从而无须在扫描杆就位时进行口内扫描。另外，种植体扫描杆使用简单，并且被认为可以令人满意地确保基台边缘和种植体位置的准确定位。为此，应安装种植体系统库中可用的兼容数字基台或种植体模拟物，以便软件识别。

以下分步程序是为DentalCAD软件设计的。有几个程序类似于牙支持式单冠的虚拟打蜡。因此，以下步骤列表重点关注CAD-CAM种植体支持的牙冠特有的方面。

种植体支持式单冠的分步程序

- 在初始屏幕上，通常可以输入有关要使用的材料和修复体类型（例如螺钉固位二硅酸锂牙冠）的数据。
- 将4个口内扫描导入CAD软件。选择正确库中使用的种植体系统的扫描杆。
- 将所选扫描杆的图像与模型上扫描杆的口内扫描进行匹配。单击"最佳拟合（Best fit）"使此过程变得更容易（图4.61）。
- 这将使种植体的数字模拟在虚拟空间中可用（图4.62）。继续执行正常的虚拟打蜡技术（图4.63），如第4.3.1.1章节所述。

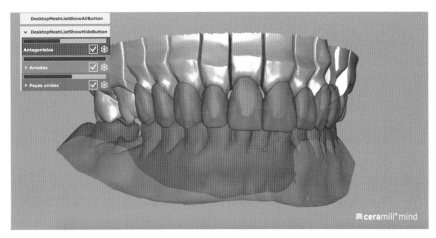

图4.60 在多个单冠数字打蜡过程中使用的数字模具。

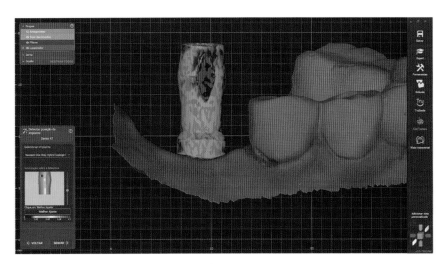

图4.61 从库中选择的扫描杆与实际扫描的扫描杆之间的匹配。

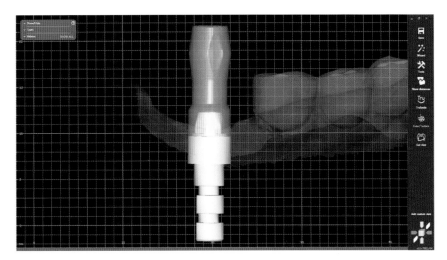

图4.62 Scanbody位于软件中，可实现数字种植体模拟位置的可视化。请注意，一些扫描杆专为种植体固定装置而设计，而其他扫描杆则设计为直接用螺钉固定到种植体的特定基台上。

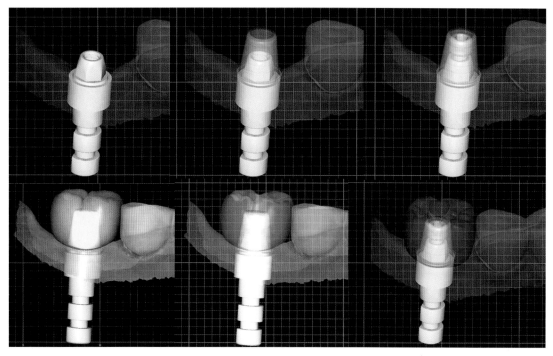

图4.63 螺钉固位种植体支持式牙冠的数字打蜡。

病例报告4.2　种植体支持式冠

（*临床病例由Professor Arthur R.G. Cortes提供*）

一名68岁女性患者的25牙位植入1颗4.1mm×10mm的种植体（SLA, Institut Strau-mann AG）进行修复。手术6周后，种植体通过螺钉固定恢复使用口内扫描的数字化工作流程来制作牙冠[21]。2年随访期间未观察到与手术相关的并发症（图4.64~图4.67）。

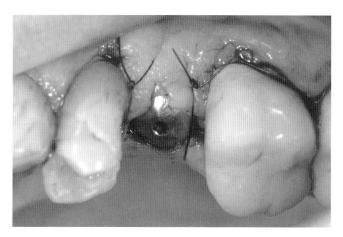

图4.64 植入种植体并留有愈合基台。

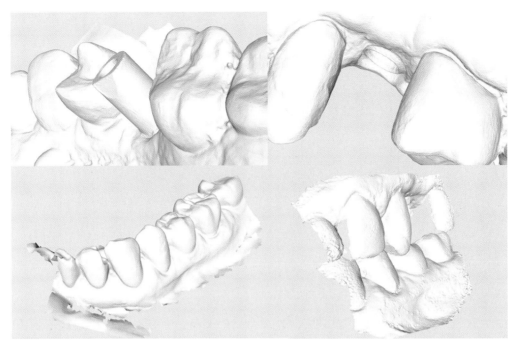

图4.65 所需口内扫描生成的4个STL文件（左上图：有扫描杆；右上图；无扫描杆；左下图：对颌牙弓；右下图：数字咬合记录）。

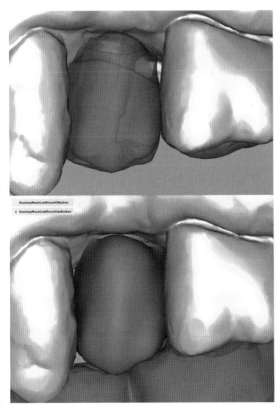

图4.66 螺钉固位种植体上部牙冠的数字打蜡（Virtual Lab，São Paulo，Brazil）。

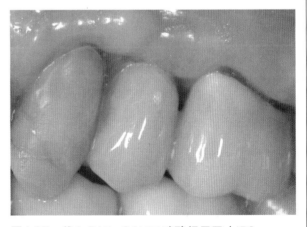

图4.67 戴入CAD-CAM二硅酸锂牙冠（IPS e.max Press，Ivoclar Vivadent）以修复病例。

4.3.1.4 CAD-CAM内冠

近期研究显示，可以通过CAD-CAM技术来设计和制造内冠[1,22]。此外，全瓷修复体的框架和内冠可以由氧化锆制成，这使美学修复体的效果令人满意。氧化锆以其稳定性和韧性而闻名（图4.68）。然而，烧结氧化锆不仅耗时而且昂贵，还存在损坏陶瓷材料表面的风险。整体式氧化锆内冠已广泛用于口腔修复，但操作者经验、软件和铣削方法等因素会显著影响结果[23]。

4.3.1.5 定制基台

在种植牙科领域，基台起到了连接种植体与牙冠和固定装置的重要作用。为确保治疗的效果与患者满意度的提升，对于基台尺寸的选择应当非常谨慎。以修复体为主导的治疗计划可以帮助预测哪种基台适合任何情况。在临床实践中，种植牙基台可以预制，通常提供不同的高度、直径和形状选择，或根据每名患者的临床情况进行定制。

设计和制造定制基台有不同的方法。计算机辅助设计技术可有效实现令人满意的临床效果[23-24]。定制基台的主要适应证之一是美学区域的单颗种植体。在这种情况下，获得种植体支持式牙冠的足够的穿龈轮廓对于防止与边缘龈轮廓变化相关的不利结果至关重要。在这种情况下，可以在有利的情况下（例如颊骨吸收很少或没有，牙龈生物型较厚）使用临时牙冠进行适当的软组织愈合和管理，以获得种植体周围牙龈顶点和乳头的自然轮廓。

一旦基台设计完成，就可以用氧化锆进行铣削。氧化锆基台更耐断裂，可以粘接到钛基基台上，然后用螺钉固定到种植体上。此外，临时或最终牙冠可以设计在基台上。定制基台设计还可以在种植体植入之前整合到数字化工作流程中。一项研究描述了一种对拔除患牙的天然穿龈轮廓进行扫描分割的技术，获得了令人满意的结果[24]。在手术过程中，我们将立即放置定制基台。基于氧化锆基台的特性，预期软组织能够稳

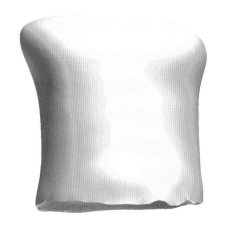
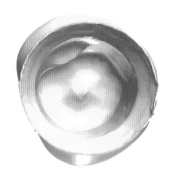

3shape⊳

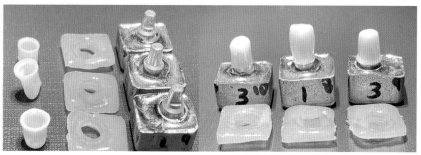

图4.68 在研究项目中评估的CAD-CAM氧化锆内冠。

定愈合，进而形成更可预测的边缘轮廓。

　　软组织愈合后，可以扫描基台并设计最终牙冠，而无须移除氧化锆基台。

　　图4.69～图4.73中演示的程序是在DentalCAD软件中执行的，包含执行基台个性化穿龈轮廓的主要步骤。

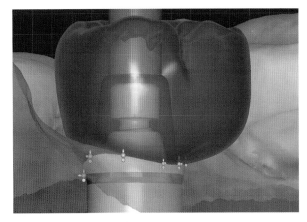

图4.71　牙冠虚拟打蜡。

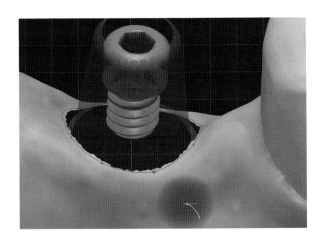

图4.69　设计穿龈轮廓的程序。

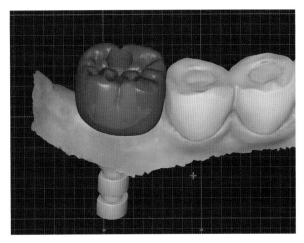

图4.72　设计了螺钉固位牙冠。

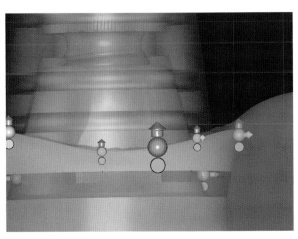

图4.70　穿龈轮廓调整。

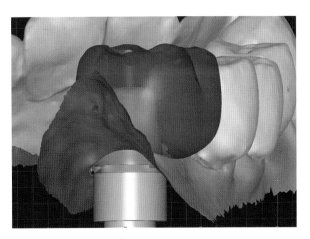

图4.73　定制基台（黄色）。

病例报告4.3　美学区即刻种植体的CAD-CAM定制基台

（临床病例和技术由Dr Alan J.M. Costa和 Dr Shaban M. Burgoa提供）

为了修复一名42岁男性患者的21，我们决定即刻植入Neodent公司生产的锥形Morse 3.5mm×16mm种植体。在定制基台时，我们利用种植规划软件Nemotec中的CBCT扫描对拔除患牙进行3D分割。执行3D分割的基本目的是将拔除患牙和牙根周围的牙槽骨及软组织的位置传输到软件（图4.74）[23]。因此，所得的穿龈轮廓与拔牙术前患者的自然情况相似。相同的分割还用于通过CAD软件（DentalCAD）中的定制基台对牙冠进行数字打蜡定位（图4.75）。临时修复体的3D设计也导出为STL文件。

定制基台是使用铣床（DM5，Technodrill）用氧化锆块（Upcera，Liaoning Upcera）制造的。然后将所得基台干燥，在80℃下烧结30分钟，在150℃下烧结10分钟，之后在1510℃下高速烧结2小时（图4.76和图4.77）。还使用相同的铣床用PMMA铣削了临时牙冠（图4.78），然后用最终牙冠替换。在1年的随访期内没有观察到与手术相关的并发症。

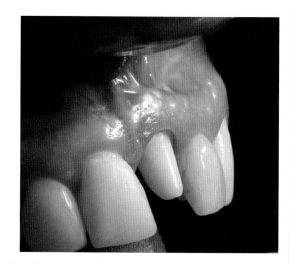

图4.76　氧化锆定制基台。

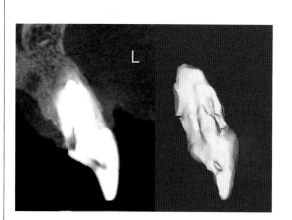

图4.74　牙齿的3D分割。

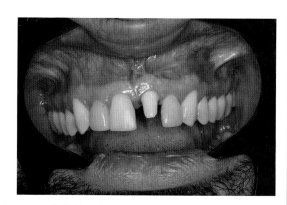

图4.77　定制基台的正面观。

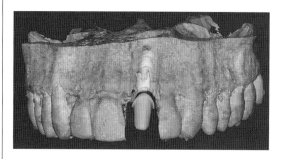

图4.75　定制基台的结果。

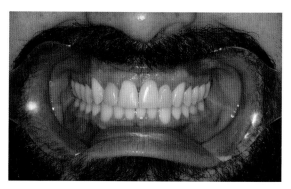

图4.78　铣削PMMA临时牙冠。

4.3.2 联冠和固定桥

数字化设计联冠或固定桥的大部分程序与单冠的设计流程相似。然而，由于不同修复体之间会存在连接，因此需要考虑一些额外的要点。要点之一是，应始终在软件中找到并配置所有夹板牙冠或固定桥基台的令人满意的就位道。

此外，在进行联冠的数字化设计时，需要特别关注相邻牙冠之间的连接设计。与固定桥的设计不同，联冠只需要连接，而不需要桥体。在固定桥的数字化设计中，桥体元件需要根据牙弓和牙槽嵴的解剖结构进行定义与调整。

以下分步程序是在使用TRIOS 4口内扫描仪扫描的牙科研究模型上执行的。随后，利用Zirkonzahn CAD-CAM系统进行修复体的设计与制造，包括先前校准的M1铣削设备（见第3章）。

4.3.2.1 设计和铣削固定桥的分步程序

- 打开M1铣削设备（内部绿色按钮）。应始终在完成Zirkonzahn系统的软件程序之后打开。关闭铣削设备的门。

- 使用连接到铣削设备的计算机，打开Zirkonzahn系统的主屏幕，显示要使用的软件程序的整个序列（图4.79）。

- 打开软件"Zirkonzahn Archive"。要使用常规STL文件，请单击"创建新处理（Create new treatment）"。由于本指南将使用TRIOS 4的扫描，因此选择了"导入（Import）"选项（图4.80）。直接从TRIOS系统导入文件（图4.81）。一名新的患者项目将启动。请注意，可以为同一患者创建多个项目。

- 单击牙齿后，可以选择工作类型（内冠、牙冠、基台等）和要铣削的材料。登记患者、病历、任务、口腔医生、涉及的其他牙齿（邻牙和对颌牙齿）、工作类型和义齿材料（图4.82）。例如，如果最终牙冠的生产将使用传统工作流程完成，请选择"对材料进行蜡处理（Wax）"。也可以选择氧化锆和硬质材料（例如未加工基台、钛锌合金等）。可以使用"原位（Situ）"选项导入其他扫描，例如之前的临时牙冠。也可以使用虚拟𬌗架。

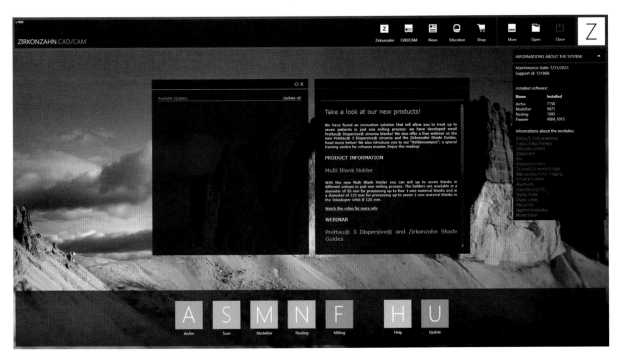

图4.79 Zirkonzahn系统的主屏幕。请注意数字化工作流程中使用的软件程序的逻辑顺序。

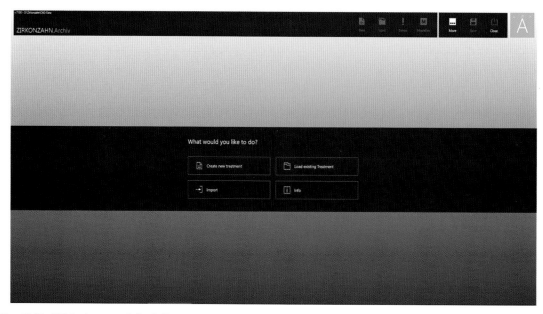

图4.80 选择"导入（Import）"选项。

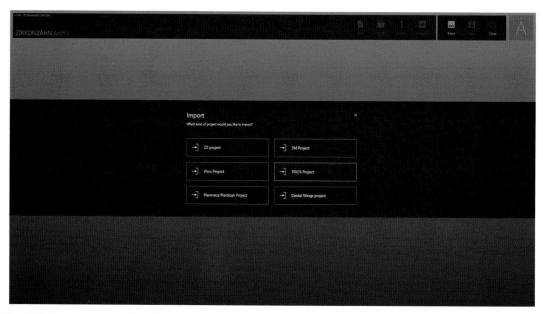

图4.81 选择"TRIOS Project"选项。

- 保存项目，并使用同一屏幕上的右上角按钮打开名为"Modellier"的CAD软件（请注意，在这种情况下，将不会使用Zirkonzahn扫描软件，因为所有口内扫描之前都是使用TRIOS 4获得的）。
- 将工作颌和对颌加载到Modellier软件中。
- 移动模型以获得殆面视图，然后单击"将当前视图设置为就位道（Set current view as axis）"（图

4.83）。
- 如果需要，修剪数字模型以纠正不适当或不规则的形状（图4.84）。如果专业人员打算稍后使用口内扫描来制作3D打印牙模，这将非常有用。
- 通过最初选择自动检测工具来勾画预备边距，并在预备边距中选择一个点（图4.85）。更改为手动，以修正预备边距的剩余区域。然后，单击

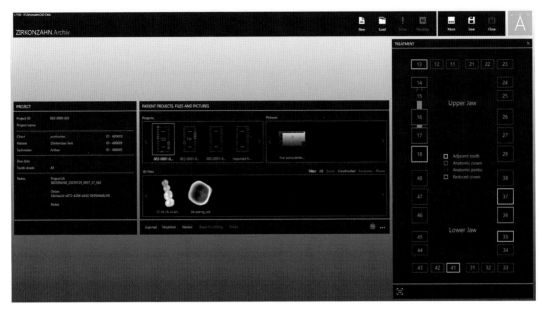

图4.82 病历详情登记。

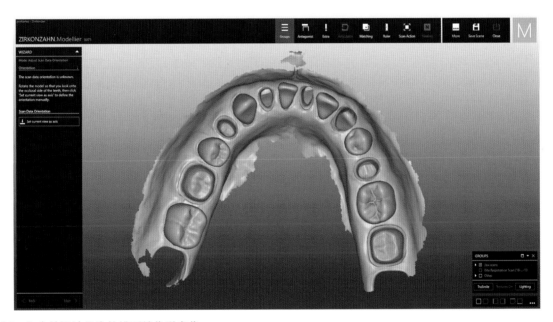

图4.83 包含待设计义齿的模型就位道定位。

"下一步（Next）"并重复该过程选择作为固定桥基台的所有其他牙齿。

- 选择最佳视图以同时可视化固定桥的所有准备边缘，然后单击"设置就位方向（Set insert direction）"。绿色箭头将指示轴的最终方向（图4.86）。在同一屏幕中，邻间隙等几个参数（图4.87）也可以检查和调整。

- 从库中选择所需的牙齿形状。如果有的话，也可以镜像对侧牙齿。单击"下一步（Next）"。

- 将每个冠放在牙体上。为此，请使用在屏幕左侧可用的旋转、移动和缩放工具。请注意，有几个快捷键（CTRL+鼠标左键；CTRL+Shift+鼠标滚动；Shift+鼠标滚动等），经过一些练习后可以使该过程更快、更容易。另请注意，接触过多的

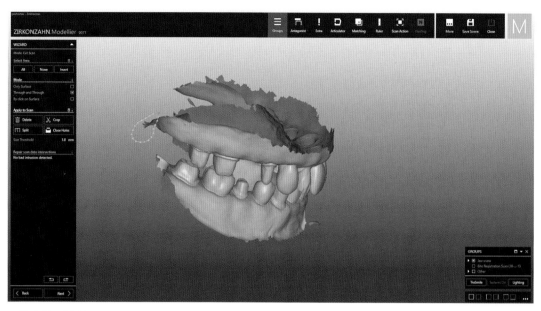

图4.84 数字模型修整。

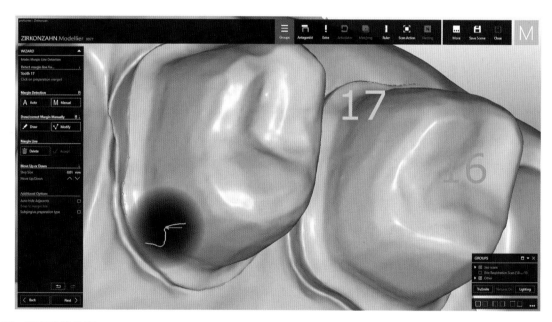

图4.85 预备边缘轮廓。

区域将用粉色或其他颜色表示（图4.88）。
- 单击"下一步（Next）"。所有牙齿都将适应先前设计的预备体边缘（图4.89）。在此阶段，仍然可以使用"自由成型：全部、部分、牙尖和嵴（Free forming：all，parts，cusps and ridge）"工具来编辑牙冠的形状。

- 对于固定牙桥，移除牙科模型的可视化并旋转牙桥以调整和平滑桥体的颈面，以更好地适应牙槽嵴解剖结构（图4.90）。为此，请使用"自由建模（Free modellation）"工具添加或删除材料并进行平滑。选择合适的画笔类型。

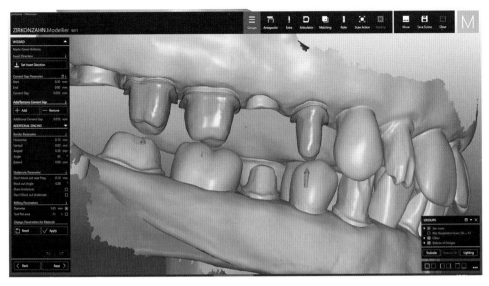

图4.86 固定桥最佳就位道的定位。

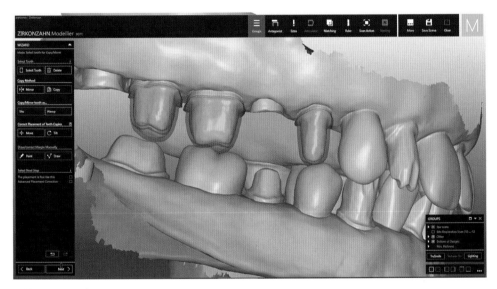

图4.87 最终粘接间隙厚度。

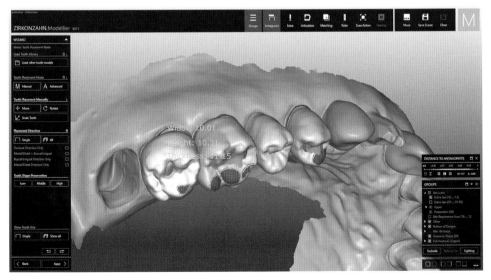

图4.88 冠定位。

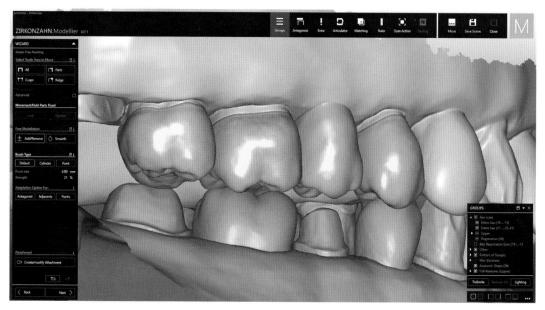

图4.89 咬合状态下的牙冠形状编辑。

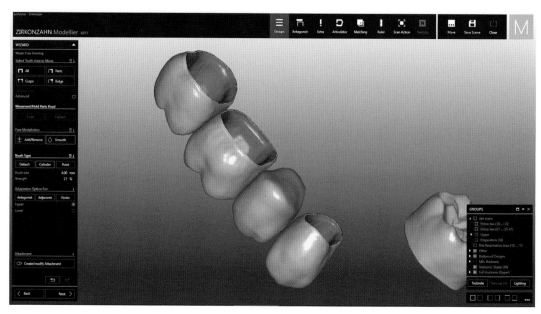

图4.90 桥体颈面的调整和平滑。

- 注意按"Shift"键将自动切换到删除材料，而不是添加材料。对于平滑，按"Shift"键将激活"超级平滑（Turbo smooth）"模式。

- 单击"下一步（Next）"，然后为固定桥或联冠的所有元件之间的连接器选择所需的区域（图4.91和图4.92）。

- 准备就绪后，单击"下一步（Next）"。生成的修复体将导出并保存为STL文件（图4.93和图4.94）。

- 在同一屏幕的右上角，单击打开Zirkonzahn套料软件，设置和准备切削程序。

- 单击"空白（Blanks）"。可以扫描二维码，软件自动识别所选材料的正确配置。在这种情况下，固定桥将由树脂材料嵌套和铣削而成，这是一种允许试戴和后续使用的材料扫描以产生最终的修复体（图4.95和图4.96）。

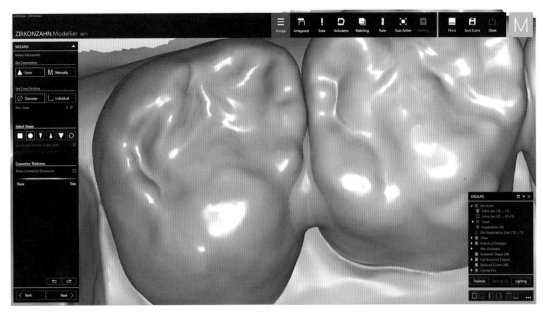

图4.91 连接器形状编辑。

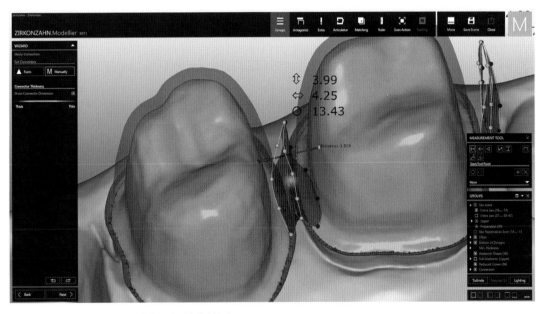

图4.92 连接器形状和尺寸定向准备之间的线性测量。

- 选择材料的高度（如果材料不会收缩，则使用原始值）。
- 将桥（巢）的位置设置在材料的一角以节省空间。
- 双击添加支撑。按住鼠标左键并单击右键以删除（或CTRL+左键单击）。理想的支撑数量将还取决于材料。例如，PMMA比氧化锆需要更少的支撑。

- 准备好后，单击"保存并启动CAM（Save and Start CAM）"。将会有一个自动生成的文件名，可以更改。
- 选择CNC计算的类型。最常用的方法之一是"并行CNC计算"，它使用更多内存，但需要更少时间。
- 检查铣削模拟（颜色表示与原始数值设计的差异）。

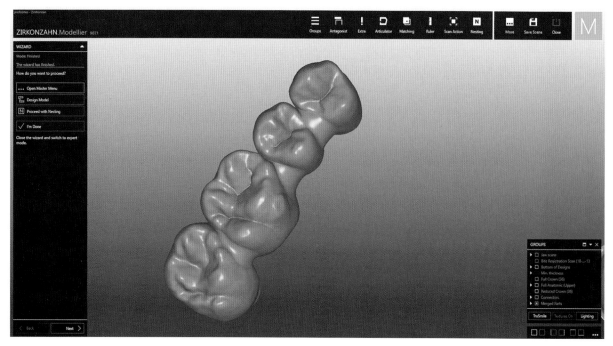

图4.93 固定桥的最终STL文件。

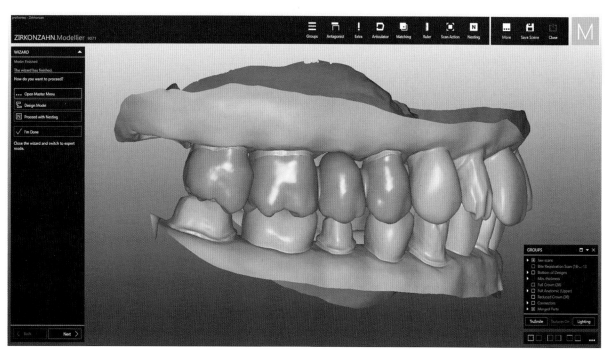

图4.94 数字化设计的咬合状态下的固定桥。

- 解锁数控。从此时起，数字化设计将不再允许更改。
- 在Zirkonzahn Frasen软件中开始铣削。为此，选择"空白库：选择作业（Blank library：choose job）"。单击"开始铣削（Start milling）"。

- 软件将要求用户将毛坯插入铣削设备中。
- 插入空白件，激活杠杆并用螺丝刀将其拧紧。
- 关闭铣削设备的门。该软件将告知用户该程序所需的练习。按照软件的说明将所有钻头插入正确的位置。

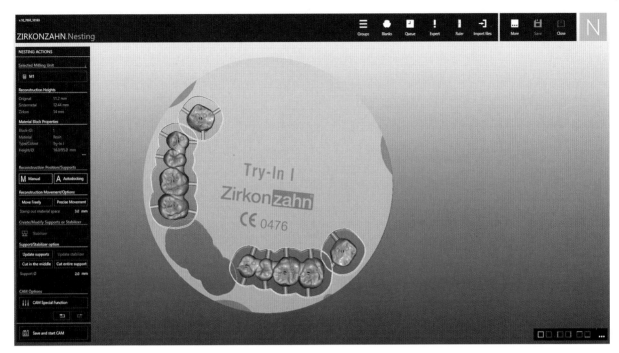

图4.95　固定桥嵌套在试戴材料中。

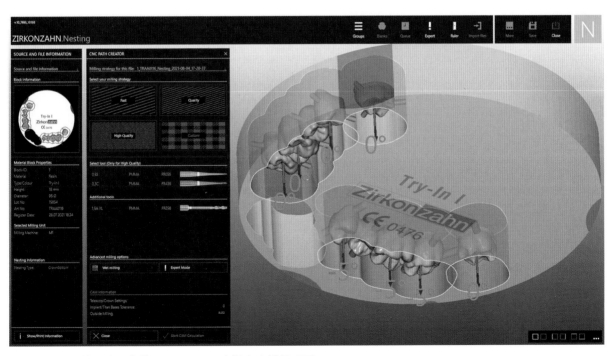

图4.96　CAM策略的屏幕截图，显示了固定桥和支撑的配置。

- 开始铣削程序（图4.97）。
- 完成后，取出材料并拆下制造的修复体（图4.98）。重要的是先关闭软件系统，然后才可以关闭铣削设备。请注意，铣削设备所需的压缩机可能也需要关闭。

(a)

(b)

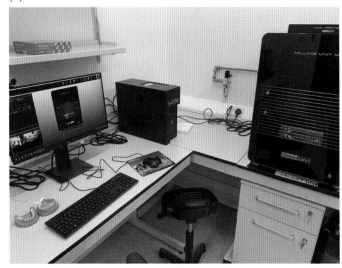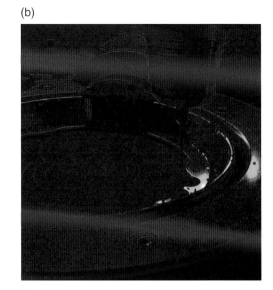

图4.97 （a）Frasen软件中的铣削准备。（b）Zirkonzahn M1中的铣削过程。

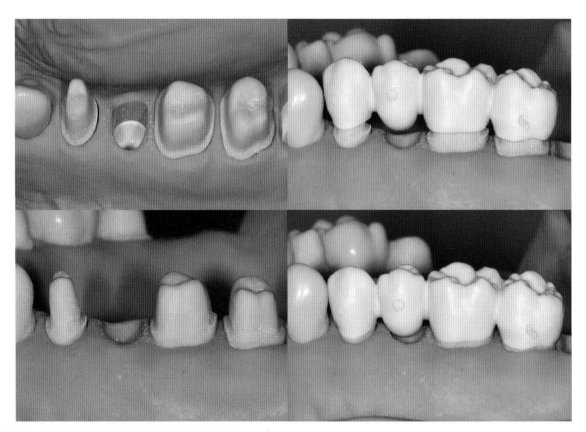

图4.98 用树脂试戴材料铣削固定桥的最终结果。

4.3.3 贴面

随着新型五轴铣床和相关技术的进步，CAD-CAM贴面作为一种传统的牙科治疗选择逐渐受到更多人的青睐。正如之前针对美容治疗计划所阐述的，贴面的数字化工作流程可以通过拍摄面部照片来启动。

以下临床病例使用佳能EOS Rebel T4i专业相机、佳能EF 100mm f/2.8 Macro USM镜头、连接到相机上的永诺YN568EX Ⅱ闪光灯以及在患者身后以远程模式拍摄的永诺YN468 Ⅱ闪光灯拍摄的照片，以减少耳朵和头发的背景阴影。

病例报告4.4　美容区的CAD-CAM贴面和牙冠

（临床病例由Dr Renato Sartori提供）

患者为一名34岁男性，主诉笑容状况不佳。经过仔细评估，采用数字化工作流程进行治疗和美容规划。在评估过程中，拍摄了患者的面部照片，包括息止状态（图4.99）和大笑状态（图4.100），以评估双边对称性和唇部运动范围。

患者面部的瞳孔水平线与地面平行。中线应与眉间和鼻唇沟的中心重合。此外，另外创建了两条从内眼角到尖牙隆突的垂直线（图4.101）。评估牙齿倾斜度和颊廊。最后，在前磨牙区域绘制另一条水平线，以评估𬌗面倾斜度。

在完成初步美学分析和切牙位置方案定义后，我们使用Keynote软件制作了2D模型。为了达到这一目的，我们首先绘制了一条线，并选择

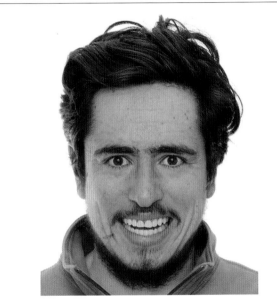

图4.100　显示强迫微笑的面部图像。

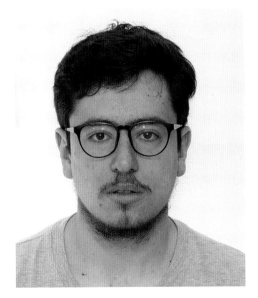

图4.99　唇部息止状态时的面部图像。

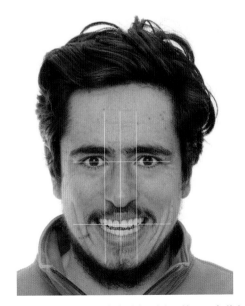

图4.101　用于美容的面部参考线规划（见第4.2.3章节）。

病例报告4.4（续）

了"编辑点（Edit points）"工具，从而实现了角度的创建和曲线的平滑（图4.102）。然后，我们将生成的微笑模板进行保存，并向患者展示。患者对此表示认可。最后，模板与面部照片和口内扫描结果一同使用，以指导数字诊断蜡型的制作。

为了确保治疗计划的准确性，我们采用了具备增强现实（Augmented reality，AR）评估功能的软件（Smilecloud Biometrics）。该软件内置的人工智能工具允许我们进行多样化的牙齿形状选择（图4.103）。此外，我们还提供了微调和镜像对侧牙齿的功能进行调整，并通过半透明化展示牙齿长度的增加量。每个牙齿模型都以STL格式提供，因此在患者对修改后的微笑效果确认后，我们即可下载选定的牙齿库进行后续处理。

将生成的面部图像导入DentalCAD软件，以与上颌口内扫描对齐。然后根据Keynote和Smilecloud分析结果执行的预定2D模板完成数字打蜡。之后将数字牙弓安装在虚拟𬌗架上，以检查下颌运动并消除任何干扰。接着将最终的数字蜡型叠加到面部图像上并与患者讨论。此步骤要分析的因素之一是在强迫微笑期间适当可视化的每颗牙齿的长度（图4.104）。切牙和牙龈顶点曲线也进行了评估（图4.105）。

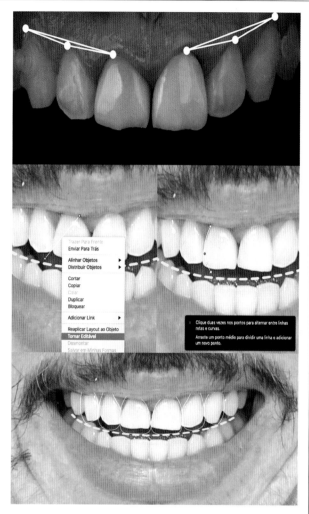

图4.102 虚拟蜡型的追踪线和参考线。

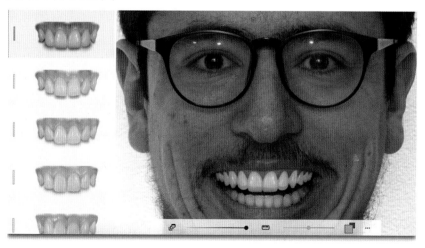

图4.103 牙齿形状的选择。

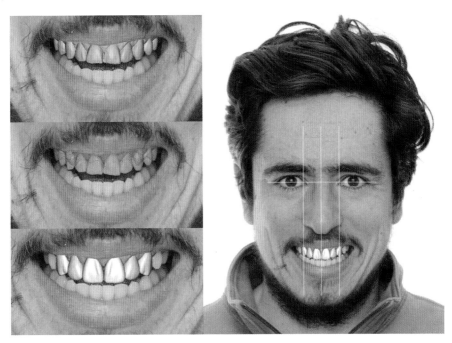

图4.104　最终蜡型创建并投影到患者面部。

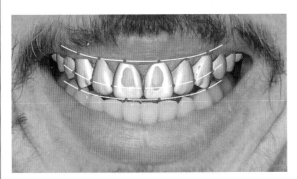

图4.105　切牙和牙龈顶点曲线。

数字工具旨在使治疗执行过程中得到虚拟引导，从而提供更可靠的结果。3D文件使用不同的颜色叠加，以分析和测量将在横截切面中恢复的区域（图4.106）。测量蜡型与基牙之间的间隙，以计算牙体预备时的磨牙量，来获得计划的形状和满意的颜色。对于颜色较浅且基底体积不足的情况，制备减少深度可能会很小[25]。

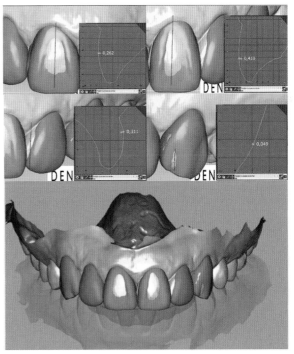

图4.106　待矫正牙齿区域的评估。预备空间以棕色显示，而数字蜡型以绿色显示。

病例报告4.4（续）

　　然后，将由数字打蜡生成的STL文件及切牙高度导板（图4.107）进行3D打印。通过对3D打印模型的15和25牙齿之间的区域进行两步法取模，将模型转移到患者的口内，获得硅橡胶。另一张开口的面部照片，检查3D打印模型获得的牙齿轮廓是否与2D模型上的面部线条相符（图4.108）。

　　我们已完成模型的测试，针对穿过切缘、邻面接触面以及牙尖的曲线进行规划。但为了确保准确性，我们需要在适当的位置对模型进行扫描，并与数字诊断蜡型文件进行比对，以纠正任何显著差异。通过模型和切牙高度导板的辅助，我们可以精确确定预备过程中所需的牙齿磨切量（图4.109）。

　　临床医生应了解基底颜色和所需颜色之间的关系，以便在准备过程中实现必要的减少深度，以便呈现修复体足够的厚度来遮挡背景颜色。侧切牙和尖牙的颜色饱和度很小，只需要减少一种色调（浅色基底）。减少色调所需的最小厚度在0.2～0.5mm变化[25]。陶瓷铣削的最小空间为0.3mm，因此此处使用另一个金刚砂车针（KG Sorensen 4141）在颈部、颊面和切端创建颊面定位沟（图4.110）。建议先用石墨铅笔标记定位沟底部，然后再使用另一个直径为1mm的金刚砂车针（KG Sorensen 3215）创建切端定位沟。下一步是使用相同的车针连接颊面定位沟和切端定位沟，保持横向以更好地控制磨损，直到石墨分界消失。颊侧有0.3mm的修复空间，切面上有1mm的修复空间，这对于浅色基底来说是足够的。

　　切端预备应尽可能笔直，因为铣床钻头可能无法在修复体上形成尖角，烤瓷边缘应铣削至少0.4mm厚，以避免在此过程中出现小裂纹，这相当于不到一半这里使用金刚砂车针（KG Sorensen 3215）的尖端来准备边缘线。该车针还用于在准备过程中创建邻面定位沟。

　　可以使用模型和3D打印的牙体预备导板，也可以通过第二次验证在数字蜡型后，对3D打印模型进行硅橡胶导板。硅橡胶导板的内部空间应至少为0.3mm，用牙周探针测量。需要进一步

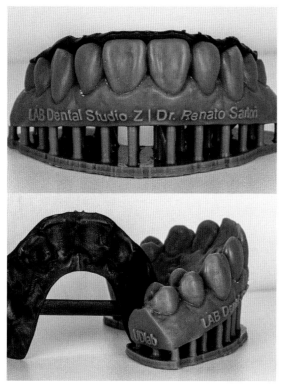

图4.107 打印模型和切牙高度导板。

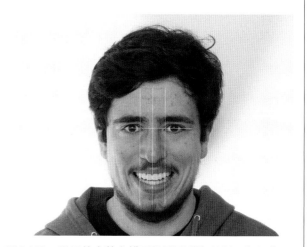

图4.108 用于检查数字蜡型投影到嘴部的新面部图像。

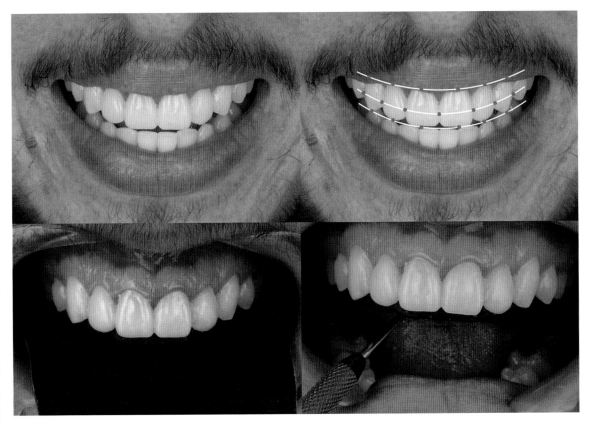

图4.109 用于检查预测结果的美学条件的模型和切牙高度导板。

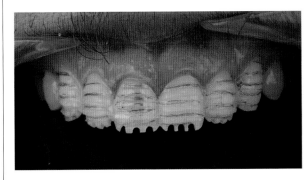

图4.110 进行牙体预备。

调整的区域可以用石墨标记，然后进行调整。需要指出的是，应均匀磨除，以防止最终修复体上的黑点。当使用不透明的粘接剂或非常薄的材料时，可能会在深色或非常浅的基底上发生这种情况，这也损害了修复体的耐受性。

深色基底应以不同的方式处理。该过程首先插入一根排龈线（编号000），轻轻推开牙龈，从而可以操作龈下区域。使用直径为1.2mm的KG Sorensen 3101金刚砂车针预备龈下肩台，至少预备0.6mm的空间（如有必要）。剩下的空间被透明粘接剂占据，可以避免增加最终修复体的饱和度，即使邻牙颜色较浅时，也能尽可能协调一致。另外，利用略大于金刚砂车针直径一半的车针进行调磨。通过使用硅橡胶导板，下一步是测量所需的颊侧间隙和切端间隙，然后调磨出大约1.2mm和2mm的空间。腭侧表面需要至少0.5mm，使用KG Sorensen 3118金刚砂车针预备，然后也使用硅橡胶导板进行测量。

病例报告4.4（续）

为确保所有牙齿表面、圆角和抛光的规范处理，我们采用一套严谨的工艺流程：使用由KG Sorensen F金刚砂车针、3M Sof-Lex™橙色精修盘和抛光盘、DHPRO CN 1FGPP（10000r/min）研磨橡胶工具和CCE116FP（8000r/min）（带冲洗）组成的序列来打磨表面、圆角和抛光所有剩余的牙齿。针对前牙的邻面区域，我们采取特殊的处理步骤，利用金属砂纸进行规范打磨，以便于后续的准确扫描。

在进行口内扫描前，需根据牙龈的生物型（薄型或厚型）选择合适的排龈线（图4.111），并确保排龈线的置入不会导致牙龈纤维断裂，避免牙龈退缩和牙骨质线的暴露（当基底颜色较深时，会影响美学效果）。

在双线法排龈技术中，无须完全置入第二根线；大约一半就足以使边缘龈远离边缘线。使边缘龈与肩台保持0.5mm的距离。现在可以分析STL文件，得到确认后，临床医生会将其发送到CAD修复体生产环节（图4.112）。

一些扫描仪中的色度计工具可以帮助临床医生选择牙冠的颜色。然而，本例使用低闪光强度的照片来捕捉饱和度和半透明度的细微差别（图4.113）。将准备好的牙齿的3D文件叠加到初始牙弓、模型和面部照片文件上，以检查是否需要数字蜡型的调整（图4.114和图4.115）。

在已预备的牙体上制造修复体，随后将该修复体送至DWX-42W（DGSHAPE）铣床进行加工。在制造过程中，我们采用了CG Wax 3D树脂作为制作材料。考虑到经济因素，最初我们选择使用树脂。但为了获得更好的美观效果，我们最终决定采用E-max（Ivoclar Vivadent）二硅酸锂陶瓷，因为它具有不透明的特性。经确认，中切牙的修复厚度为1.5mm，并且与备牙后的要求相符合（图4.116）。最终，我们采用了DLP 3D打印机（型号为Hunter）来制作牙模的3D打印模型，选用了Horus Marfin树脂（图4.117）。这些3D打印模型被用于检查最终的全瓷冠（图4.118）。

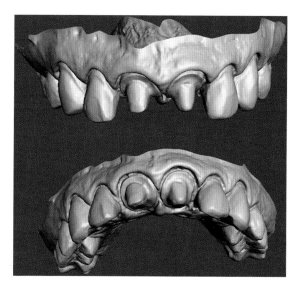

图4.112　STL文件精确描述了肩台预备。

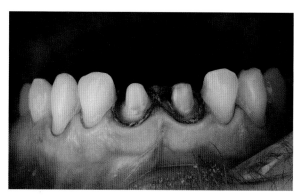

图4.111　排龈以暴露预备边缘。

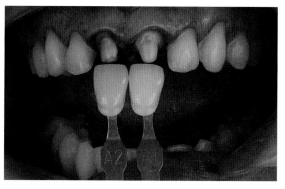

图4.113　用于颜色测定的低闪光强度图像。

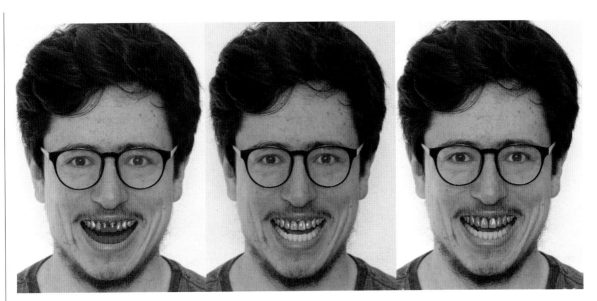

图4.114 修复体虚拟规划。患者面部的正面视图。

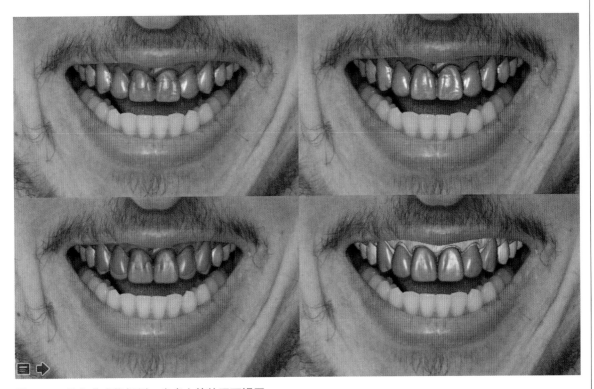

图4.115 修复体虚拟规划。患者大笑的正面视图。

病例报告4.4（续）

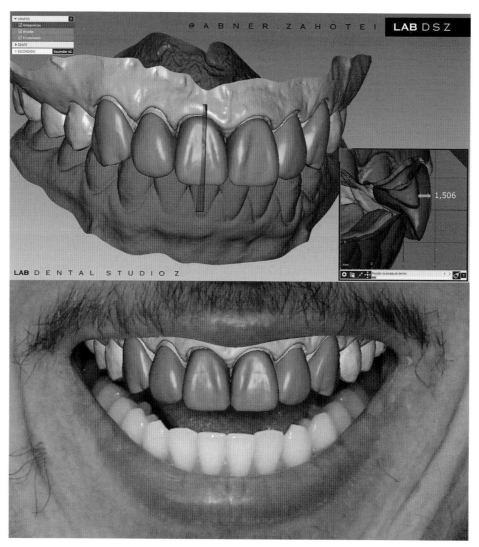

图4.116 评估材料可用厚度。

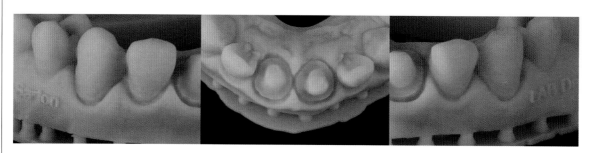

图4.117 牙齿的打印模型。

修复体颈部边缘的精细细节也在工作模型上进行了检查和调整（图4.119和图4.120）。这对颈1/3厚度有限的情况下特别有利。

将修复体放入口内通过肉眼观察和运用精细的牙科探针进行检查，并对其边缘密合度进行严格的评估。随后，采用橡胶精修及抛光工具（Ceram Eve Diapol H8）对过多的接触点进行调整。

接下来，我们将对修复体的颜色均匀性进行评估，其中使用试戴（Try-in）（Ivoclar Vivadent）检查粘接剂是否会干扰最终的效果颜色（图4.121）。

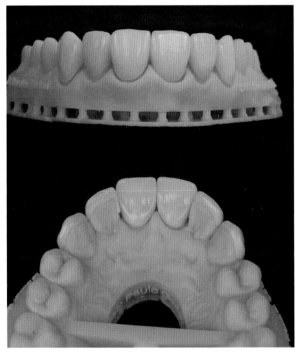

图4.118 模型上的瓷修复体。

确认后，鉴于该区域瓷层厚度有限，我们决定在尖牙和侧切牙上应用Variolink Veneer Light（Ivoclar Vivadent）进行粘接。在中切牙上，我们考虑到其具有双重功能，因此选用了Panavia™ V5 Color Kit Clear和Kuraray V5 Universal A2双组分粘接剂进行操作。

由于修复体由二硅酸锂制成，因此使用浓度为10%的氢氟酸（Condac 37，FGM）进行30秒的处理，确保彻底清洗，随后通过空气喷射进行干燥。接下来，涂抹Monobond N Universal Refill（Ivoclar Vivadent）并确保完全干燥。同时，使用NicTone中型橡皮障和B4橡皮障夹隔离15-25（图4.122）。

在牙龈排龈后，通过一次粘接两颗牙齿的方式，可以更有效地控制清洁。为避免干扰远中牙齿，需将聚四氟乙烯胶带置于其上。由于中切牙缺乏牙釉质，需采用Panavia套件的底漆进行特殊处理。在操作过程中，临床医生需进行两次各20秒的处理，并使用细吸头去除多余物质。随后，吹干牙齿，干燥20秒，再使用Panavia套件的混合头将处理过的粘接剂填充至牙冠内。用Marta Kolinsky圆刷去除多余的材料，并在前庭、腭侧面和颈部（光线进入受阻最多的区域）进行光固化（Valo，Ivoclar Vivadent）40秒。针对修复体颈部区域的粘接剂残留，谨慎使用12号刀片的手术刀进行清除。

考虑到牙釉质的存在，侧切牙和尖牙需要用Condac 37处理30秒。接下来，吹干至完全干

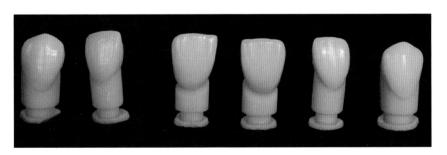

图4.119 瓷修复体颈部边缘检查。

病例报告4.4（续）

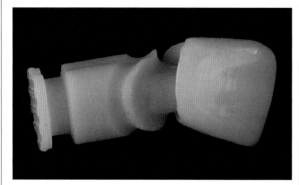

图4.120　最终的修复体。

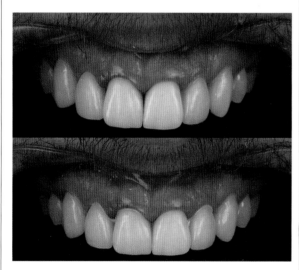

图4.121　颜色均匀性评估。

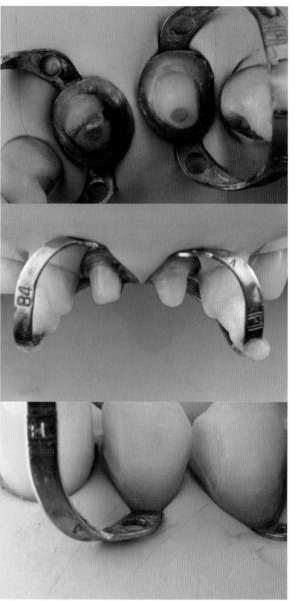

图4.122　橡皮障的应用。

燥，并应用Adper™ Single Bond处理20秒，随后吹干。

　　使用Variolink Veneer粘接剂将这些牙齿进行粘接，并按照相同的方式去除多余粘接剂及光固化处理（图4.123）。

　　龈乳头的出现显示其完全充满了由于之前扫描和粘接过程中，排龈创伤所造成的修复体之间的邻面间隙（图4.124）。2个月后，龈乳头完全恢复，展现出令人满意的状态。习惯性咬合的最大牙尖交错位和侧方运动表明达到了预期的结果。此外，最终的美学目标与计划的相似，中切牙的近中切角不同，患者要求对其进行修改（图4.125）。

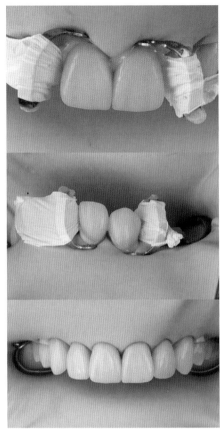

图4.123　粘接过程。

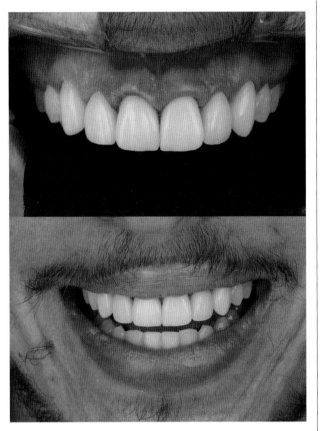

图4.124　所有牙冠和贴面的最终粘接。

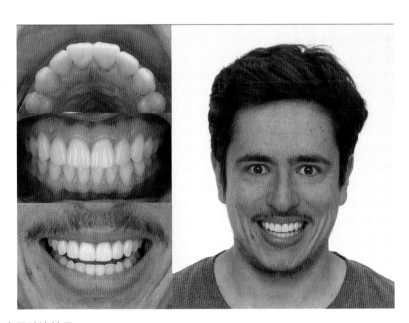

图4.125　病例3个月随访结果。

4.3.4 嵌体和高嵌体修复

随着优化专业性能的前景，在许多手术和各种牙科专业中使用数字化工作流程已成为一种技术趋势。数字资源更加直观，程序和结果更加标准化，操作错误百分比较低，用户满意度较高，满足牙科界的许多需求[26]。

尽管该软件仍然存在一些限制，但结果的有效性已经与传统的专业工作非常相似。随着自动化系统精确度的发展，与传统方法相比，学习时间和出错的机会更小[27]。

然而，也存在一些缺点，例如初始投资、学习过程、血液和唾液的存在以及对有阴影的区域进行数字化获取的困难，例如在间接瓷修复体的冠设计中存在的龈下边缘和复杂盒洞型传统预备规则的、排溢沟和内角圆钝[28]，进行部分冠内修复（例如嵌体、高嵌体和附着体）。

在牙齿结构大范围缺失的修复治疗中，间接冠内修复体已被用作全冠的保守替代方案，牙齿残留的程度将指导修复体的设计，涵盖从嵌体预备到修复体的厚度[29]，其中修复体预备的限制应由口内剩余组织量决定，而不是由获得固位和稳定的形式所决定。

众所周知，某些程序会导致牙齿稳定性降低、抗折能力降低以及牙尖的侧向力增加。在不同的修复体中进行选择是极具挑战的，涉及生物力学、解剖学、功能、美学和经济方面的考虑[30]。

研究表明，固位体（例如咬合空间）也会对间接修复材料的抗断裂性产生负面影响[31]，尤其是牙科陶瓷。此外，这些形状的获得是以健康牙齿结构和复杂几何形状的磨损为代价的，这对数字模型的准确性会产生负面影响，并且在技术上

更难以执行[32]。

目前，通过粘接剂粘接，此类修复体的预备的几何形状更简单、更保守，这使设计和制作更容易。此外，这种保守的方法可以通过椅旁系统在单次就诊中进行多个治疗［"一次就诊（One sit）"概念］，或使用技工室系统进行多次预约[33]。

先前的研究提出了一个概念，其预备体设计应以生物经济和生物替代原则为指导，因此预备体必须具有改善粘接系统和修复材料性能的特性[34]。该预备体不需要鸠尾峡，但仍建议预备厚度均匀的1~1.5mm的邻面洞型。

另一项研究描述的"简化非固位预备概念"旨在使修复体作为一个生物力学单元与剩余的牙齿结构共同作用，具有尽可能简单的几何形状，无须峡部预备，修复体厚度均匀（最小1.5~2mm）[35]。邻面洞型应呈U形，应避免拐角和边缘，预备洞型边缘应平滑，并且还应在牙釉质中预备倾斜面。

粘接界面的完整性对于无金属修复体的使用寿命至关重要，尤其是瓷修复体[35]。树脂粘接剂聚合应力受到与预备设计密切相关的几个因素的影响，例如龋洞结构因素（因素C）、预备洞型、粘接剂体积和粘接基底，这可能导致修复体边缘密合不佳，从而导致失败，例如二次龋坏的发生[36]。因此，从临床和手术的角度来看，更简单化的技术是非常有前途的。

以下临床病例（总时间：60分钟）是在一次预约或"一次就诊"的服务概念下进行的，随着它优化患者和专业人员的时间，这种服务正在不断增长。然而，需要声明的是，它的应用并不是那么简单，需要参与该数字化工作流程程序的所有专业人员进行大量的专业培训和准备。

病例报告4.5 在一次预约中CAD-CAM嵌体修复

（*临床病例由Dr Guilherme Saavedra和Dr Diogo Viegas提供*）

一名40岁患者的46填充物破损（图4.126）。从放射线照片来看，不存在根尖病变（图4.127）。脱矿组织被去除，并在同一疗程中，使用CS3600牙科口内扫描仪（Carestream Dental）和CAD-CAM技术，修复使用IPS Em-press MultiCAD（Ivoclar Vivadent）氟石增强瓷块（图4.128～图4.137）。

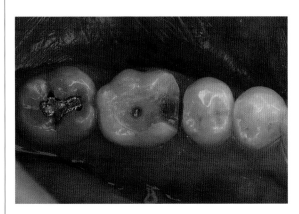

图4.126 剩余牙齿的殆面观。

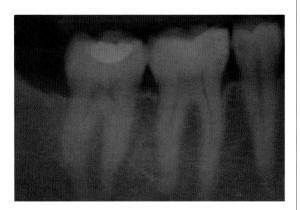

图4.127 46的根尖X线片。

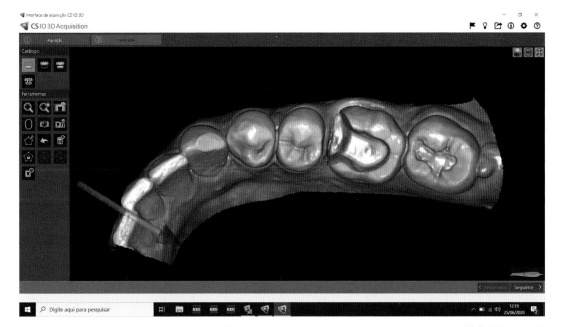

图4.128 牙体预备后，使用CS3600口内扫描仪（Carestream Dental，Atlanta/EUA）完成数字印模。评估咬合记录和龋洞评估。

病例报告4.5（续）

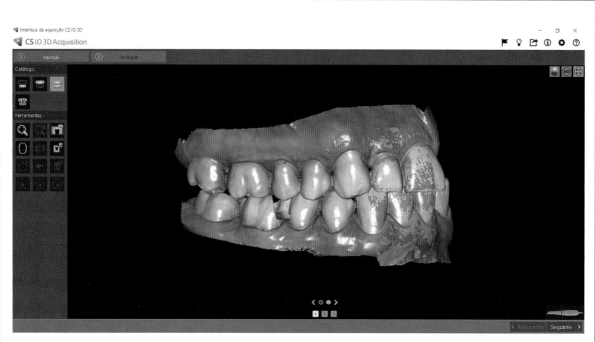

图4.129　咬合记录。

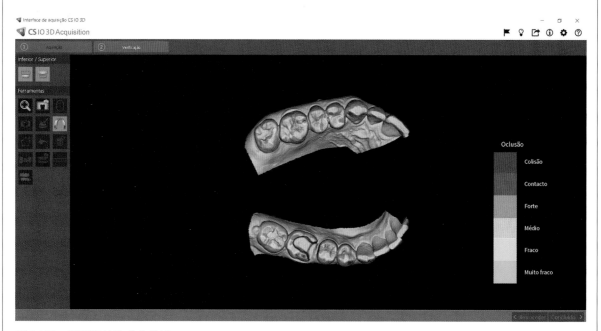

图4.130　龋洞评估和咬合接触。

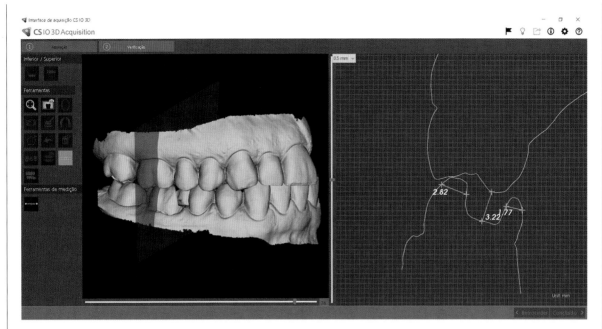

图4.131 预备体的横截切面。

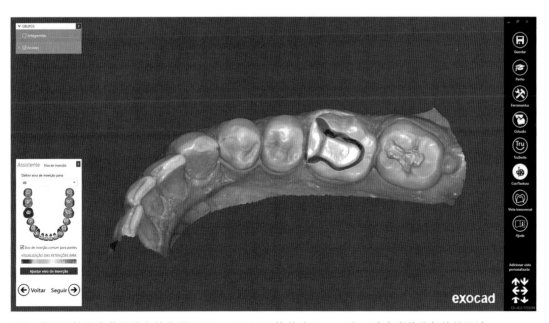

图4.132 将PLY扩展中获得的文件发送至ChairsideCAD软件（Exocad），确定嵌体修复体的设计。

病例报告4.5（续）

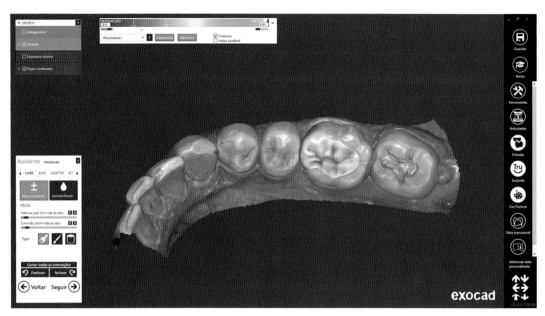

图4.133 嵌体修复体的数字化设计。

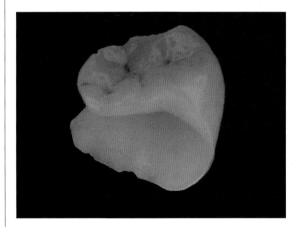

图4.134 使用瓷块（Empress CAD HT A2 I 12；Ivoclar Digital）铣削嵌体修复体。

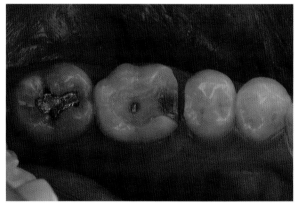

图4.135 试戴后、粘接前，用Proxyt预防性糊剂（Ivoclar Vivadent）清洁预备体。修复体的粘接面用10%氢氟酸处理60秒，清洗，干燥，然后涂上Monobond N硅烷（Ivoclar Vivadent）。预备体用磷酸酸蚀，涂布ExciTE F粘接剂（Ivoclar Vivadent）并使用浅色Variolink N粘接剂（Ivoclar Vivadent）进行粘接。用卫生刷和牙线刷去除多余的粘接剂，然后将粘接剂用Bluephase N（Ivoclar Vivadent）光固化60秒。请注意预备体和修复体的最终外观，其由氟石增强瓷块 [IPS Empress CAD multi（Ivoclar Vivadent），颜色A2] 制成，一次就诊即可完成粘接。

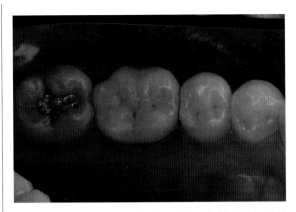

图4.136　在一次预约中粘接而成的预备体和修复体的最终外观，修复体使用氟石增强瓷块［IPS Empress CAD multi（Ivoclar Vivadent），颜色A2］制成。

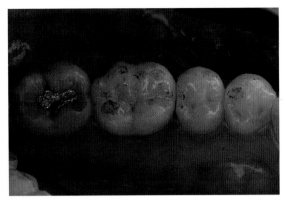

图4.137　使用咬合纸检查接触点后进行抛光和精修。为了延长治疗寿命，应避免牙齿/修复体界面上的咬合接触，这是一个关键点。

4.3.5　数字化引导复合树脂直接修复

牙科引导程序为治疗、患者和专业人员带来了新的维度。在诊断过程中预见临床情况以及将这些参考信息传输到手术操作的可能性，可以实现更高的精确度和更短的临床治疗时间。数字化引导间接修复体的诊断技术和导板已经开发出来，本章节的目的是描述一种用于规划和指导直接复合修复体构建不同阴影层和形态的技术。

该技术包括规划修复体的最终形态，并用复合材料（腭、牙本质和牙釉质）在牙齿重建的彩色层中解构此最终形状。临床医生在使用复合树脂进行多色修复时面临的两个最大困难如下。

- 确定修复体的最终色调：在复合材料的多色修复体中，通过在三维空间上对不同色层的调配来实现最终的色调/色彩并不容易。根据所选树脂对每一层进行分析，以及指南给出的每一层的正确厚度，都有助于修复雕刻过程。

- 形态学：直接修复体的最终解剖必须观察功能和美学方面，而这些往往因雕刻后必要的咬合调整而被牺牲。引导美学纹理细节以及平衡先前在咬合和功能性运动中验证项目中的各层的可能性，最大限度地减少了临床时间，为专业人员提高了效率，为患者提供了更好的体验。

4.3.5.1　分步程序

1）患者的口内扫描和补充的三维检查：数字化牙弓和咬合记录发送到规划中心，该中心将进行导板的研究和构建。与传统牙科手术一样，根据病例的复杂程度，需要进行3D检查和牙弓定位；在少数的情况下，扫描笑容和牙齿基底的照片以用于指南的研究与开发。然而，垂直距离增加、基底发生实质性变化、牙齿形状、退缩病例和不对称矫正的病例将需要3D参考，例如面部扫描和虚拟𬌗架，以便个性化的修复设计符合患者面部。

2）战略性修复设计：在此阶段，将根据治疗目标研究和更改虚拟模型。在附加情况下，新的牙科参考将以不同的方式纳入，从使用免费软件和牙齿库（Meshmixer），通过特定的牙科设计软件（例如Exocad、Nemo或Dental System），甚至还可以将模型发送到基于人工智能平台的服务商（Smilecloud）处进行诊断和设计。这些更改由与患者一起工作的负责专业人员进行验证，从此时开始，指南的设计将开始。

3）彩色层的虚拟定义和导板的虚拟设计：在这个阶段，最终的修复设计将被解构为3个部分：腭层、牙本质层和牙釉质层。每一层都将按照彩色雕塑的步骤建造；它们的厚度将根据要使用的树脂、病例所需的牙本质/半透明度的设计以及修复牙齿颜色的最终3D结构，与负责病例的口腔医生共同确定。在这些定义之后，每个步骤都会生成相应树脂（腭、牙本质和牙釉质）应用的具体导板。

4）导板3D打印：导板设计完成后，将进行打印。选择用于打印的材料是透明且灵活的生物相容性树脂，能够在插入树脂并放入口中后保持设计。其设计可以去除颈部多余部分并验证戴入位置。

病例报告4.6　数字化引导直接树脂复合修复

　　（临床技术由Dr José Lincoln de Queirós Jr和Dr Thiago Ottoboni提供）

1）在口内试戴数字化设计的3D打印导板并检查适应性。

2）导板涂布分离剂：需要在导板组织面涂布分离剂，由于导板同为树脂材料打印，需要使用氰基丙烯酸盐分离剂在组织面涂布一薄层，避免在导板内部出现树脂残留，维持组织面形态质地不发生改变。

3）树脂在其各自导板中的应用，按照编程的顺序进行。由于牙本质层强度和导板的厚度，该过程从堆塑牙本质层开始。之后是腭层，最后是牙釉质层。如果患者牙齿的颜色特征非常明显，可分别在腭层导板和牙釉质层导板下进行树脂堆塑时染色，以实现更复杂的牙体着色结果。

4）修复过程完成后，需要强调的是预期的纹理非常接近传统雕塑技术的后整理阶段。因此，不需要进一步调整形态和整理，在用手术刀去除多余的部分，完成修复体和牙齿之间的界面后，就可以开始所应用的树脂的抛光顺序（图4.138～图4.147）。这项技术的新可能性已经在开发中，例如它的使用应用于减法案例（例如需要磨除/去除旧的牙齿结构及修复体，使用数字化磨除导板）。

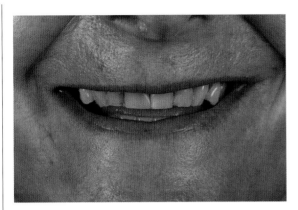

图4.138 初始微笑情况。

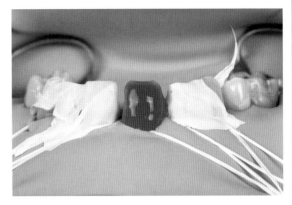

图4.141 用磷酸清洁牙齿30秒后拍摄的照片。

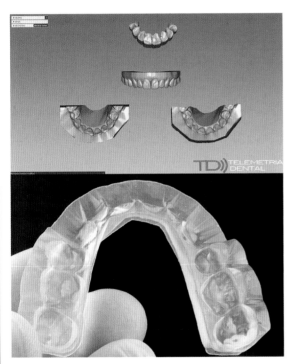

图4.139 3D打印的腭层导板。

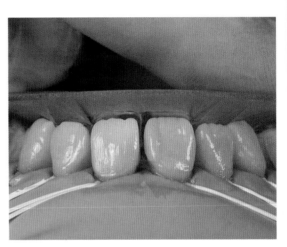

图4.142 牙本质层准备好后的腭层导板试戴。

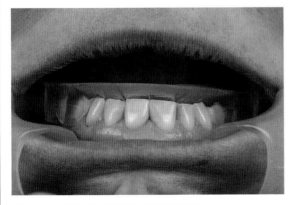

图4.140 使用橡皮障前的细节和情况。

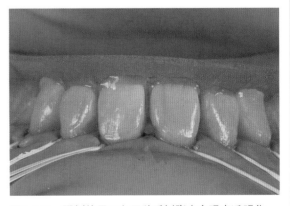

图4.143 腭侧使用无色牙釉质树脂来实现半透明化。

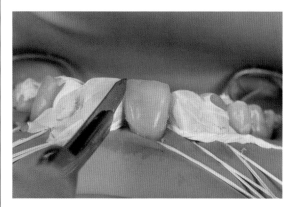

图4.144 在去除多余部分之前使用颊侧导板创建的颊侧层。

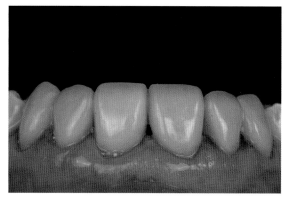

图4.146 最终结果与之前计划的形状设计相同，并且牙本质层、腭层和颊侧层的厚度适当。

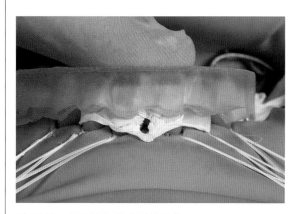

图4.145 其他牙齿前庭层的结构。

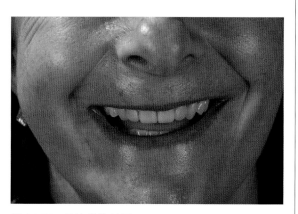

图4.147 最终微笑结果。

4.3.6 数字化全口义齿

4.3.6.1 可摘义齿修复工作流程：BPS–SEM–CD方法总结

在过去数年里，可摘修复工作流程仅呈现表面上的调整。您或许已熟知典型的流程与步骤：初印模、制作个性化印模托盘、临床边缘成型的终印模、制作用于获取正中关系（CR）记录的临床程序的咬合边缘、蜡型制作和评估，以及"试戴"义齿，然后进行一些必要的调整，再通过传统的加工方法，将修复体交付临床。

然而今天，有许多用于临床治疗可摘义齿修复的工具方法，包括BPS-SEMCD方法，将在本章后面更深入地概述该方法，以增加您的知识和理解。

让我们自己定位。首先，结合正中颌托盘配准（初始CR位置）进行两次初印模。使用UTS CAD建立这种初始情况的双瞳孔线和Camper平面。

所得数据经过数字编码，使我们能够制造两个定制的功能印模托盘（3D咬合位置），我们将使用它们根据SEMCD技术获取闭口功能印模。然后安装哥特式弓描记装置（Gnathometer CAD），使我们能够记录患者真实的生理无应变CR记录。

然后，将这些信息数字化，使我们能够生产3D打印的功能性一体式试戴（Monoblock try-in），我们用它来评估适合性、形态、功能以及美学和语音性能。

从这里开始，我们可以在软件中进行数字化修改，然后再生产出最终整体铣削的可摘修复体，并将其交付给牙列缺失患者以提高他们的生活质量。

病例报告4.7　数字化全口义齿

（临床技术由Dr Eric Kukucka提供）

现状

　　对现有状况进行批判性评估至关重要，此举将为我们提供关键信息。我们必须评估患者现有义齿的整体垂直距离（图4.148）以及无牙颌情况（图4.149）。我们还必须询问患者对修复体的需求。

　　必须始终考虑现有情况的各种因素，包括当前的适合性、形态、功能、美观、语音、稳定性，以及最重要的诉求。我们还必须严格评估现有的义齿，包括当前的CR位（图4.150a）和义齿殆面的磨损量（图4.150b、c）。

　　牙齿的大小和形状、牙齿的位置以及义齿如何测量其所在的解剖和生理结构都很重要（图4.150d）。显然，在这种现有情况下，我们必须对垂直距离、CR位以及牙齿的大小和形状进行谨慎的调整。

垂直距离

　　正确恢复患者的咬合垂直距离（VDO）对于可摘义齿的整体结果至关重要。如果没有准确地记录正确的咬合垂直距离，可能会对结果产生巨大的负面影响。垂直距离不准确的影响包括缺乏息止颌位、抑制患者发出准确发音、无法正常进行正中运动、颞下颌关节慢性疼痛、面部特征不成比例、咬唇和咬颊等。垂直距离根据黄金比例原理进行人体工程学设计，符合面部解剖结构。为了测量垂直距离，专业人员使用了绳子、Boley规和卡尺。VDO仪表提供了精确测量VDO的最简单形式之一。该工具在与专业知识、理解和经验相结合时，能为临床医生和患者带来难以估量的效果（图4.151a）。

　　使用两个直的延伸标记测量瞳孔间点和唇部闭合之间的距离。拧紧螺栓以将测量值锁定到位（图4.151b）。使用量规的另一侧，将圆形边缘（弧形颏部标记）放置在鼻部下方和颏部下方。如图4.151c所示，患者的颏部距离量规的弯曲部分不足6mm。

　　让患者张口直到颏部接触，展示出和谐的新VD位置（图4.151d）。如果弧形颏部标记与颏部完美接触，则患者具有适当且足够的VDO。如果颏部标记不与颏部接触，则患者闭唇过度；如果颏部标记距离颏部太短，则表明患者张口过大。

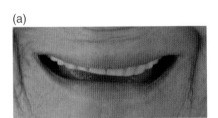
(a)

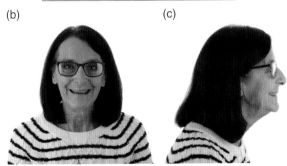
(b)　　　　　　　　　　(c)

图4.148　（a~c）无牙颌患者的评估。

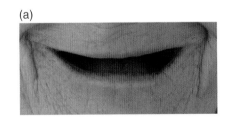
(a)

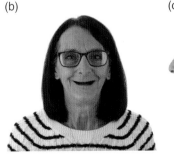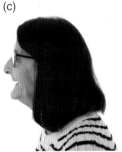
(b)　　　　　　　　　　(c)

图4.149　（a~c）无牙颌患者的面部评估。

病例报告4.7（续）

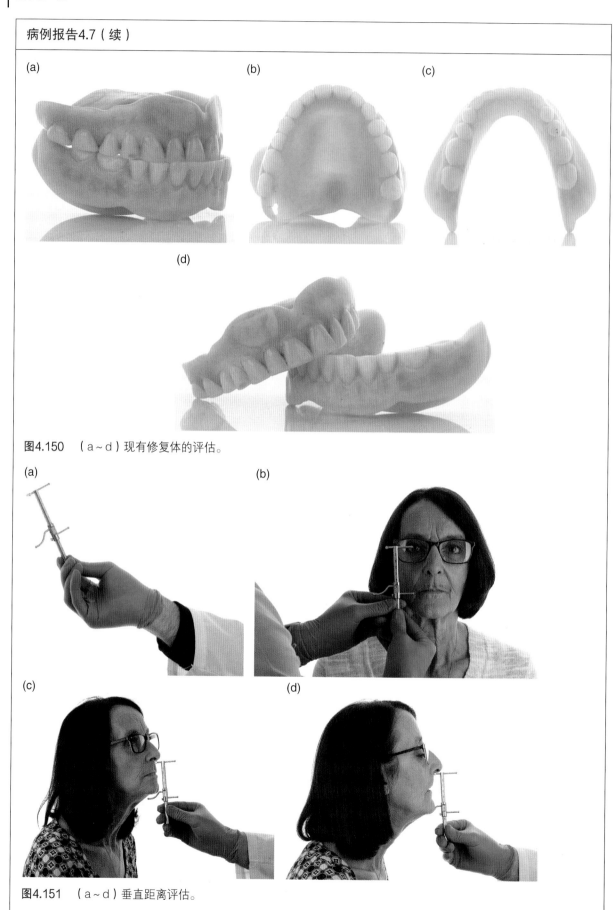

图4.150 （a～d）现有修复体的评估。

图4.151 （a～d）垂直距离评估。

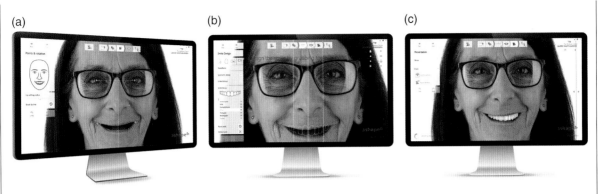

图4.152 （a~c）微笑的数字化规划。

新提出的微笑数字化设计

这项非凡的技术让我们这些从事可摘义齿修复的人真正做到"以终为始"！在传统的可摘义齿修复中，患者只能在蜡型试戴阶段才能看到我们如何"改善"他们的笑容和整体面部外观，在某些情况下直到可摘义齿交付后（即刻义齿情况）才能看到。

利用这项技术，我们可以向患者展示建议的修复尺寸、形状和颜色。这是修复前治疗计划和治疗开始前咨询的一个互动阶段，以了解患者的需求。通常，使用一体式材料制作的单一颜色数字化功能性试戴义齿，无法为患者提供理想的牙齿颜色和纹理表现。微笑设计使您可以轻松简单地向患者进行演示。

该过程首先上传一张正面大笑照片，并设置点和旋转（咬合平面参考、双瞳孔线和剪切唇部轮廓）以指示新提出的叠加微笑（图4.152a）。

该软件还配备了大量可下载的牙齿库以及各种模具、纹理和色调，可以轻松修改和缩放以适应患者的自然生理形态（图4.152b）。

一旦您完成了轮廓的缩放，您可以向患者提出这个建议，这样他们就会清楚地表达您对他们的新微笑的愿景和建议（图4.152c）。

初印模是全口可摘义齿修复成功的基础。初印模应该过度延伸，但仅限于确保必要标志点的程度。双相藻酸盐Accudent XD工艺包括用于印模基底的重体藻酸盐（托盘）材料和用于软组织、周边边界和底层解剖结构的高精确度细节的轻体藻酸盐（注射器）材料。将托盘材料直接放入托盘中作为印模基底，并将注射器材料放入Accudent Monoject中以捕捉周围硬组织和软组织的准确细节。

上颌初印模包括颊前庭、颊系带、结节、乙状切迹、咽喉形态和腭部黏膜精细形态（图4.153a）。

下颌初印模是利用个别托盘（Morita）结合Abe SEMCD技术进行的，其中下颌印模是在闭口状态下获取的。重要的标志包括整个磨牙后垫、下颌舌骨后窝、下颌舌骨嵴、颊系带和唇系带以及舌窝的全深度（图4.153b、c）。

正中颌托盘配准

正中颌托盘是一种CR记录设备，用于初步确定无牙颌患者的咬合关系（VDO）（图4.153d）。托盘的中心部分有一个独特的设计，可以让患者的舌头后缩，从而有助于引导患者进入生理上不紧张的位置来记录这一情况的初步VDO（图4.153e）。该装置将用于安装初步模型以制造正中关系制取装置（Gnathometer CAD；图4.156）。正中颌托盘配准方法优选使用聚乙烯硅氧烷（PVS）印模材料（Virtual XD Regular Set）（图4.153f）。

病例报告4.7（续）

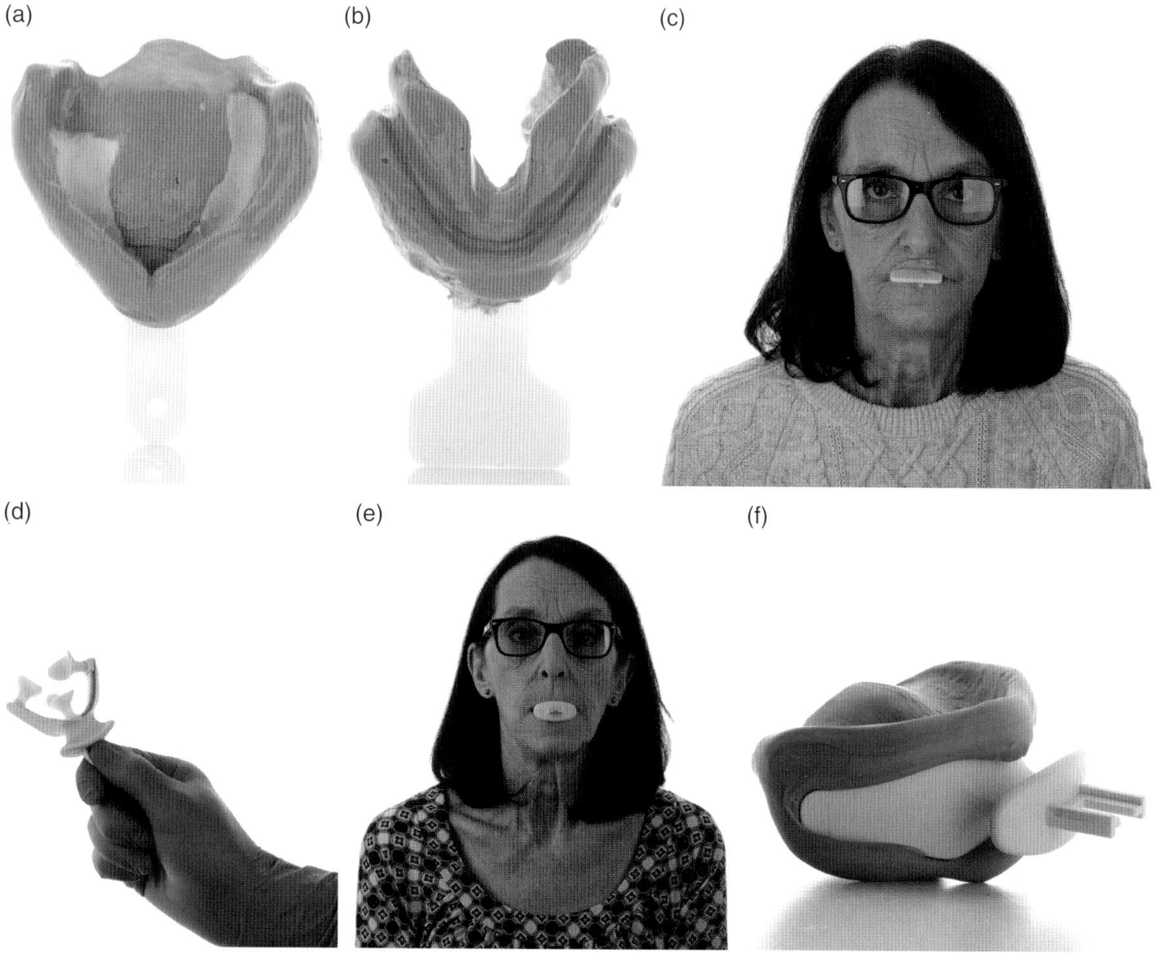

(a)

(b)

(c)

(d)

(e)

(f)

图4.153 （a）上颌初印模。（b）下颌初印模。（c）FCB闭口状态的患者。（d）正中颌托盘。（e）正中颌托盘新VDO。（f）正中颌托盘配准。

UTS CAD配准

UTS CAD（Ivoclar Vivadent）是一种配准装置，用于测量咬合平面相对于双瞳孔线（BP）（图4.154a、b）和Camper平面（CE）（图4.154c）的角度。测量的咬合平面与CE/BP的角度或偏差可以传输到牙科设计软件（3Shape）（图4.156）。这有助于在虚拟设计中，再现殆面的正确位置以促进3D殆垫的制造（图4.157）。

乳头计读数

乳头计（Candulor）是测量高微笑位置和息止状态时上唇长度的理想仪器。此信息很重要，牙科技师应考虑这一信息。乳头计捕获的闭唇线用于关联软件中闭唇线的位置，以便将Gnathometer CAD正确定位在3D殆垫内（图4.156和图4.157）。为了获得最准确的测量结果，患者应在息止状态下保持直立坐姿。通过弯曲唇部，将装置放在切牙乳头上，小心地将乳头

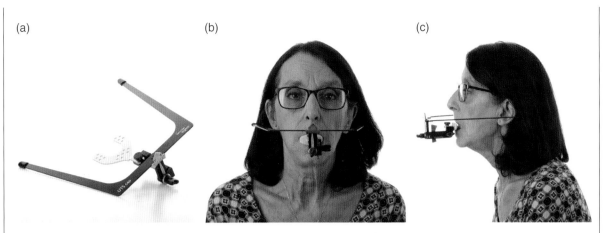

图4.154 （a）UTS CAD。（b）UTS CAD BP测量。（c）CAD CE测量。

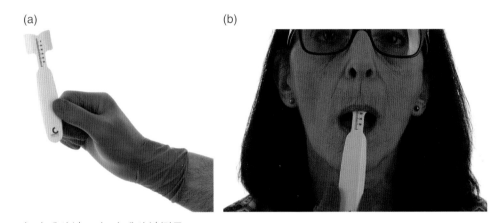

图4.155 （a）乳头计。（b）乳头计测量。

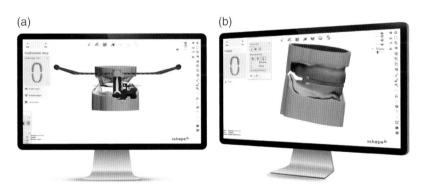

图4.156 （a）数字安装的模型。（b）3D殆垫设计。

计垂直插入。让患者放松唇部（口轮匝肌）（图4.155）。重复该过程两次，以验证测量的准确性和可重复性。

初步记录数字化

可以使用3Shape台式扫描仪或TRIOS口内扫描仪扫描上颌和下颌初印模与正中颌托盘。牙

病例报告4.7（续）

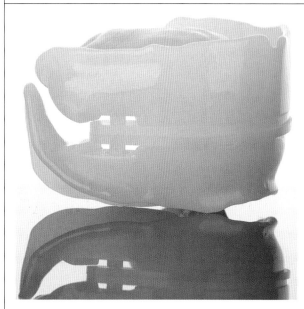

图4.157　3D殆垫。

科技师将创建数字初步模型，并输入临床医生提供的信息（图4.156a）。然后，技师将以数字方式设计3D殆垫（一套个性化的印模托盘，其中包含用于CR位下配准的针尖描记装置）（图4.156b）。

步骤1：初步记录

捕捉准确的记录

　　建立准确、可验证和可重复的VDO和CR的能力是可摘义齿修复的临床技能。结果将呈现出功能性、和谐性的咬合，最重要的是，患者感到舒适。实现可重复的CR对于可摘义齿的成功至关重要。由于人们认为这个过程具有挑战性和困难性，因此没有被广泛讨论或利用，但一旦以最简单的形式理解，它就可以很容易地在临床实践中采用。此外，随着数字化技术的进步，这些设备的制造已经取代了传统技术。

3D殆垫（图4.157）

　　这是一套个性化印模托盘，包含数字化制造的咬合边缘和印模垫片。这些单独的托盘可以包含印模间隙缓解装置，以实现终印模的完美均匀性。可以移除印模垫片以使用针尖描记装置（Gnathometer CAD）。这些托盘可以通过3D打印或减材铣削方法制造。

功能性终印模

　　在捕捉终印模时，我们必须捕捉患者闭口状态下的口内状况，而不是所谓的"压力负荷"下的位移。在闭口状态下创建最终的确定印模可以增加修复体在口内发挥作用的组织承载表面，并产生符合患者功能性运动的、和谐的义齿基托边界。为了获得这些结果，利用各种PVS材料非常重要。目标是最大限度增加义齿基托的支撑面积，同时考虑到肌肉的运动。黏膜和义齿基托之间必须存在负压作用。初印模是利用重体PVS捕捉患者运动的生理边界，利用轻体PVS捕捉软组织和解剖结构的精细细节。这是通过要求患者重现各种功能性动作来进行的（图4.158a、b）。

　　重体PVS边缘整塑完成后，将在上颌和下颌牙弓进行轻体PVS印模（图4.158c、d）。图4.158e显示了印模垫片就位后最终确定的闭口功能印模。

咬合平面的配准

　　UTS CAD（参见图4.154）利用专用殆叉进行定位。咬合平面是相对于Camper平面（图4.159a）和双瞳孔线（图4.159b）记录的。测量到的咬合平面与CE/BP的角度或偏差可以传输到牙科设计软件，用于排列义齿。

合并Gnathometer CAD

　　从3D殆垫上取下印模垫片，并定位Gnathometer CAD。它有一个触觉描记装置（图4.160a、b），位于上颌功能3D殆垫托盘中。下颌描记板（图4.160b~d）位于功能3D殆垫托盘中。这些将用于哥特式弓描记。

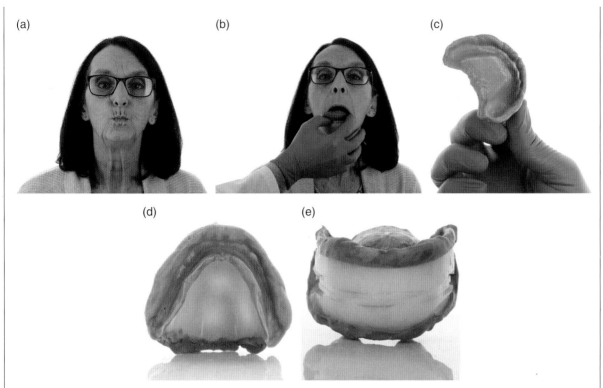

图4.158　（a）闭口印模运动1。（b）闭口印模运动2。（c）上颌终印模。（d）下颌终印模。（e）3D殆垫。

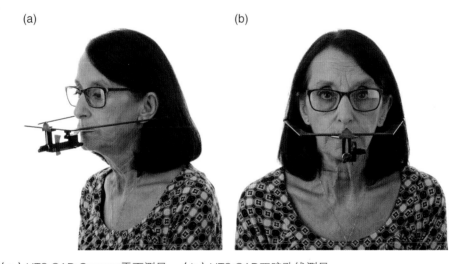

图4.159　（a）UTS CAD Camper平面测量。（b）UTS CAD双瞳孔线测量。

步骤2：捕获功能和生理状况

正中关系的制取

CR的制取是用针尖描记装置（Gnathometer CAD）进行的。这有助于在和谐VDO中捕捉患者真实的生理可验证的、可重复的、无应变的下颌骨位置。建立这种咬合关系在全口义齿修复中是非常有价值的。最重要的是使用不可擦除的记号笔或蜡笔来标记描记板。

将3D殆垫和Gnathometer CAD装置牢固地

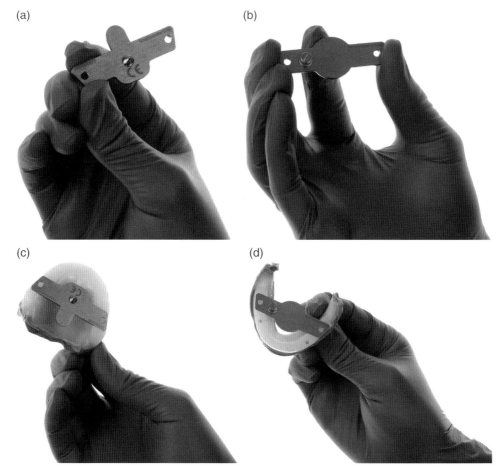

图4.160 （a）Gnathometer CAD触针。（b）Gnathometer CAD描记板。（c）触针组装到3D𬌗垫上。（d）描记板组装到3D𬌗垫上。

放置在口内，验证VDO采用与VDO仪表相同的方法（图4.161a、b）。一旦确认了VDO，就会指导患者将下颌前移至前突和后缩位置（图4.161c）。这些路径重复多次，以确保触针准确捕捉到描记板上。然后，让患者进行最大限度的侧方运动（双侧），这些运动也被捕获在描记板上（图4.161d）。结果代表理想的哥特式弓轨迹（图4.161e），并且该箭头的尖端描绘了最可重复的中心位置。

将中心销接收器（透明板）放置在平坦的描记板上，斜边和埋头孔朝上。箭头的中心点与中心销接收器中的孔对齐，并使用螺钉锁定到位（图4.161f）。然后将下颌3D𬌗垫放回口内，通过引导患者进入触针销插入中心销接收孔的位置来记录CR（图4.161g）。保持该位置并注入咬合记录材料以捕获该记录。中线、鼻翼线和高微笑线也在此步骤中标出（图4.161h）。一个非必要但推荐的步骤是在上颌印模表面取到单侧后堤区。这有助于避免在捕获CR记录时可能发生的任何轻微变化，从而导致上颌印模后牙区出现轻微间隙（图4.161i）。

牙齿选择

面部测量尺（Ivoclar Vivadent）（图4.162）使临床医生能够通过测量患者的鼻翼宽度（IAW）和与合适尺寸的义齿牙齿模型相关联。这种临床工具有助于确定患者的面部比例是

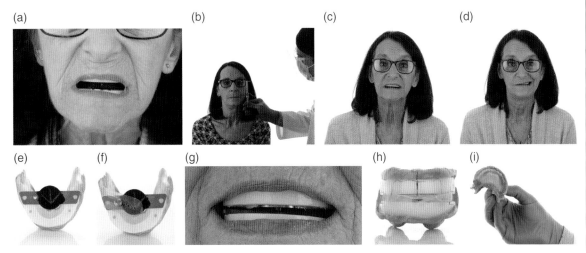

图4.161 （a）Gnathometer CAD固定在口内。（b）VDO验证。（c）前伸/后缩运动。（d）侧方运动。（e）描记板上的哥特式弓。（f）中心销接收器。（g）中心销锁定到位。（h）最终哥特式弓记录。（i）单侧后堤区。

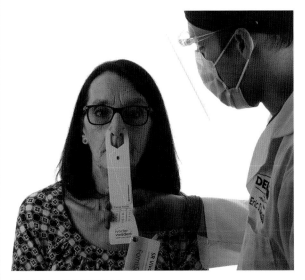

图4.162 面部测量尺。

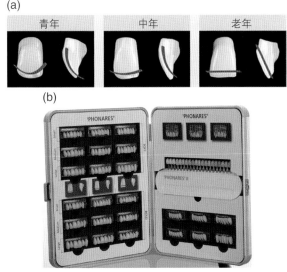

图4.163 （a）SR Phonares II 年龄特征。（b）SR Phonares II 现有的模具。

否最适合小型、中型或大型模具。SR Phonares II 牙模（Ivoclar Vivadent）（图4.163a、b）外形特征温柔或刚毅，或符合青年、中年和老年段特点。患者期望的不仅仅是恢复他们的基本口腔功能（例如咀嚼效率）。个性化美学扮演着越来越重要的角色。根据患者个人年龄和特征设计的一系列牙模对可摘义齿的成功至关重要。

- 青年模型特征——自然成形的切缘，明显的颊侧凸度。
- 中年模型特征——轻微磨损的切缘，降低的颊侧凸度。
- 老年模型特征——严重磨损的切缘，平坦的颊侧凸度。

我们必须首先使用面部测量尺确定鼻翼宽度（IAW）。选择大小合适的牙齿模型（小型、中型、大型）。应直接根据患者的解剖和面部

病例报告4.7（续）

特征选择前牙。在此步骤中还建议使用乳头计读数（图4.155a），以帮助牙科技师确定理想的闭唇位置以及牙齿排列步骤中前牙的位置。

步骤3：正中关系和牙齿选择

临床记录的数字化

使用台式扫描仪或口内扫描仪扫描患者的功能印模和CR记录，以捕获口内情况（图4.164a），以便创建功能试戴（Functional try-in）。数字化技术显著减少了体力劳动，提高了工作流程的效率，更重要的是，通过控制容易出错的流程和程序，提高了整体准确度和精确度。

数字化牙齿排列

我们必须明白，义齿排列的重要性仍然必须遵循无牙颌患者的美学、功能、生理和解剖学限制。能够将牙齿变形和缩放到优化适合性、形状、功能、美观、固位、稳定性和语音所需的精确生理位置，这对于可摘义齿修复至关重要。能够可视化下颌骨中心以定位后牙来获得最佳稳定性是至关重要的。此外，相比于半解剖式牙尖和舌侧集中𬌗方案，创建非解剖牙及双侧平衡𬌗功能可以实现（图4.164b）。数字化设计的修复体由均匀厚度的义齿基托包围，为患者提供优化的舒适度和强度以及美观的龈缘（图4.164c）。

当前的牙齿库排列由Ivotion S71 Lingualized（Ivoclar Vivadent）组成，其中包含人牙弓解剖排列。全牙弓Ivotion牙齿库基于经过验证的可摘修复原理，这使义齿能够根据患者的要求进行单独调整。

功能试戴

功能试戴的目的是评估影响无牙颌患者全口可摘义齿成功的各种重要因素。

功能试戴（图4.165a、b）是新提出的数字可摘义齿修复的原型，可以通过PMMA进行3D打印或减材铣削。功能试戴的目标是评估适合性、形态、功能、尺寸、美观、语音和垂直距离（图4.166）。功能性一体式试戴的额外价值在于，临床医生不必担心患者进行通常在传统蜡型试戴中进行的正中和侧方运动而导致的任何过早的牙齿移动或破坏。

这些单层一体式试戴也提供了最终确定修复的准确形式。临床医生有机会准确地评估上面列出的所有重要因素。在很多情况下，临床医生都会利用这一适应证作为"试戴"，并考虑到患者有机会拿"一体式试戴"在家试用。患者可以在最终确定之前向临床医生汇报并讨论任何并发症以及积极的反馈。此外，如果临床医生需要对一体式试戴进行修改，可以通过清洗印模和将新的

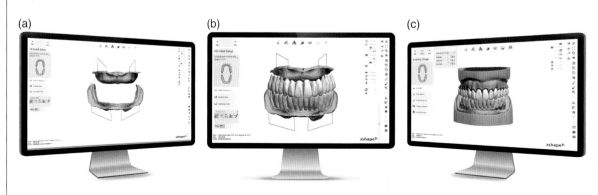

图4.164　（a）虚拟模型。（b）虚拟牙齿排列。（c）虚拟最终牙齿排列。

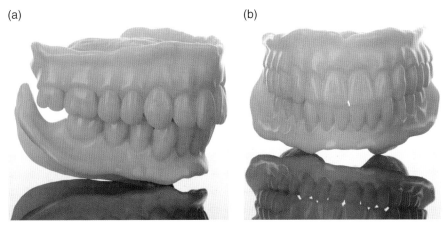

图4.165 （a）一体式试戴侧面。（b）一体式试戴正面。

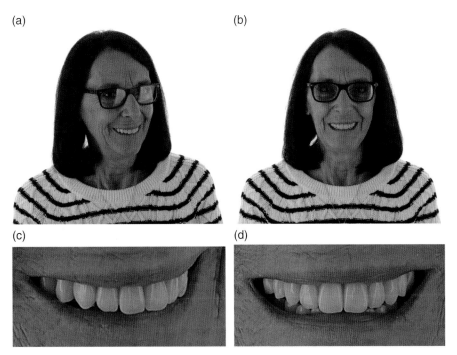

图4.166 （a）微笑侧面完整轮廓。（b）微笑正面轮廓。（c）微笑侧面特写。（d）微笑正面轮廓特写。

CR记录传回数字化口腔技师以适应这些修改来简单地完成此操作（图4.167）。使用数字化，沟通调整不再是一项挑战或烦琐的任务，因为调整中线、殆面以及增加或减少切牙长度都可以简单而精确地完成。

在这种情况下要做的改变是稍微加宽颊廓，增加侧切牙和中央牙切牙长度，并将垂直距离增加1mm。

步骤4：数字化生成的可摘义齿

设计最终确定

预约功能试戴后，可以通过软件进行必要的调整（图4.168）。此时，必须精确确认美观、适合性、形态和功能的细节以及Ivotion Shell Geometry的实现。这种特殊情况将利用单片PMMA Ivotion圆盘完成（图4.169a）。

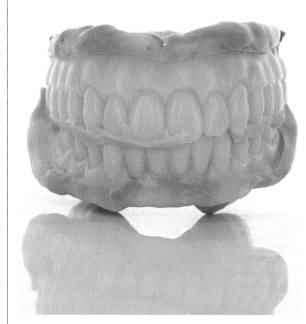

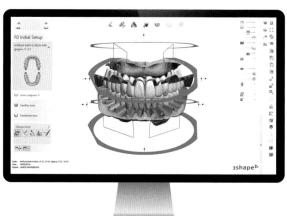

图4.168　软件最终确定。

图4.167　经修改的一体式试戴。

Ivotion圆盘

圆盘的内部区域具有所谓的壳体几何形状（图4.169b）。几何形状是一种数据库化的3D牙齿和牙弓几何形状，源自各种真实的患者情况，经过分析后创建了这种几何形状。它定义了牙齿和义齿基托材料之间的过渡区域。该几何形状与相应的全牙弓牙齿库一起纳入设计软件中。得益于Ivotion圆盘设计和复杂的铣削策略，可以用一个圆盘生产一副一体式义齿。该材料是经过验证的高品质PMMA牙齿和义齿基托材料，具有真正的整体式创新制造工艺，可实现直接化学粘接。它是一个无应力整体圆盘，具有均匀的高强度（图4.169c）。在这里，我们可以直接看到铣削后的修复结果（图4.169d、e）。

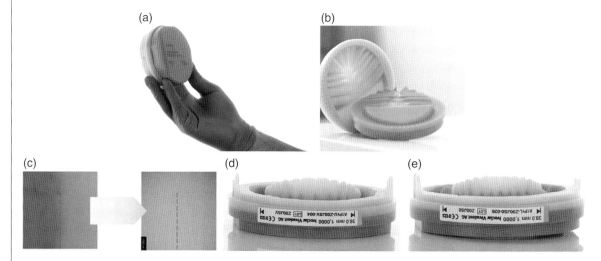

图4.169　（a）Ivotion圆盘。（b）壳体几何形状。（c）真正的整体式制造。（d）Ivotion圆盘上部。（e）Ivotion圆盘下部。

数字义齿的最终确定

我们的目标始终是为任意义齿创造自然的外观。当谈到数字化全口可摘义齿时，个性化和表面纹理在创造真实自然的美学效果中发挥着至关重要的作用。这可以使用各种硬质合金旋转锉和金刚砂切割盘来实现（图4.170a）。为了在整体牙弓上实现单牙分离效果，需要使用金刚砂切割盘（图4.170b）。定义邻间间隙和接触点将创建真正个性化的牙齿表面与结构，既美观又实用（图4.170c～e），定义唇面发育沟、边缘沟、生长叶和表面纹理。然后对义齿进行抛光以供交付（图4.171a、b）。

步骤5：修复的最终确定

戴入

新义齿的交付需要高度关注细节。我们必须始终确保患者对新义齿感到舒适和自信。良好的临床医生和技师关系有助于此次预约的成功。我们必须分配必要的时间来验证患者的舒适度，基托边缘及组织面的过度延伸导致可能对下方软组织造成损害。

一旦我们确认了患者的舒适度，必须用咬合纸评估所有正中和侧方咬合接触，以确认已经实现了双侧平衡的功能骀。我们还必须花时间对

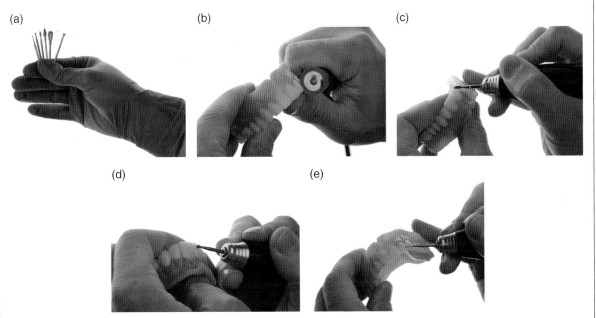

图4.170　（a）硬质合金车针和金刚砂切割盘。（b）个性化金刚砂切割盘。（c）邻间间隙。（d）唇沟。（e）横纹。

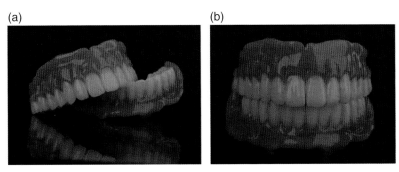

图4.171　（a，b）最终抛光的义齿。

病例报告4.7（续）

患者进行各种宣适应新修复体的各个方面，包括功能习惯和最初推荐的软食饮食。此外，我们必须清楚地了解他们可能会在口内碰到压痛区的事实。我们必须始终提供积极的指导，并保证我们将一直引导他们，以便他们能够改善生活质量（图4.172）。

患者无牙颌情况的概述如图4.173a所示。现状如图4.173b所示，新义齿情况如图4.173c所示。我们常常忘记微笑的重要性以及微笑会给别人带来怎样的感受。一套全新的完全可拆卸修复体对患者生活的影响是显著的。这名患者戴同一副义齿42年！我们应该始终努力在这一过程中取得卓越成就，通过临床和技术知识、理解沟通和先进技术来帮助缺牙患者的修复治疗。

步骤6：交付最终修复体

参考义齿技术

该技术最简单的形式是利用患者现有的修复体定制托盘和CR记录设备（图4.174a）。该技术允许临床医生以现有的义齿为指导，在适合性、形状、功能、固位、稳定性、美观和语音方面进行改进。患者的旧义齿包含了很多有价值的信息：咬合、牙齿位置、垂直距离、牙齿形态、唇侧支撑、边缘延伸、CR、正中咬合、磨耗类

(a)　　　　　　　　　(b)　　　　　　　　　(c)

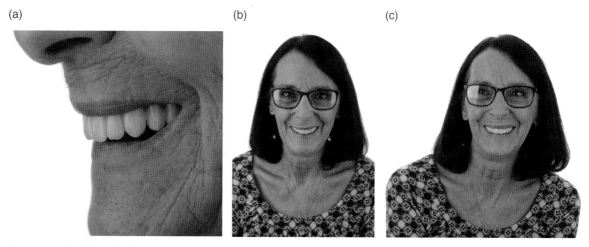

图4.172　（a）侧面微笑特写。（b）正面微笑特写。（c）自然的微笑。

(a)　　　　　　　　　(b)　　　　　　　　　(c)

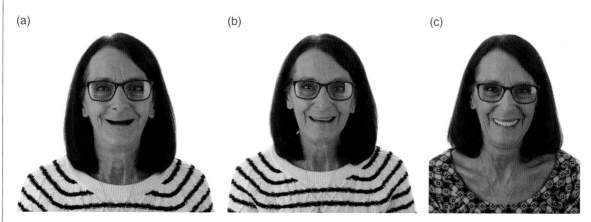

图4.173　（a）无牙颌情况。（b）现状。（c）新义齿。

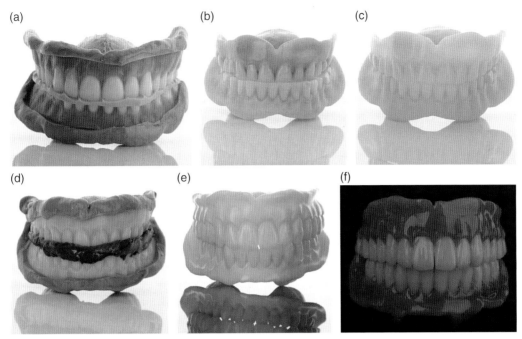

图4.174 （a）参考义齿。（b）现有的义齿。（c）360°参考义齿。（d）带印模的360°参考义齿。（e）功能性一体式试戴。（f）最终义齿。

型，口腔卫生习惯、颜色等。利用旧义齿制作闭口功能终印模，能显著提高固位和稳定性，并减少后期调整。重要的是，在患者不受张力的、可重复下颌位置捕获CR。测量适当的VDO和CR很重要。

　　360°参考义齿技术遵循与参考义齿相同的方法和原理，但不是直接在患者现有的义齿上取印模，而是可以使用口内扫描仪或技工室扫描仪扫描义齿（图4.174b），以创建与参考义齿完全相同的副本。现有情况是3D打印或减材铣削（图4.174c）。这种方法有很多优点：可以使用托盘粘接剂，而无须将其从现有修复上移除。任何过度延伸/延伸不足或压力过大的区域都可以提前缓冲。如果要在增生或动度较大的区域预留更多的印模材料空间，也可以提前设计预留。无论您需要在𬌗面上放置额外的材料还是减少𬌗面，都可以对后牙进行修改。此过程的目标与参考义齿技术相同（使用患者现有义齿的副本来获取闭口功能性终印模和CR记录）（图

4.174d）。一旦这个捕获信息后，创建功能试戴以评估新出现的口内情况（图4.174e）。传达必要的调整并制作最终义齿（图4.174f）。

　　这种参考义齿修复方法有很多优点。通常很难重现患者在生理、神经肌肉和审美方面已经习惯的现有情况。由于涉及临床和技术的复杂性，许多临床医生不愿意进行可摘义齿修复。尽管该适应证并不适合所有患者，但在允许的情况下可以应用。

步骤7：参考义齿技术

　　由于数字义齿的确切规格永久保存在单个STL文件中，因此在患者收到修复体后很长一段时间内，数字义齿流程仍具有有用的应用。我相信这是该系统最大的优势。例如，患者设备的精确数字记录可以立即轻松地与世界任何地方的牙科专业人员共享。同样，如果患者碰巧丢失了义齿。更好的是，当需要更换新义齿时（7～10年内），制造另一副义齿不需要"重新开始"，利

病例报告4.7（续）

用患者现有的印模。义齿可以合并到现有的数字记录中，以创建原始义齿的新副本，并进行适当修改以适应患者所经历的任何身体变化。

在牙科的各个方面，几乎都有无限数量的道路通向有限的最终目的地。在很多情况下，我们最终都会到达同一个地方，但真正重要的是我们如何到达那里。只有谦虚的口腔健康专业人士才能正确理解，我们病例的成功往往不仅仅取决于我们的专业意见。相反，它还有很多事情要做。那些信任我们作为牙科专业人士的患者，期望我们提供的服务能够改善他们的生活质量。

数字义齿技术为临床医生创造了一个机会，让他们能够以更有效、更高效和可预测的方式治疗使用可摘义齿的患者。按照笔者的例子，您应该更有信心为您的患者提供可摘义齿修复治疗。技术和材料科学只会随着时间的推移而进步。

4.3.7 全牙弓种植体支持式修复体

全牙弓固定种植体支持式修复体（CAFIP）的制造取决于精确的治疗步骤，包括治疗计划、种植体植入、临床和技工室修复程序。种植体骨结合后，获得CAFIP的临床步骤需要获取软组织和硬组织形态以及种植体的三维位置。

修复体试戴程序可以定义理想的美学轮廓，同时注重功能和技术参数，例如咬合、垂直尺寸和舒适度。为了实现完整的功能和美观效果，必须将初始模拟中获得的信息传输到最终的修复体。

4.3.7.1 利用CAD-CAM进行全牙弓修复

CAD-CAM系统、专用材料、设备和软件的开发扩展了修复结果的可能性和工作流程选项CAFIP（表4.2）。在已建立的修复学概念的支持下[37]，计算机化系统被证明可以提高精确度，减少工作量和技工室时间，优化最终修复结果和美学可预测性，并减少对人力资源的依赖。临床医生必须了解数字化口腔可用于制造CAFIP的所有可能性，其中包括口内扫描、生成数字模型、使用特殊的计算机化组件、操作机械和软件以及选择支架材料等。CAFIP的大多数工作流程将由模拟和数字程序混合组成，特别侧重于结构的设计和制造。临床和技工室的数字化程度越高，数字化步骤和快捷方式的使用就越多。CAFIP制造涉及的主要步骤将作为早期采用的建议提出。从模拟工作流程迁移到数字化工作流程时，临床医生可以选择如何使程序适应实践。

以下病例报告说明了制造全牙弓固定种植体支持式修复体的主要步骤（图4.175）。

表4.2 规划CAFIP的临床和技工室主要步骤

	临床步骤	技工室步骤	目标
1	摄影记录、口内评估	通过软件模拟微笑结果	与患者沟通，提供切合实际的结果预测
2	种植体和软组织的印模	制作最终工作模型、蜡堤和基托	获得精确的工作模型
3	蜡堤细化	牙齿排列到蜡堤中	试牙，要遵循软件创建的微笑设计
4	口内牙齿试戴	在模型上创建硅橡胶模型	验证种植体位置是否理想并评估角度基台的使用情况
5	安装最终基台		可能需要将新基台放置在口内制取新印模

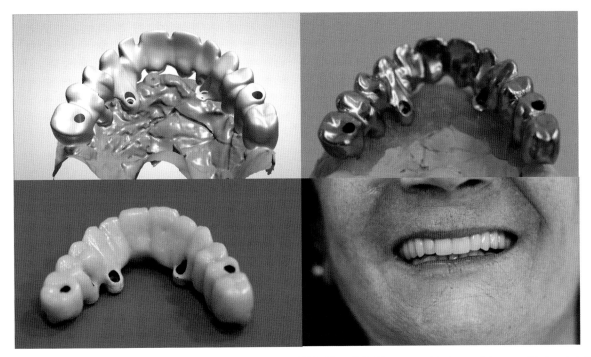

图4.175　全牙弓种植体支持式固定修复体，使用3Shape系统设计，并使用Ceramill Motion 2（Amann Girrbach）在氧化锆上进行铣削。

病例报告4.8　全牙弓固定种植体支持式修复体

*（临床技术由Dr Roberto A. Markarian
提供）*

1）修复体规划和印模。

2）扫描和数字化。

3）修复体CAD设计。

4）CAM软件和支架制作。

5）支架材料选择。

6）支架的临床试戴。

7）添加美学饰面层。

8）CAFIP的临床试戴。

9）最终修复体交付。

修复体规划和印模

　　最终修复体效果的规划应在术前通过"以修复体为导向"的规划方案开始。种植体和螺钉通道开口的位置应针对CAFIP进行优化，改善美观、结构支撑和支架强度。然而，在某些情况下，修复医生收到的种植体是在规划不当、位置非最佳的情况下植入的。在这些情况下，应制订计划以：

- 使用角度基台矫正倾斜种植体，优化开孔定位。

- 分析先前种植体的骨质量支持和骨结合。

- 检索种植体型号/品牌信息。

- 验证种植体的数量和位置是否足够。

- 检查功能障碍和磨牙症的体征与症状。

- 估计咬合和对牙弓的适用性。

　　在某些情况下，患者已经拥有旧修复体，这可以提供修复体规划所需的一些信息。然而，在大多数情况下，需要更详细的研究来优化修复效果。这项研究将用于进一步的临床步骤，以构建最终的CAFIP。

　　二期手术后，应在种植体取模后制作工作模型。蜡堤和基托应在口中仔细试戴并调整。然后，牙齿被定位以尝试匹配最初的微笑计算机模拟，以实现最佳的美观和功能。

病例报告4.8（续）

规划阶段的目标是在工作模型和配准的对颌牙弓上获得包含颌面关系、垂直距离、咬合、整体轮廓和牙齿美观的蜡型。

扫描和数字化

此时所有收集到的信息都必须数字化。最终工作模型，即具有正确咬合和虚拟𬌗架的对侧牙弓，可以使用台式技工室扫描仪进行扫描。

牙科扫描仪中可用的一种有用的软件工具是双扫描方法，其中包含种植体的石膏模型可以与修复蜡型参考叠加，从而促进CAFIP最终结构的设计。合并后的颌骨和参考所生成的扫描文件可以导入CAD软件中，用于修复体结构的设计。

修复体CAD设计

在CAD软件中，牙科技师收集的扫描数据和虚拟𬌗架等CAD软件工具为结构的最终生产建立了正确的设计参数。可以实施在规划阶段创建的微笑模拟，以提高结果的可预测性。

在CAD中，可以从全牙弓可能的修复设计中选择结构类型：杆、二级上部结构、解剖动度、螺钉固定、粘接固位、全解剖或饰面回切。设计结构的最终轮廓将取决于修复材料的组合：金属-丙烯酸、金属-陶瓷、金属复合材料、氧化锆-陶瓷。完成CAD设计后，建议技工室将项目提交给修复医生，以便在制造前进行改进。

种植体库

牙科CAD-CAM系统允许将支架接口直接设计在基台上，或粘接在预制的钛基底上，这通常是种植体制造商推荐的。当支架材料不是钛时，建议将支架与基底进行粘接，尽管这一建议在文献中尚未达成共识。在产生应力的情况下，例如长悬臂跨度，应避免使用此类额外的钛基部件，因为脱粘的风险较高。

CAM软件和支架制作

在CAD中设计后，最终修复体文件将导出为通用STL文件。现在可以将该文件导入所需的CAM软件中，该软件将调整技术参数以制造支架。

制造方法将取决于所需的材料。大多数支架是通过减材策略（铣削）制造的，而其他支架则可以通过3D打印增材策略构建。

支架材料选择

CAFIP最广泛使用的修复材料组合是金属-丙烯酸。除了易于制造和维护之外，一些临床医生更喜欢金属-丙烯酸CAFIP，因为它更轻并且可以降低咬合力的影响。然而，修复重量和材料刚度都与传递到种植体的应力和冲击力无关。

最近已经确定，没有一种修复材料可以被视为优于另一种修复材料的首选，因为临床结果相似[38]，并且没有一种修复材料组合可以避免技术并发症[39]。因此，修复材料的选择必须在修复医生和患者之间进行，以达到所需的美学和功能结果，同时考虑机械和生物学需求[40]。

用于CAD-CAM支架生产的材料越来越多，具有不同的制造策略和机械性能。

氧化锆瓷修复

氧化锆（ZO）是适合种植体支持的CAD-CAM修复的材料之一，通过减材铣削制备，因为它具有良好的美观性、生物相容性、色调稳定性以及牙菌斑积聚少、耐磨性好和导热性低等优点。

ZO结构通常被构造为所有外表面均有饰瓷。然而，最近的进展已经生产出具有改进的半透明度的ZO变体，允许构建整体修复体，或进行缩减，结合改进的美学和高机械性能。

使用ZO的特殊步骤

- 必须对工作模型的精确度进行分析，因为ZO无法焊接，以防压痕变形。
- 当计划整体修复体时，可以用树脂铣削原型版本或通过3D打印制作原型，以检查美观和功能效果并允许进行修正。
- 研磨后，材料需要进行一些精修，并且可以着色以加强最终的配色方案。
- 着色ZO需要根据制造商的系列说明书在专用熔炉中进行烧结，以实现其最终的机械和尺寸性能。
- 如果支架设计为包含钛基台界面，则应在烧结后对其进行测试，被动地安装到支架空心中。

金属-丙烯酸修复体

用于金属-丙烯酸修复的金属杆可以根据牙齿排列通过结合数字和模拟策略来制造。用于制造此类支架的临床方案不会改变传统的工作流程。

与此同时，在牙科技工室中，用于杆制造的材料选择更多。由于设备需要财务投资，每个技工室提供的CAM策略和材料选择有限。通过铣削获得的最常见材料选择包括致密钴铬合金（Co-Cr）、烧结钴铬合金和钛。

采用CAD-CAM技术制造杆的优点是在技工室耗时更少、精确度更高，避免了铸造杆常见的变形。

金属-陶瓷/金属复合材料修复

多年来，CAFIP结构中钴铬合金的选择有所增加。制造商已针对CAD-CAM工作流程调整了这些合金。越来越广泛应用的钴铬合金，主要有两种，一是切削的硬质钴铬合金，另一种是较软

化的烧结钴铬合金。其他合金被制备为用于增材打印的粉末，例如选择性激光熔化或3D打印和铣削的组合策略。

Co-Cr结构具有高刚性，具有良好的成本/效益，并具有高机械强度和易于陶瓷/复合材料应用。CAD必须优化美观的材料分层。

支架的临床试戴

在牙科技工室生产后，应按照检查表对结构的密合度进行临床验证。

- 应进行射线照相和触觉密合度评估。所有螺钉必须被动、无阻力地紧固。
- 当支架中存在咬合时，应进行检查，并以低速进行所需的咬合调整。
- 应验证支架的整体轮廓以及中线位置。
- 支架和对颌牙弓之间的咬合记录可以更好地控制最终的牙弓互锁和咬合。
- 需要将金属部件焊接完成后进行密合度评估。
- 如果检测到不合适，则应对金属进行切片和焊接。然而，如果支架材料是ZO，临床医生应考虑重新开始制作。由于氧化锆无法焊接，因此需要制作新的工作模型。

添加美学饰面层

经过临床批准后，该支架被送往牙科技工室应用美学材料并获得最终的轮廓和色调。

氧化锆/金属陶瓷/金属复合材料

支架的设计和缩减应指导制造路径，促进牙齿个性化的美学效果和牙槽侧的良好贴合。牙科技师必须确认至少留有±1mm的空间用于陶瓷/复合材料贴面。美学材料必须按照制造商的说明进行分层。在获得修复的最终轮廓和色调后，可以对修复进行精修和抛光，可以应用玻璃层，并且CAFIP已准备好进行口内试戴。

病例报告4.8（续）

金属-丙烯酸修复体

通过CAD-CAM程序生产的杆应在牙科技工室以金属-丙烯酸CAFIP的传统方式进行加工。建议在进行丙烯酸树脂固化之前，将完成排牙及人工牙龈蜡型的支架在口内进行试戴。当牙齿排列得到临床医生和患者的认可后，修复体就可以进行丙烯酸树脂装胶、精修和抛光了。

CAFIP的临床试戴

最终确定的CAFIP在放入口中之前必须经过详细的检查。本步骤需要分析的参数如下。

• 新的牙龈轮廓可能会干扰修复体的适应，因此应进行射线照相贴合评估。必须检查所有螺钉的被动就位。

• 应检查咬合情况，并以低速进行所需的咬合调整。

• 应验证CAFIP的整体轮廓。照片可用于检测需要进行美学调整的区域。

• 应要求患者分析修复体是否感觉舒适和愉快。因为最终修复体的轮廓是全新的，应评估口腔组织的触觉（牙龈/牙齿解剖结构的体积和纹理）。

当专业人员和患者对结果感到满意时，建议使用低扭矩固定螺钉初步佩戴CAFIP 1~2周。

必须指导患者正确的口腔卫生技术，最初遵循软食并安排后续预约。

最终修复体交付

成功的功能试戴后，应准备最终修复体的交付。

• 如有必要，必须检查咬合情况并进行调整。

• 固定螺钉最终加力，并且封闭螺钉通道开口。

• 应拍摄患者的全景X线片以进行治疗后立即评估。

• 应安排患者定期随访。

4.4 3D打印在口腔修复中的应用

4.4.1 3D打印树脂修复体

临时修复体在牙齿重建中发挥着重要作用。除了从美学和功能角度帮助确定理想的诊断并保护剩余牙齿免受磨损和断裂之外，它还是最终修复体制造的主要参数，也可为修复体颜色、厚度和类型的选择，以及咬合调整提供参考。还可以辅助患者适应新义齿的解剖形态。

目前，通过CAD-CAM获得的临时修复可以使用减材制造技术进行，这是一种成功的技术。然而，最近3D打印开始流行。可用的增材制造设备和材料（例如具有生物相容性的光聚合树脂）在牙科领域显示出快速、增加的发展。

由聚甲基丙烯酸甲酯（PMMA）等材料铣削而成的临时修复体对于数字化工作流程用户的临床医生来说非常常见，因为许多研究已经证明了这些修复的精确度、强度和优点。生产是通过计算机数控（CNC）设备进行的，在设备上切削材料块或材料盘生成修复体。PMMA具有较高的机械强度、弯曲强度、低孔隙率；然而，设备、配件、材料、操作员和精修程序可能会出现固有的故障。此外，临床医生在采用铣削临时修复体时面临的主要障碍是，与口腔诊所或修复技工室进行的传统技术相比，投资更大。

随着3D打印机和临时修复体材料的发展，设备和树脂的更多选择鼓励临床医生不仅使用增材制造，还使用其他解决方案，例如口内扫描仪和规划软件。

最流行的增材制造技术包括立体光刻、数

字光处理和液晶显示。他们提出了一种聚焦在打印台上的紫外线光源，可以固化树脂等感光材料。然后通过聚合逐层生产修复，直到完成（图4.176）。打印时间取决于修复尺寸和体积、所选层分辨率和厚度以及细节级别要求等因素。放置在打印台上的修复体结构的位置、角度和数量也会影响打印时间。

一般来说，成品修复需要进行后处理，包括用异丙醇清洗——最好是用超声清洗机，以去除残留在表面的树脂，并在紫外线下固化以完成聚合。当它们是定制的时，还需要一个精修步骤来去除支撑、粗糙化表面并制作修复体，以使美学效果符合最初的计划。

其他技术例如熔融沉积成型（FDM）也得到广泛应用；然而，由于它们无法达到使用紫外线和树脂技术所提供的表面光滑度，因此通常只能从中获得研究模型或正畸模型。

三维印模技术首先用于牙科，主要是因为其简便性和成本承受能力。它们还允许临床医生快速获得在患者难以可视化的复杂情况下的、不同的模拟。不仅是模型，复制骨骼解剖结构的生物模型也已被广泛生产，以便除了允许在术前进行模拟之外，还可以有效地向患者展示治疗计划。

可摘（全口或局部）和固定（单冠或多冠）修复体，甚至内冠和手术导板都可以通过3D打印来制造。模拟的可能性还为需要难以实现的美学效果的重复治疗带来了优势。使用规划软件，虚拟牙齿库可以叠加在患者的牙弓上，以及由修复技师或捐赠者的牙弓手动执行的蜡型扫描。绘制完成后，文件导出为另一个文件，可以通过生产设备软件配置进行打印。

通过增材制造进行3D打印的最大优势与所用材料的控制、生产通常无法通过铣床复制的复杂解剖结构的可能性以及熟悉该技术的、经验丰富的用户减少的生产时间有关。尽管研究表明，与传统修复和铣削修复相比，打印临时修复具有出色的精确度结果，但其随时间的抵抗力和耐用性仍需要更好的研究。

需要强调的是，有更容易获得的设备和材料，要求更低投资成本，但最终结果可能会有些令人失望，特别是对于不熟悉该技术的用户。制

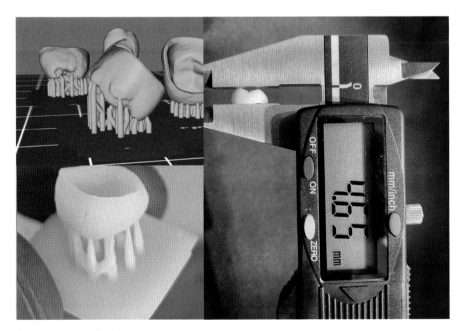

图4.176　研究项目中使用的3D打印牙冠。

造技术也可能出现错误，例如由于层厚度、打印过程甚至固化后导致的收缩。考虑到这些修复的精致度（即小直径和薄厚度），临床医生应选择专业设备和经过认证的材料。

打印临时修复的工作流程从使用牙科扫描仪采集3D文件开始，直接从口腔（口内扫描）或间接从石膏模型捕获3D图像。验证后，将文件导入规划软件（CAD），以便修复设计遵循理想的解剖参数，并可以通过打印设备进行处理（图4.177）。之间强调了数字化规划、控制测量和改

(a)

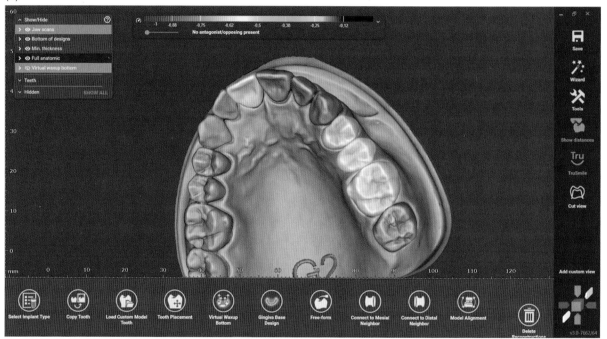

(b)

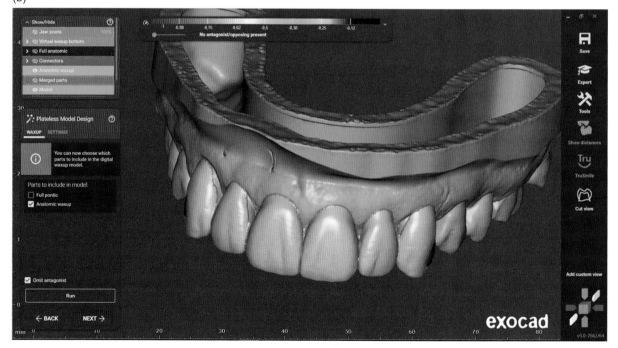

图4.177 （a）在DentalCAD（Exocad）上设计的临时修复体。（b）在DentalCAD上设计的虚拟蜡型，用于获取模型外层。

变配置的优势。例如，可以精确模拟面部中线、双瞳孔线、微笑设计、牙齿比例、乳头排列以及咬合和邻面接触等信息。当扫描的牙弓叠加在CT扫描、面部扫描、照片和蜡型扫描（如果可能）上时，结果预计是非常可预测的。

最终文件通常以STL格式导出并传输到所选设备的软件，该设备可以是铣床或3D打印机。在3D打印机软件中，文件被放置在打印台中，该平台是现有物理平台的虚拟表示，文件在该平台上被切片成层，从而确定打印顺序和修复构造。在软件中（图4.178），除了获得有关过程的信息（例如估计的生产时间、所需的树脂量）之外，还可以操纵材料、层厚度、支撑数量、定位和插入方向等变量。

由于设备使用液体树脂，因此材料在有效期内且均质化很重要。为此，市售混合器可以促进树脂搅拌，防止沉淀并避免因树脂不均匀而产生的任何错误。

在将文件发送到打印机之前，应先准备好打印机，即需要连接设备并进行打印操作。

校准并正确选择原材料且数量充足（在需要手动进料的情况下）。此外，观察窗、树脂槽等设备部件应处于良好状态，以免损害光通道和树脂聚合。

检查后，文件通过USB线或笔驱动器或通过wi-fi发送到设备。打印机通常显示有关正在进行的过程的信息，例如打印时间和消耗的材料量。

打印完成后（图4.179），应使用异丙醇清洗修复，这一过程可以通过超声清洗机进行优化。它确保剩余的树脂从修复表面完全去除。然后，使用紫外线固化室完成聚合，该固化室应根据树脂特性进行配置。

固化结束时，操作员小心地移除负责将修复固定在打印台上的支撑结构，然后继续完成。此步骤应使用微型电机、金刚砂和硬质合金车针、砂纸和抛光橡胶来执行。

除去支撑物后，可以使用钻头将临时修复表面打毛，以更好地保留颜料和釉料，以用于下一步的颜色表征。可供用于打印临时修复体或全口义齿的特殊配件，从而有可能获得更加美观和个性化的效果。

打印步骤（图4.180）包括3层涂抹：①初始

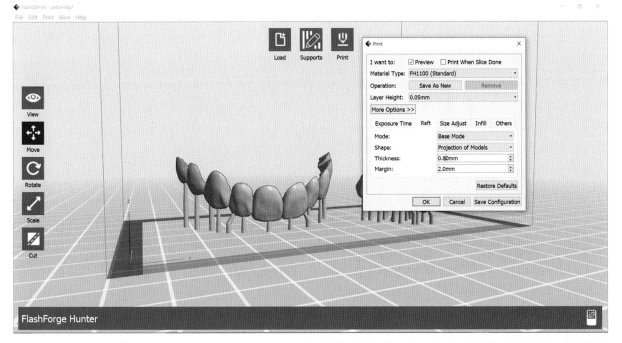

图4.178 3D打印机软件（FlashDLPrint、FlashForge）上的临时修复体，用于生成呈现层切片的文件，然后进行打印。

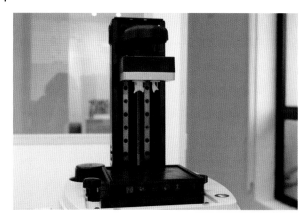

图4.179 临时修复体已完成并等待从Varseo XS打印机（BEGO）中取出。资料来源：BEGO GmbH & Co. KG。

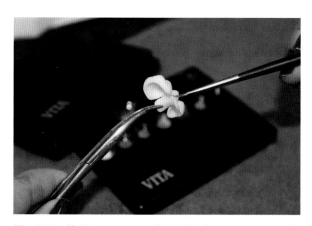

图4.180 使用Vita Enamic染色套件（Vita Zahnfabrik）制作临时修复体。资料来源：VITA Zahnfabrik H. Rauter GmbH & Co.KG。

釉；②颜料中间层（根据优选技术）；③最后的釉料，以保护完成的打印体。应将修复体转移到紫外线固化室中进行适当固化。制作方案可能会根据所选套件的不同而变化。

只有少数研究提出了专门针对3D打印临时修复体的制作方案，因此没有足够的关于耐用性的信息。另外，制造公司越来越多地开发用于临床使用的认证材料，并发布带有专业说明的推荐方案。

最终临时修复体可以在工作模型上进行调整并打印，以便技工室技师和口腔医生检查制备或组件，以及咬合和邻面接触。安装和粘接应遵循传统方案，使用临时或树脂粘接剂，因为它们与3D打印机树脂兼容。

可用于临时修复制造的增材制造技术和聚合物已越来越多地出现在数字流程用户的临床和技工室日常中；然而，存在一个学习进步曲线，用户在获得使用设备和执行后续步骤的经验时会不断进步。所选原材料应满足生物相容性、抗菌性、美观性等要求，并具有保证精确度的机械性能（例如强度）。

先前的研究表明，打印的修复体具有临床耐久性，并且没有相关并发症，例如颜色稳定性损失或断裂[41]。然而，需要进一步的长期临床研究才能更好地了解所有技术特征。另外，其不断增长的临床应用必将保证未来设备和原材料成分的改进。

4.4.2 3D打印牙齿模型

对于想要在日常活动中实施数字化工作流程的临床医生来说，获得3D模型是第一步。牙科模型通常在诊室或技工室中用于修复体评估、丙烯酸或乙酸酯树脂板的制作、打蜡、模型设计等。因此，使用非牙科开放软件获得3D模型是数字化口腔的重要一步，也是最简单的一步。

将扫描文件制作成实物是数字化工作流程的主要目标。需要强调的是，扫描的文件是线性文件，即它们仅存在于计算机上，没有变成具有空间结构的文件。因此，需要开发软件（例如Meshmixer）将它们转换为以后可以打印的立体文件。

尽管使用非牙科开放软件获取牙模的方法有多种，但本章将介绍一种基本、简单的方法。

4.4.2.1 导入文件

为了开始模型准备，需要将STL文件导入软件中。为此，打开后，选择"导入（Import）"选项（图4.181）。在此步骤中，无须导入遮挡中的文件，因为主要重点是石膏制备。

4.4.2.2 处理文件

一个重复的问题是如何移动这些文件以及如何让它们自由移动。首先，合适的鼠标是必不可少的，因为所有的虚拟移动都是通过它来执行的。通过单击右键并通过单击滚轮拖动它们，可以在X轴、Y轴和/或Z轴上旋转所选对象。通过旋转滚轮，可以将物体拉近或拉远。左键仅用于发出命令。

4.4.2.3 清洁网格

建模过程从网格清理开始；去除边缘以获得更干净的模型（类似于使用牙科技工室石膏修剪器）。此步骤将帮助软件在实体化时更好地计算网格。

在网格清洁之前，模型应放置在与一侧成45°的位置，并且不要再次移动（图4.182）。这是因为该软件通过平面进行切割而不是通过选

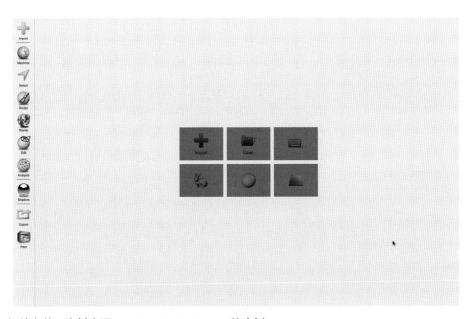

图4.181 导入初始文件。资料来源：Dr Danilo M. Bianchi的病例。

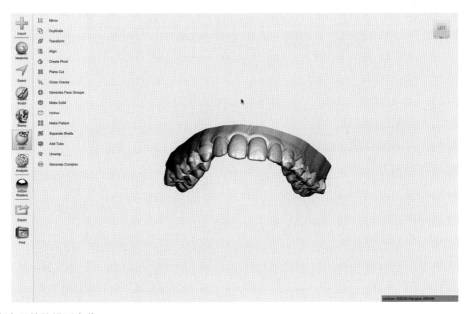

图4.182 网格清理前的模型定位。

择区域。要开始清洁，请单击屏幕左侧的"选择（Selet）"工具，这样可以删除或保留区域限制。在此步骤中，通过在网格外部单击一次，然后在网格区域内再次单击，创建一条直线。接下来，应创建几条直线并最终连接起来，勾勒出一个区域（图4.183）。然后，按下"X"键放弃所选区域，该步骤应在整个模型中重复，处理所有边缘，包括腭部和舌底（图4.184）。

4.4.2.4　平滑网格边缘

在删除所有多余的网格边缘后，由于形成STL文件的三角形的边缘，边缘上仍然会存在不规则的轮廓。为了获得线性底座，应平滑这些边缘。为此，按下"W"键即可显示三角形网格（图4.185）。然后，选择"选择（Selet）"工具，将"大小（Size）"选项卡上的值减小到0（零）（图4.186）。这将使画笔（尺寸）尽可能小，从

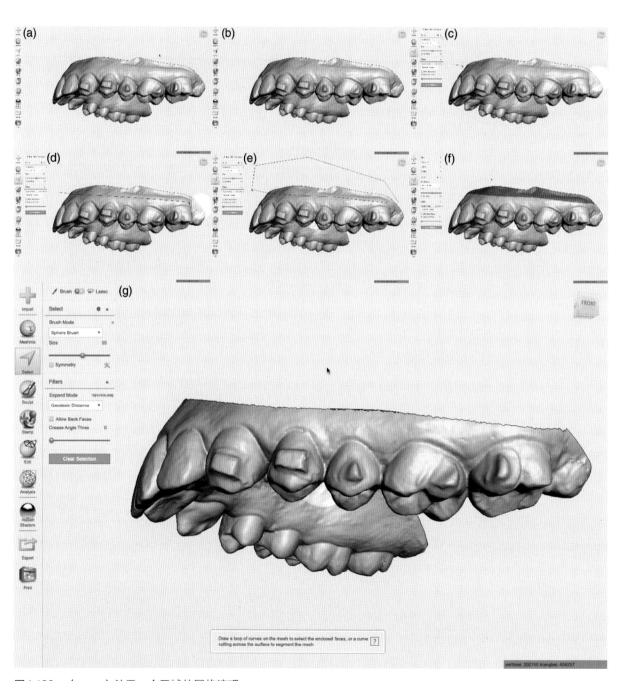

图4.183　（a～g）关于一个区域的网格清理。

而允许在边缘上单击。然后，应通过双击网格最外层的三角形（即边缘上的最后一个三角形）来选择文件的整个边缘（图4.187）。然后，按下"B"键［或选择"编辑（Edit）"工具，然后选择"平滑边界（Smooth boundary）"工具］，将使整个边缘变得平滑并且变成橙色。接下来，再次选择"W"键以删除可视化的三角形。点击

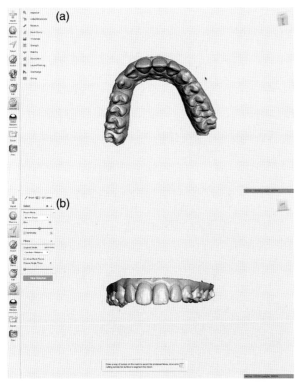

图4.184　（a，b）整个模型的网格清理。

"接受（Accept）"后，这个新底座就完成了（图4.188）。在某些预配置的计算机中，它的颜色可能与模型的其余部分不同，也可能不是。这仅代表软件创建的新网格组。

4.4.2.5　创建底座

边缘平滑后，文件需要成为可打印模型，因为它仍然是线性模型。

一旦边缘平滑，就应该创建一个坚固的底座以获得更好的印模。为此，应通过双击选择整个边缘并按下"D"键［"挤出（Extrude）"工具］。下一步是边缘延伸。为此，首先应将"Direction"设置为"Constant"，将"Endtype"设置为"Offset"，并将"Offset"栏移至一侧。变为黑色条纹的一侧是拖动模型的错误一侧，即临床医生应将模型拖向底座变为橙色的一侧（图4.189）。完成后，"接受（Accept）"将完成该过程。

现模型已基本完成，需进一步修改才能打印。

4.4.2.6　实体化

此步骤的目的是使模型具有空间结构，以便进行3D打印。为此，应选择屏幕左侧的"编辑（Edit）"工具。接下来，选择"实体化（Makesolid）"工具，根据计算机系统的需求，这可能需要一些时间（图4.190）。然后，模型实体

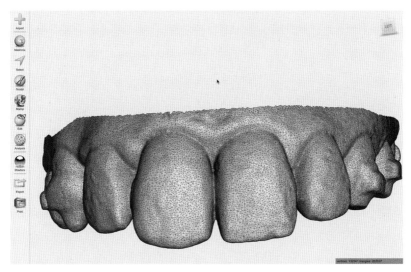

图4.185　可视化三角形网格。

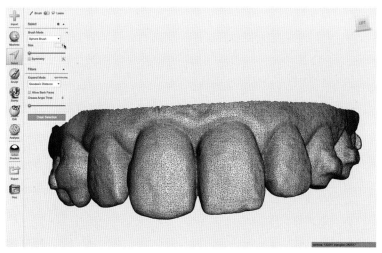

图4.186 减小画笔尺寸。

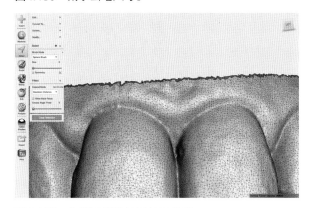

图4.187 选择网格最外层的三角形。

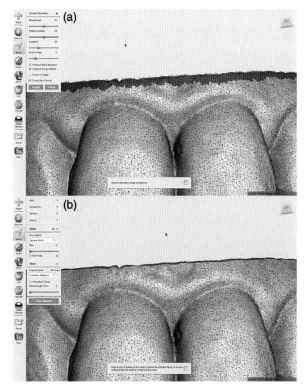

图4.188 （a，b）完成网格边缘平滑。

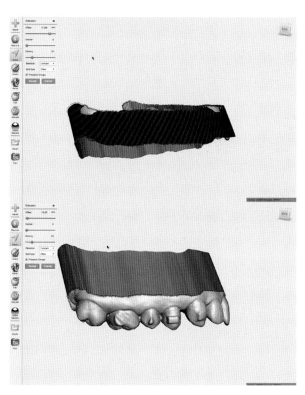

图4.189 （a，b）创建模型库。

化，但由于软件预设，它失去了原始格式。要将模型恢复为原始格式，请将"实体精确度（Solid accurary）"和"网格密度（Mesh density）"工具的整个条形拖动到右侧，为512值，并选择"更新（Update）"。稍后，选择"接受（Accept）"将完成该过程（图4.191）。然后，可以导出模型进行打印；然而，由于它是完全固体，因此会消耗更多的树脂，导致更高的聚合收缩。因此，传统上，铸件应该是空心的并且具有减小的底座面积。

4.4.2.7 空心化

要使模型空心，请连续选择"编辑（Edit）"和"空心（Hollow）"工具。建议厚度为2mm有助于树脂收缩控制和耐久性。传统上，Meshmixer软件采用此厚度，但每次验证它很重要［"偏移距离（Offset distance）"工具］。在此之后，软件将内部部分变为纯深灰色，外部部分变为透明，表示内部部分将被删除。单击"接受（Accept）"后，模型将变为空心（图4.192）。

尽管该模型是空心的并且现在可以进行压印，但它呈现出一个"盖子"，不允许内部树脂完全聚合。因此，模型的底部应始终被移除。

4.4.2.8 切割平面

切割平面时，模型应尽可能直。为此，连续选择"编辑（Edit）"和"平面切割（Plane cut）"工具。与"空心（Hollow）"工具不同，"接受（Accept）"后将保留实心深灰色部分。重要的是要确保只有模型呈现纯深灰色。如果底座呈现这种颜色，则应通过单击较粗的蓝色箭头来反转命令（图4.193）。这样，软件将删除透明部分，模型将准备好打印和切片（图4.194）。

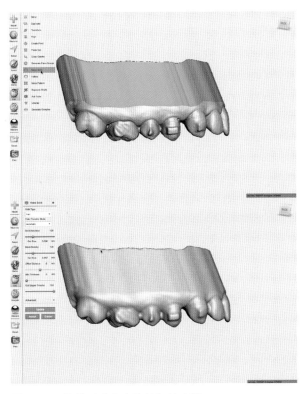

图4.190 使模型成为实体的初始步骤。

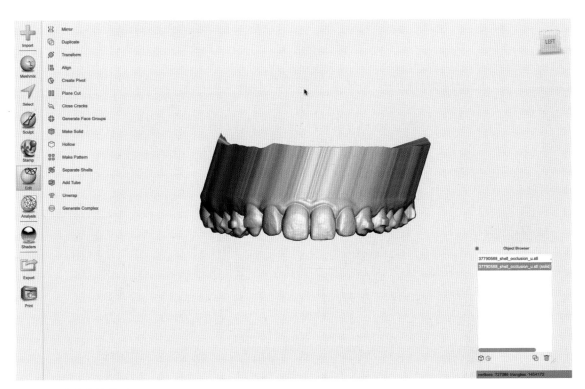

图4.191 最终的实体模型。

4.4.2.9 输出

在模型导出过程中，检查文件是否为STL二进制格式非常重要。现在，可以对模型进行切片和打印（图4.195）。

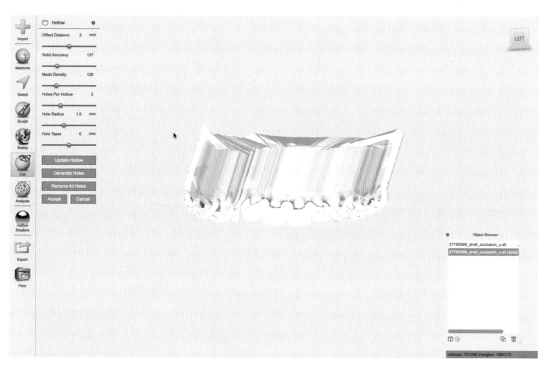

图4.192 完成模型空心制作过程。

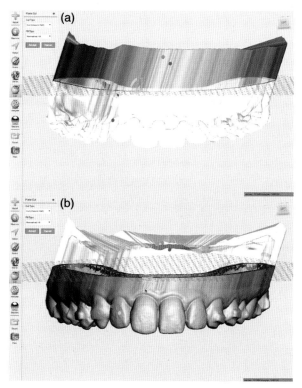

图4.193 （a，b）切割平面的初始程序。

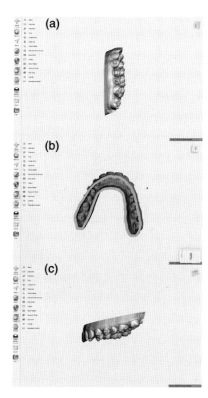

图4.194 （a~c）切割平面的最终程序。

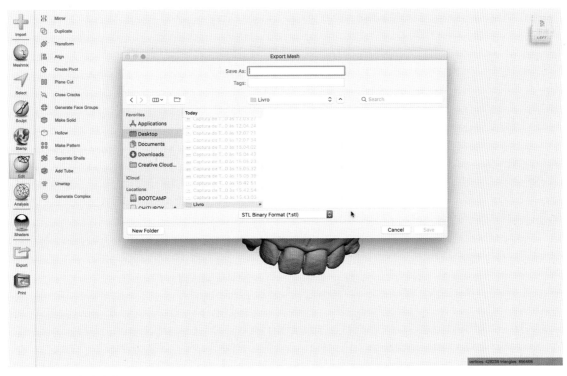

图4.195 正在导出该文件。

参考文献

[1] Markarian, R.A., Vasconcelos, E., Kim, J.H., and Cortes, A.R.G. (2021). Influence of gingival contour on marginal fit of CAD-CAM zirconia copings on implant stock abutments. Eur. J. Prosthodont. Restor. Dent. 29 (1): 2–5.

[2] Queirós, J.L. Jr. and Lopes, P.C. (2020)). Fluxo digital. In: Classico e Digital: o elo de equilíbrio entre as especialidades na prótese odontológica (ed. T. Uehara and E. Luiz de Souza), 78–93. Nova Odessa: Napoleão/Quintessence Publishing. [Book in Portuguese].

[3] Wang, Y., Song, Y., Zhong, Q., and Xu, C. (2021). Evaluation of influence factors on the width, length, and width to length ratio of the maxillary central incisor: a systematic review and meta-analysis. J. Esthet. Restor. Dent. 33 (2): 351–363.

[4] Frese, C., Staehle, H.J., and Wolff, D. (2012). The assessment of dentofacial esthetics in restorative dentistry: a review of the literature. J. Am. Dent. Assoc. 143 (5): 461–465.

[5] McLaren, E.A. and Culp, L. (2013). Smile analysis. The Photoshop® smile design technique: part I. J. Cosmet. Dent. 29 (1): 94–108.

[6] Culp, L., McLaren, E.A., and Swann, L. (2013). Smile analysis. Converting digital designs to the final smile: part 2. J. Cosmet. Dent. 29 (2): 98–108.

[7] Coachman, C. and Calamita, M.A. (2012). Digital smile design: a tool for treatment planning and communica-tion in esthetic dentistry. Quintessence Dent. Technol. 35: 103–111.

[8] Edler, R., Wertheim, D., and Greenhill, D. (2003). Comparison of radiographic and photographic measurement of mandibular asymmetry. Am. J. Orthod. Dentofacial Orthop. 123: 167–174.

[9] Coachman, C., Calamita, M.A., and Sesma, N. (2017). Dynamic documentation of the smile and the 2D/3D digital smile design process. Int. J. Periodont. Restorat. Dent. 37 (2): 183–193.

[10] Levin, E.L. (1978). Dental esthetics and the golden proportion. J. Prosthet. Dent. 40: 244–252.

[11] Teixeira Neto, A.D., Costa, A.J.M., Choi, I.G.G. et al. (2021). Digital workflow for full-arch implant-supported prosthesis based on intraoral scans of a relative of the patient. J. Oral Implantol. 47 (1): 68–71.

[12] Hassan, B., Greven, M., and Wismeijer, D. (2017). Integrating 3D facial scanning in a digital workflow to CAD/CAM design and fabricate complete dentures for immediate total mouth rehabilitation. J. Adv. Prosthodont. 9: 381–386.

[13] Heike, C.L., Upson, K., Stuhaug, E., and Weinberg, S.M. (2010). 3D digital stereo-photogrammetry: a practical guide to facial image acquisition. Head Face Med. 6: 18.

[14] Park, J.M., Oh, K.C., and Shim, J.S. (2019). Integration of intraoral digital scans with a 3D facial scan for anterior tooth rehabilitation. J. Prosthet. Dent. 121: 394–397.

[15] Ye, H., Wang, K.P., Liu, Y. et al. (2020). Four-dimen-

sional digital prediction of the esthetic outcome and digital implementation for rehabilitation in the esthetic zone. J. Prosthet. Dent. 123: 557–563.

[16] Mahn, E., Sampaio, C.S., Pereira da Silva, B. et al. (2020). Comparing the use of static versus dynamic images to evaluate a smile. J. Prosthet. Dent. 123: 739–746.

[17] Stanley, M., Paz, A.G., Miguel, I., and Coachman, C. (2018). Fully digital workflow, integrating dental scan, smile design and CAD-CAM: case report. BMC Oral Health 18: 134.

[18] Jreige, C.S., Kimura, R.N., Segundo, Â.R.T.C. et al. (2021). Esthetic treatment planning with digital animation of the smile dynamics: a technique to create a 4-dimensional virtual patient. J. Prosthet. Dent. https://digitalsmiledesign.com/news/ esthetic-treatment-planning.

[19] Coachman, C., Georg, R., Bohner, L. et al. (2020). Chairside 3D digital design and trial restoration workflow. J. Prosthet. Dent. 124: 514–520.

[20] Coachman, C., Calamita, M.A., and Sesma, S. (2016). From 2D to complete digital workflow in interdisciplinary dentistry. J. Cosmet. Dent. 32: 62–74.

[21] Nishimura, D.A., Iida, C., Carneiro, A.L.E. et al. (2021). Digital workflow for alveolar ridge preservation with equine-derived bone graft and subsequent implant rehabilitation. J. Oral Implantol. 47 (2): 159–167.

[22] Markarian, R.A., Vasconcelos, E., Kim, J.H. et al. (2021). Effect of different milling devices on marginal fit of CAD-CAM zirconia copings on implant stock abutments. Int. J. Prosthodont. https://doi. org/10.11607/ijp.7069.

[23] Pinhata-Baptista, O.H., Kim, J.H., Choi, I.G.G. et al. (2021). Full digital workflow for anterior immediate implants using custom abutments. J. Oral Implantol. 47 (2): 140–144.

[24] Costa, A.J.M.E., Burgoa, S., Rayes, A. et al. (2021). Digital workflow for CAD-CAM custom abutments of immediate implants based on natural emergence profile of the tooth to be extracted. J. Oral Implantol. https:// doi.org/10.1563/aaid-joi-D-20-00214.

[25] Coachman, C., Gurel, G., Calamita, M. et al. (2014). The influence of tooth color on preparation design for laminate veneers from a minimally invasive perspective: case report. Int. J. Periodont. Restorat. Dent. 34 (4): 453–459.

[26] Fung, L. and Brisebois, P. (2020). Implementing digital dentistry into your esthetic dental practice. Dent. Clin. North Am. 64 (4): 645–657.

[27] Viegas, D.C., Mourão, J.T., Roque, J.C. et al. (2020). Evaluation of the influence of the impression technique, scanning direction and type of scanner on the accuracy of the final model. Braz. Dent. Sci. 24 (1): 1–13.

[28] Rocca, G.T., Rizcalla, N., Krejci, I., and Dietschi, D. (2015). Evidence-based concepts and procedures for bonded inlays and onlays. Part II. Guidelines for cavi-

ty preparation and restoration fabrication. Int. J. Esthet. Dent. 10 (3): 392–413.

[29] Magne, P. (2012). Pascal Magne: "It should not be about aesthetics but tooth-conserving dentistry". Interview by Ruth Doherty. Br. Dent. J. 213 (4): 189–191.

[30] Ferraris, F. (2017). Posterior indirect adhesive restorations (PIAR): preparation designs and adhesthetics clinical protocol. Int. J. Esthet. Dent. 12 (4): 482–502.

[31] Gomes de Carvalho, A.B., de Andrade, G.S., Mendes Tribst, J.P. et al. (2021). Mechanical behavior of different restorative materials and onlay preparation designs in endodontically treated molars. Materials (Basel) 14 (8): 1923.

[32] Park, J.M., Kim, R.J.Y., and Lee, K.W. (2020). Comparative reproducibility analysis of 6 intraoral scanners used on complex intracoronal preparations. J. Prosthet. Dent. 123 (1): 113–120.

[33] Hong, M.S., Choi, Y.S., Lee, H.H. et al. (2021). Comparison of mechanical properties of chairside CAD/CAM restorations fabricated using a standardization method. Materials (Basel) 14 (11): 3115.

[34] Veneziani, M. (2017). Posterior indirect adhesive restorations: updated indications and the morphology driven preparation technique. Int. J. Esthet. Dent. 12: 204–230.

[35] Politano, G., Van Meerbeek, B., and Peumans, M. (2018). Nonretentive bonded ceramic partial crowns: concept and simplified protocol for long-lasting dental restorations. J. Adhes. Dent. 20: 495–510.

[36] Abduo, J. and Elseyoufi, M. (2018). Accuracy of intraoral scanners: a systematic review of influencing factors. Eur. J. Prosthodont. Restor. Dent. 26 (3): 101–121.

[37] Messias, A., Nicolau, P., and Guerra, F. (2021). Different interventions for rehabilitation of the edentulous maxilla with implant-supported prostheses: an overview of systematic reviews. Int. J. Prosthodont. 34 (Suppl): s63–s84.

[38] Karasan, D., Fehmer, V., Ligoutsikou, M. et al. (2021). The influence of patient-related factors and material selection on the clinical outcomes of fixed and removable complete implant prostheses: an overview on systematic reviews. Int. J. Prosthodont. 34 (Suppl): s46–s62.

[39] Schwarz, F., Schär, A., Nelson, K. et al. (2021). Recommendations for implant-supported full-arch rehabilitations in edentulous patients: the oral reconstruction foundation consensus report. Int. J. Prosthodont. 34 (Suppl): s8–s20.

[40] Vazouras, K. and Taylor, T. (2021). Full-arch removable vs fixed implant restorations: a literature review of factors to consider regarding treatment choice and decision-making in elderly patients. Int. J. Prosthodont. 34 (Suppl): s93–s101.

[41] Corbani, K., Hardan, L., Skienhe, H. et al. (2020). Effect of material thickness on the fracture resistance and failure pattern of 3D-printed composite crowns. Int. J. Comput. Dent. 23 (3): 225–233.

第5章

牙周治疗的数字化工作流程
Digital Workflow in Periodontology

Ana P. Ayres, Alexandre D. Teixeira-Neto, Arthur R.G. Cortes

摘要
本章介绍了牙周病治疗中数字化流程的准则和研究证据。

5.1 牙周外科手术计划

如今，微笑和牙齿美学的概念不再局限于牙齿本身。微笑的要素涉及3个主要组成部分之间的关系：牙齿、口唇结构和牙龈结构[1]。尽管面部美学的普遍观念通常是基于主观印象，而不是已证实的科学数据，并且会受到不同文化差异的影响，最新研究显示，牙龈暴露的多少会显著影响微笑魅力，而这与年龄和性别[2]无关。微笑时暴露牙龈过多，被称为"露龈笑"，是牙科患者常见的美学问题，露龈笑通常被认为是不美观的，这导致许多患者寻求多种治疗方法来解决[3]牙齿不美观的问题。

露龈笑，即微笑时暴露出的牙龈组织超过3~4mm，被广泛定义为一种美学不协调的非病理性疾病。影响露龈笑的解剖标志是上颌骨、唇部、牙龈结构和牙齿。所有这些结构都必须彼此协调，才能实现美学意义上的微笑。当诊断及治疗患者的露龈笑时，临床医生必须准确地理解和识别疾病的病因。其中露龈笑的潜在原因包括唇部较短、唇部活动过度/过度活跃、临床牙冠短、牙槽突出、牙被动萌出异常、上颌发育过度和牙龈肥大[3]。

当患者因露龈笑寻求牙齿美观治疗时，在充分考虑其病因的基础上，可以通过一些保守的外科手术方法解决这种情况，以改善微笑的协调性（图5.1）。当切缘位置正确时，牙冠延长术可以作为单独的美学手术增加临床牙冠长度。然而，当切缘位置不足且牙龈过度暴露时，需要联合修复治疗的牙冠延长术。这种外科技术涉及将龈缘根向移动并可能需要磨除支持的骨组织。牙周外科手术还必须确保适当的生物学宽度和足够的角化组织[4]。

先前的研究表明，在提高美学效果的同时，必须充分理解两个生物学因素的影响[5]。

• 龈沟底的位置，它决定牙颈部预备的终止点，修复体边缘可位于沟内。

• 在调整牙龈水平之前，需要了解牙槽嵴顶的位置。

特别是在牙周修复跨学科治疗中，为了获得修复体龈下边缘，最关键的是讨论生物学宽度的概念，生物学宽度是指从龈沟底到牙槽嵴顶之间的恒定距离，包括结合上皮和牙槽嵴顶以上的牙龈结缔组织[6-7]。生物学宽度因个体而异，但在每个个体内保持恒定，平均宽度为1.8~2.4mm[7]。在如今的临床实践中，人们普遍认为嵴顶和临床牙冠边缘之间保留3mm的距离是预防慢性炎症的最佳选择[6]。

在制订牙冠延长术方案时，无论后期是否选择龈下边缘的美学修复体，考虑生物学宽度都是

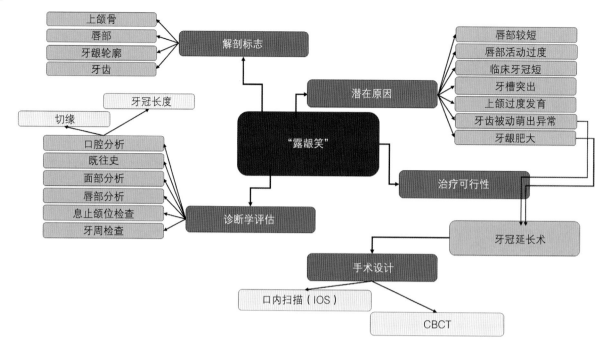

图5.1 "露龈笑"的诊断和处理。

至关重要。这意味着，无论在什么条件下，可能都需要进行修整和牙龈切除术。

通过数字化检查并获取与患者口腔组织相对应的三维数据［来自患者口内扫描（IOS）获得的标准镶嵌语言（STL）文件］和通过锥形束计算机断层扫描（CBCT）获得的医学数字成像和通信（DICOM）文件的骨组织信息，可以形成一个虚拟患者，将这些拼图叠加在一起，从而实现完整的诊断和治疗计划[8]。

5.2 CAD-CAM临床牙冠延长手术导板

牙龈美学最重要的概念是龈缘的位置和轮廓（规则的圆弧形），这会直接影响牙齿的形状和比例。这些因素不仅仅与临床牙冠长度的界定有关，还与颈部轮廓有关。这会严重影响解剖牙冠形状和牙齿的视觉比（即方形、椭圆形或三角形）。

龈缘的位置和轮廓取决于整个龈牙单位，包括牙槽骨、牙周膜、牙釉质和牙骨质以及结缔组织和角化上皮组织。牙龈的整体反映了牙周健康状况、萌出发育阶段和个体的表征。

龈缘的位置及其美观度和完整性，取决于它们与釉牙骨质界（CEJ）的关系以及临床牙冠和解剖牙冠之间的关系。临床牙冠通常比解剖牙冠小，即龈缘的位置位于CEJ的冠方。在临床牙冠短小，受咬合的影响存在磨损的切缘或代偿性萌出的情况下，临床医生期望在龈缘暴露更多的解剖牙冠。然而，有时龈缘非常靠近CEJ，甚至可能存在牙骨质暴露，导致临床牙冠比实际的解剖牙冠更大。

在大多数临床牙冠短或宽度与高度比例不协调的病例中，牙冠延长术可增加冠高度，来改善视觉比例，并更好地塑造规则的圆弧形龈缘和龈乳头，这通常需要在美学修复之前重建龈缘的新轮廓[1]。

龈缘最终位置的确定通常是依据避免暴露牙骨质的原则，即新的龈缘应尽可能靠近CEJ或正好位于CEJ之上。考虑到需要创建新的生物空间以保持龈缘的稳定性，以及创建更好的美学轮廓和牙槽嵴的体积，建议在大多数牙冠延长病例中进行截骨和骨成形术。这两种外科手术的延伸程度取决于患者的牙周表型以及临床牙冠和牙根附着之间的新比例关系。根据这些概念，牙周手术和美学修复计划之间可能存在差异，甚至可能导致症状复发。

另一个重要的因素是牙周手术过程中，丧失了最终美学修复中预期的龈缘轮廓的参考。这主要发生在新的边缘与CEJ标准不完全一致的情况下，此时需要在视觉美学比例和穿龈轮廓之间建立一种新的关系。因此，需要在美学修复最终预测的龈缘手术轮廓的基础上制作牙周手术导板，并且将牙周手术和美学修复计划结合在一起。

病例报告5.1　可视化导板下的牙冠延长术

　　（*临床技术由Dr Alexandre D. Teixeira Neto提供*）

　　牙周手术导板既可以确定新的龈缘轮廓，也可以确定截骨的实际需求，以重新确定生物学宽度和龈缘稳定性，以及考虑"以生物学为导向"的修复体长期稳定性。它们可以以传统的模拟方式制作（通常是乙酸纤维、树脂、PET和硅橡胶）或直接在最终的美学蜡型上制作（图5.2）。

　　因此，蜡型引导的临床牙冠延长术最常用的技术是通过勾画蜡型边缘的牙龈切口或使用简单的导板来进行。但是这两种技术往往会形成不规则的轮廓，导致不规则的切口。传统模式治疗

的另一个重要的局限性是，从美学蜡型中设计新的龈缘轮廓和最终轮廓与涉及的牙齿解剖轮廓和牙根穿龈轮廓不一致，限制了牙周治疗，也会导致治疗过程中需要频繁更改蜡型来跟踪当前牙周状况。

　　应用CAD-CAM技术制作牙周手术导板的过程将治疗计划和执行过程结合起来，优化了美学和手术重建的整合阶段，最大限度地减少了误差，并得到了一个无论是在虚拟实验中还是在蜡型翻制到口内时，都与在治疗计划开始时，模拟和呈现给患者的效果非常相似的治疗结果。

　　牙周成形手术导板的设计遵循了与美学重建相同的原则（见第4章），始于在虚拟环境中通过影像分析或扫描进行面部研究。这一步对于牙弓倾斜性、对称性和左右两侧比例的精确评估非常重要。因此，临床医生可以更好地建立中切牙和尖牙之间以及中切牙和侧切牙牙龈顶点之间的关系。还可以确定前牙和后牙的顶点之间的理想比例。

　　与简单的口内分析或通过模拟或数字模型进行的分析不同，牙周分析依赖于正确的面部研

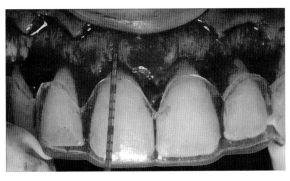

图5.2　乙酸纤维牙周手术导板应用。

病例报告5.1（续）

究，通过明确定义唇部边界来评估微笑区域，以便对牙齿、龈乳头和牙龈的暴露进行可靠而精确的评估。为此，患者的面部图像至关重要，

获得正确的定位模型，从而获得在冠状面、矢状面和横断面的牙弓的倾斜度的精确评估（图5.3）。

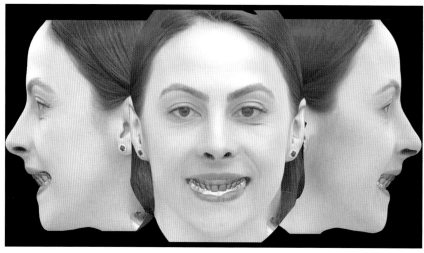

图5.3 用于牙周整形手术虚拟规划的面部图像。

5.2.1 牙周手术导板制造流程

通过反向设计，可以分析牙龈成形术的必要性，以美学为基础重建微笑软组织。一旦在数字模拟手术中建立了数字蜡型轮廓或龈缘新轮廓的参考，就可以在牙周导板的引导下进行该手术，牙周导板可以通过断层扫描分析或面部研究创建（图5.4）。

计算机断层扫描仪是这一过程中的一个重要工具。通过对每颗牙齿进行牙周分析，临床医生

可以以此来评估解剖牙冠的大小、被牙龈覆盖的牙釉质表面积（解剖牙冠）、距CEJ的距离以及重建生物学宽度所需的截骨量。此外，如有必要，可根据专业人员和患者的期望再进行进一步的美学评估（图5.5和图5.6）。

导板有两个部分：一个用于支持手术刀片（引导内斜切口）（图5.7）、激光尖端或电凝（仅牙龈切除术）的切割窗口，以及一个3mm的磨

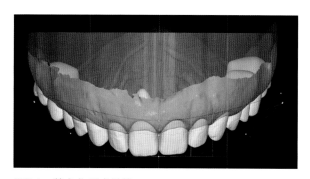

图5.4 数字化手术模拟。

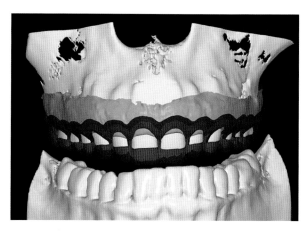

图5.5 关于牙周手术计划的断层摄影研究。

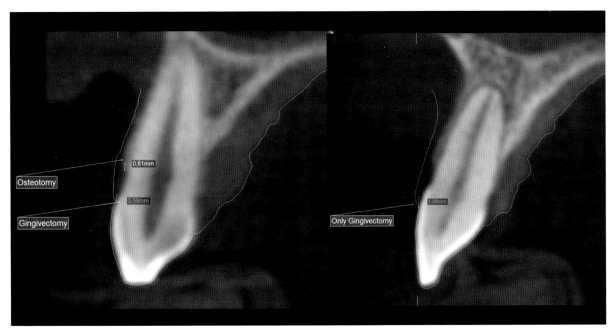

图5.6 一个更完整的断层扫描和口内扫描的牙周研究。同时显示了导板、模型和断层扫描图像。

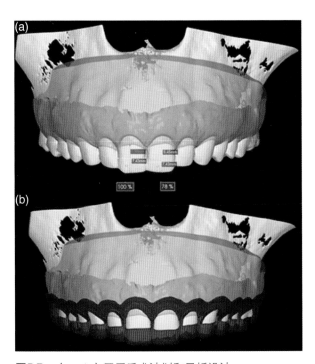

图5.7 （a，b）牙周手术计划和导板设计。

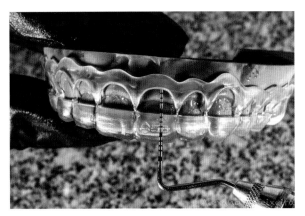

图5.8 准备使用的牙周手术导板。

板在异丙醇中清洗15分钟，以去除表面上未聚合的树脂残留物，然后将其放入烘箱中后固化聚合30~60分钟。最后，移除支撑结构并对导板进行抛光。

如上所述，在最终修复前，可以把修复前牙周计划、正畸治疗的数字化流程、更复杂的正颌手术还有种植治疗整合在一起。在临时修复和最终修复阶段，都需要进行实验设计，其中包括：基于面部分析所获取数据来确定的修复设计（CAD）。因此，最终重建时所参考的微笑比例，

削骨组织的参考结构。根据患者的解剖特点和获得的数字蜡型设计切线，遵循美学模型和牙齿比例，并将牙龈顶点略微下移。

然后，使用可聚合树脂（厚度为1.5mm）通过3D设备打印导板（图5.8）。随后，将打印的导

需根据患者的面部特征和设计与捐赠者数据库中的匹配数据加以参考[9]。

5.3 图像引导下的牙周手术

引导牙周手术的整个计划过程始于对患者进行完善的初步评估，不仅包括既往史，还包括牙周检查前的面部可视化和信息记录。面部图像记录可以使用摄影来记录微笑时露出的牙龈，也可以使用录像来记录讲话、微笑时唇部运动的状态。需要强调的是，许多对自己微笑不满意的患者往往通过控制自发微笑时唇部上提肌的收缩来来控制自己微笑的幅度。一方面，照片和面部扫描需要更复杂的设备和记录技术，而另一方面，智能手机提供了易于录制且质量非常高的视频录像。

初步的临床评价主要是评估牙周健康状况，并根据探诊深度、牙龈水平、临床附着水平来建立诊断。因此，通过确定牙釉质在龈下的位置（即CEJ和龈缘的位置），从而建立临床牙冠和解剖牙冠的正确关系。

在牙周测量值进行参数化并且通过电子表格收录整理后，可以获得仅暴露牙釉质进行美学临床牙冠延长的可能性概述或在美学修复和后续覆盖前的暴露牙骨质的观点。随后，这些牙周参数通过断层检查[10]得到确认，这提供了更高的精确度，因为标准的牙周探针会存在1mm的标记线，CT检查避免了对牙周组织的损伤及在麻醉下评估牙槽嵴顶的参数。

为了在CT检查中完整地显示软组织，在扫描仪上稳定患者头部并使用唇部拉钩（Expandex™或牙齿美白产品）进行扫描极为关键，避免了唇部结构在前庭沟处牙龈黏膜上的重叠、舌部在舌侧或腭侧牙龈黏膜上的重叠[10]。分别于上下颌进行这些检查，谨慎设置设备参数，以更好地将软组织可视化。此外，文件应是DICOM格式，来获得完整的可视化断层切片和牙槽骨结构的3D

重建。虚拟牙周测量在矢状面上具有更高的准确性，尽管它们也可以在适合的3D重建上进行。这些重建对于牙周导板的设计至关重要，即使原有的解剖结构会因放射伪影而发生一定程度的失真，这些伪影在重建表面会更加明显。

为了更详细和可靠地复制牙齿解剖结构，需要进行口内扫描。IOS的STL文件应与3D骨骼重建完全对齐，从而与断层成像切片完全对齐。此外，它们还将与照片或面部扫描对齐，来与患者面部进行正确的空间定位。因此，这些对齐的模型通过剪切的面部图像叠加，从而使结构在平面上可视化。在外部平面上是面部的表皮轮廓；中间的IOS显示临床牙冠和牙龈外轮廓；最里面的是解剖牙冠、牙根和骨骼结构，这些结构是从DICOM文件的3D断层重建中获得的。

上述导板的设计和打印过程，使从虚拟环境中规划的整个美学临床牙冠延长术成为可能。它不仅精确地再现计划的牙龈设计，并在截骨和成形术的面积及延伸方面提供可靠的方向，从而获得更好的组织稳定性和美容轮廓。

导板中的内窗为龈缘轮廓的期望形状，其就位方式通过患者前牙切缘和牙尖咬合实现（在IOS中获得参考）。另外，牙周导板的上边缘引导截骨位置，这是根据断层扫描重建的牙齿DICOM文件。

麻醉后，将导板通过就位道就位，导板应具有小孔以验证准确性。同样，定位截骨术的上边缘也应该完全贴合牙龈，有利于牙龈切除，增加龈缘的稳定性，特别是在薄的牙龈表型中，边缘切除小于1mm。

5.4 软组织移植手术导板

在导板引导下进行软组织移植手术可以优化手术结果，缩短手术时间，并简化移植物移除技术，从而获得更好的术后结果；然而，该技术的最大优点是与虚拟治疗规划相关。

病例报告5.2 可视化导板下的微创牙周手术

（临床技术由Dr Alexandre D. Teixeira Neto提供）

手术过程通过手术导板上的内窗进行内斜切口，去除切掉的龈缘（图5.9）。完成牙龈切除后，移除导板以观察龈缘的新轮廓，修整龈乳头区域。数字化规划进行的虚拟分析确保了骨切割和骨成形的精确尺寸，从而在某些情况下可以使用不翻瓣手术技术。如果选择不翻瓣技术，可以使用手术超声、微凿、钻头或手术激光等技术，利用隧道技术，以建立新的龈缘为基准进行骨切割来重建生物学宽度。

在进行大面积截骨翻瓣手术的病例中，由于新的龈缘定位不可见，需要做一个沟内切口来抬高全厚皮瓣，直到膜龈联合，然后放置导板以定位截骨位置（图5.10）。截骨工具以导板的外边缘为支持来确定骨组织手术的边界。

然后，取出导板，进行全截骨和骨整形，必要时用导板检查设计。最后进行垂直褥式缝合或连续或间断悬吊缝合，手术完成。在这一步骤中，还可使用导板来确保龈缘是否符合先前计划。

如果有说明的话，最终的美学修复等待时间取决于组织愈合的过程、手术范围和创伤，一般来说，上皮细胞愈合需要7～15天，结缔组织愈合需要45～60天，骨愈合需要90～180天（图5.11）。然而，利用可视化导板下的微创手术（使用先进的设备，例如手术超声和激光）使同时进行美学牙冠延长的牙龈整形手术和美学修复成为可能。

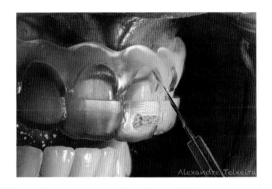

图5.9 使用牙周导板定位龈缘的内斜切口。

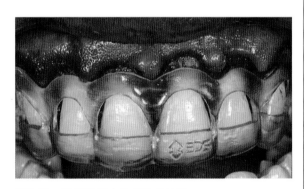

图5.10 使用导板定位新的骨轮廓。

(a)

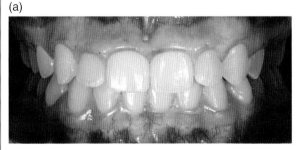

(b)

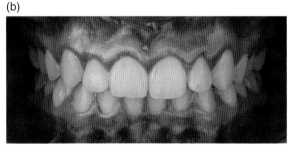

图5.11 （a，b）采用可视化导板下的微创手术进行美学牙冠延长术的临床病例的术前、术后。

进行膜龈手术导板的设计需要在虚拟环境中进行彻底的口内检查和影像学检查。所进行的检查包括空开黏膜后进行口内扫描（STL文件）和计算机断层扫描（DICOM文件）。

设计的初始步骤为口内扫描仪与三维断层重建图像之间的正确对齐，以及通过骨结构上的STL透明度进行图像叠加和可视化，从而实现全层厚度的测量。在数字模型上，确定并测量需要增加牙龈组织的区域；此外，在虚拟环境中，可以模拟绘制所需的移植物并且定位，来进行预先评估（图5.12）。这个虚拟的移植物被复制并放置在STL外侧黏膜和三维骨重建之间的受体区域，同时评估来自供体区域的组织可用性。识别从腭大孔中穿出的血管神经束也很重要，以便划定远端和根尖区移植组织的延伸范围，以及构建引导管以更精确地麻醉腭大孔。

在虚拟环境中，还模拟了在移植区域上进行切口，以在手术过程中为刀片或激光尖端提供支持的结构（图5.13）。

黏膜移植导板（例如Mucograft，Geistlich）是一个具有矩形切口窗口的腭板，可用于传统游离牙龈移植或上皮下结缔组织移植（在去除上皮后）。或可以设计为直接切除上皮下结缔组织，其长度和宽度事先在虚拟程序中设计。为此，根据Bruno移除技术，在导板上制造了一些结构，有助于在不同位置进行切口引导。

通过3D设备使用聚合树脂压印导板。打印的导板在异丙醇中清洗15分钟，以去除表面上未聚合的树脂残留物，并放入烘箱中进行30~60分钟固化。最后，移除支撑结构并抛光导板（图5.14）。

为了稳定，黏膜移植的腭板用所有牙齿的𬌗面还有修复体的颊侧边缘固定于口内。它还可以

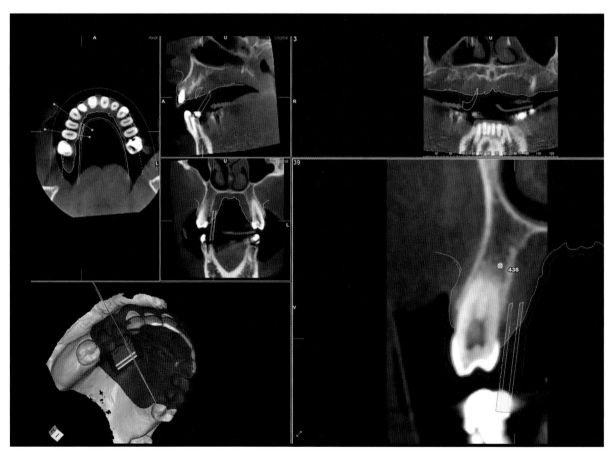

图5.12 软组织移植虚拟规划的初始步骤。

(a)
(b)

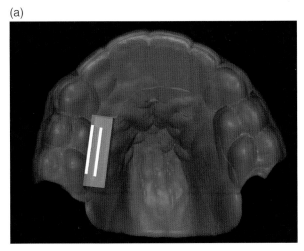
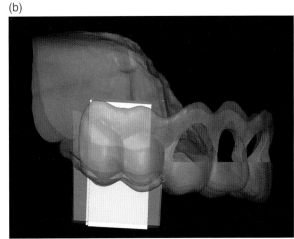

图5.13 （a，b）模拟切口，在导板上创建支持切割器械的结构。

(a)
(b)

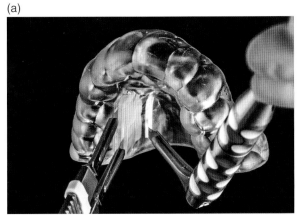
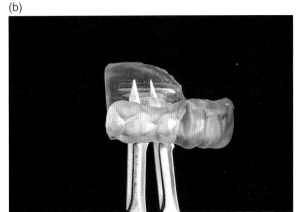

图5.14 （a，b）准备使用的软组织移植的手术导板。

连接到需要软组织操作的种植体备洞导板上，或连接到牙周成形手术导板上以实现不同类型下的龈缘轮廓协调。

手术导板使用前首先检查其稳定性，然后麻醉腭大孔，并在移植区域进行补充麻醉。完成引导切口后，将移植物从供体区域转移至受体区域。然后，移除导板，如果不需要进一步的外科手术，则进行缝合（图5.15）。

5.5 研究证据

该研究表明，对牙周治疗进行细致的多学科治疗规划非常重要[8-9]。术前蜡型可以帮助外科医生设想由修复医生设计的最终效果。蜡型是根据从数字化微笑设计（见第4章）获得的信息制作的，并且可以使用实体模型在患者的口内进行试戴，这是治疗计划沟通中的一种客观有效的工具，可以基于生物学和功能考虑下，在最终修复前确认治疗计划并评估最终的龈缘[11]。

近年来，数字化在口腔中的广泛应用影响了牙冠延长术方案，CAD-CAM技术帮助外科医生对手术进行更精确的预测，从而减少侵入性手术并获得更好的美学效果。在数字化引导手术技术出现之前，可以使用由诊断蜡型制作的真空成型

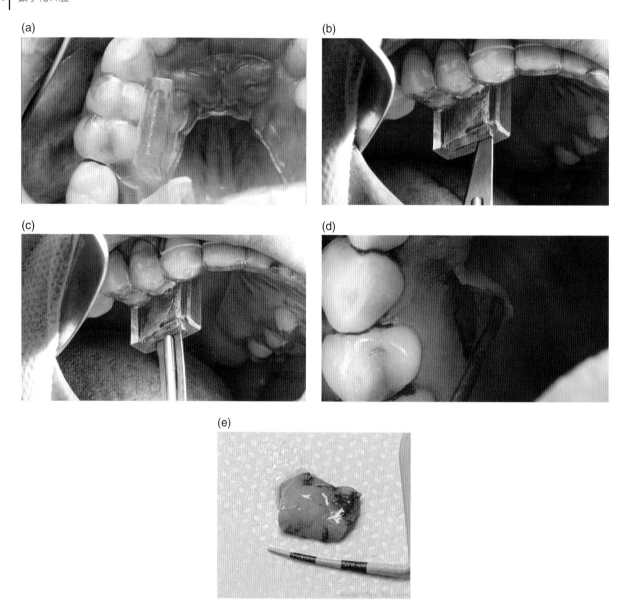

图5.15 （a）软组织移植的手术导板固位稳定。（b，c）引导下切开 。（d）切开后的供区。（e）去上皮化的结缔组织移植物。

或丙烯酸树脂手术导板来引导临床牙冠延长。然而，该蜡型使用手动测量来确定预期的牙槽骨边缘，这些测量的准确性因牙周表型和特定部位的特征（包括颊侧骨厚度、牙龈退缩、根部解剖和牙齿形态）而异。因此，对于需要牙槽骨重建的患者，这种方法可能不准确，可能导致治疗后不可预测性的美学效果[12]。

通过整合由IOS和CBCT方法获得的硬组织与软组织成像数据，可以创建3D虚拟患者，以无创的方式模拟整个治疗。这种数据整合又可以预测数字化治疗流程，一项系统的文献综述分析了13项临床研究结果表明"CBCT在牙周检查方面具有很高的精准性"，例如预测CEJ与牙槽骨嵴边缘之间的距离[13]。

CBCT采集通过提供精确的信息并可以对牙周支持组织进行3D评估，不仅对患者病情诊断有重要意义，而且对于精确和可预测的牙周预期也很重要。在制作用以指导牙冠延长术中骨切除和牙龈切除的数字化手术导板的临床病例和技术报告[9,14]中，使用了不同的计算程序对牙周轮廓进行分析。该软件评估可以通过评估断层扫描来观察生物学距离之间的关系并确定最佳的手术方案，从而估计出理想的组织切除量[9]。

可以使用单个手术导板来指导牙龈和骨组织的切除。通过CBCT检查获得的DICOM文件必须转换为STL虚拟3D网格。然后，使用3D CAD软件导入与患者IOS和CBCT检查数据对应的STL文件。两个网格应该重叠以评估患者牙龈和牙槽骨之间的关系。必须进行虚拟蜡型以评估进行牙冠延长术后将获得的最终结果。通过结合CBCT、IOS和蜡型的信息，可以确定患者牙齿术后颈缘位置，并设计将要切除的硬组织和软组织。手术导板可以进行虚拟建模和3D打印，以确定牙冠延长术中的切口和截骨方向[14]

参考文献

[1] Garber, D.A. and Salama, M.A. (1996). The aesthetic smile: diagnosis and treatment. Periodontology 2000. 11 (1): 18–28.

[2] Kaya, B. and Uyar, R. (2013). Influence on smile attractiveness of the smile arc in conjunction with gingival display. Am. J. Orthod. Dentofacial Orthop. 144 (4): 541–547.

[3] Pavone, A.F., Ghassemian, M., and Verardi, S. (2016). Gummy smile and short tooth syndrome – part 1: etiopathogenesis, classification, and diagnostic guidelines. Compend. Contin. Educ. Dent. 37 (2): 102–107.

[4] Arias, D.M., Trushkowsky, R.D., Brea, L.M., and David, S.B. (2015). Treatment of the patient with gummy smile in conjunction with digital smile approach. Dental Clin. 59 (3): 703–716.

[5] Kois, J.C. (1994). Altering gingival levels: the restorative connection part I: biologic variables. J. Esthet. Restor. Dent. 6 (1): 3–7.

[6] Hempton, T.J. and Dominici, J.T. (2010). Contemporary crown-lengthening therapy: a review. J. Am. Dent. Assoc. 141 (6): 647–655.

[7] Nasr, H.F. (1999). Crown lengthening in the esthetic zone. Atlas Oral Maxillofac. Surg. Clin. North Am. 7 (2): 1–10.

[8] Joda, T. and Gallucci, G.O. (2015). The virtual patient in dental medicine. Clin. Oral Implants Res. 26: 725–726.

[9] Deliberador, T.M., Weiss, S.G., Neto, A.T.D. et al. (2020). Guided periodontal surgery: association of digital workflow and piezosurgery for the correction of a gummy smile. Case Rep. Dentistry https://doi.org/10.1155/2020/7923842.

[10] Januário, A.L., Barriviera, M., and Duarte, W.R. (2008). Soft tissue cone-beam computed tomography: a novel method for the measurement of gingival tissue and the dimensions of the dentogingival unit. J. Esthet. Restor. Dent. 20 (6): 366–373; discussion 374.

[11] Cattoni, F., Mastrangelo, F., Gherlone, E.F., and Gastaldi, G. (2016). A new total digital smile planning technique (3D-DSP) to fabricate CAD-CAM mockups for esthetic crowns and veneers. Int. J. Dent. 2016: https://doi.org/10.1155/2016/6282587.

[12] Liu, X., Yu, J., Zhou, J., and Tan, J. (2018). A digitally guided dual technique for both gingival and bone resection during crown lengthening surgery. J. Prosthet. Dent. 119 (3): 345–349.

[13] Woelber, J.P., Fleiner, J., Rau, J. et al. (2018). Accuracy and usefulness of CBCT in periodontology: a systematic review of the literature. Int. J. Periodontics Restorat. Dent. 38 (2): 289–297.

[14] Passos, L., Soares, F.P., Choi, I.G.G., and Cortes, A.R.G. (2020). Full digital workflow for crown lengthening by using a single surgical guide. J. Prosthet. Dent. 124 (3): 257–261.

第6章

种植手术的数字化工作流程
Digital Workflow in Implant Dentistry

Otavio H. Pinhata-Baptista, Roberto A. Markarian, Shaban M. Burgoa, Alan J.M. Costa,
Jesus T. Garcia-Denche, Baoluo Xing, Oscar I. Velazquez, Arthur R.G. Cortes

摘要
本章介绍了种植手术数字化工作流程指南和研究证据。

计算机辅助种植手术已经在现代种植学中引起了革命性的变化，优化了最终结果。有证据表明，相较于静态法（目前最常用的方法）而言，计算机辅助的动态手术方法具有更高的准确度和精确度，而这也优于传统技术。简而言之，技术效果越优，其复杂程度越高、价格也越昂贵。

6.1 "以修复为导向"的手术设计的概念

无论以何种方式进行种植手术，都必须进行正确的"以修复为导向"的术前设计，并在手术阶段严格遵守。因此，种植体缺乏适当的三维位置相关的问题也显著增加。另外，最近的技术发展带来了优势和解决方案，有利于口腔医生充分准备和发展。

科技迅速而不可逆转地革新了口腔实践。对于种植学而言，它为治疗带来了更多的安全性、速度和可预测性。计算机和软件共同工作，为口腔医生提供了帮助他们进行诊断以及辅助种植手术和修复的工具。如第2章所述，可以创建一个三维（3D）虚拟患者来进行无创的治疗和手术设计。在这种情况下，数字化工作流程允许与其他专业人员网络共享治疗计划方案，增强患者、口腔医生和口腔技师之间的沟通[1]。

在口腔修复领域，数字化的3D或2D面部分析，例如数字化微笑设计，有利于预测最终的美学结果。在这种背景下，文献[2-4]中描述了几种在虚拟治疗设计期间处理患者面部图像的方法。将CBCT的DICOM文件与口内扫描（IOS）的STL文件整合，使在虚拟手术和修复设计期间可以同时使用硬组织和软组织的数据[5]。上述方法的优点之一是使用虚拟蜡型工具，可以轻松调整牙齿的形状、大小和位置，同时增强"以修复为导向"的虚拟种植设计。

6.2 静态图像引导下的种植手术

自1983年以来，种植治疗的出现一直是口腔领域最重要的变革之一。从那时起，种植治疗已成为治疗牙列缺损（缺失）预后最好的方法之一。

就结果而言，由于植入的种植体三维位置不当而引起的问题数量也显著增加。另外，最近的技术发展带来了有利条件和解决方案。技术，正如它在人类活动的几乎所有领域所做的那样，也迅速而不可逆转地彻底改变了口腔临床治疗。计算机和软件协同作用，为口腔医生提供了诊断以及种植治疗的手术和修复工具。

目前，利用计算机辅助种植手术中获得种植体理想三维位置主要有两种方法：通过使用立体光刻导板的手术，被称为静态计算机辅助种植手术（s-CAIS），以及实时图像浏览手术，被称为动态计算机辅助种植手术（d-CAIS）。后一种方法使用具有红外线光发射器的手术器械进行连续跟踪，仍然需要计算机断层扫描数据，以及用于比较图像与实际手术视野的参考标记。另外，立体光刻导板有利于将手术平面从数字图像可靠地转移到真实的手术领域。为此，我们使用了导板穿孔模型，帮助外科医生获取满意的植入位置，并预测修复后的最终效果，以及与软组织处理、穿龈轮廓和最终种植体形态相关的良好条件。在某些情况下，种植体可以在同一手术中使用美学或即刻负荷系统进行负荷。

6.2.1 双CBCT扫描技术

引导手术最初用于无牙颌病例，无牙颌患者用黏膜支持的引导。在提出引导手术时，口内扫描仪并没有广泛使用，而且用于种植规划的软件也很有限，且唯一被接受的格式是CBCT，因此，引导手术唯一需要的数字化检查是CBCT。

双CBCT扫描是指两项检查。第一项是患者佩戴放射导板的CBCT，第二项是仅放射导板的CBCT。这两个CBCT将在软件中合并，以进行种植设计。

一旦两项检查拟合完成，将生成放射导板的3D模型。这个网格将用作手术导板的基础，这意味着与下方黏膜接触的导板表面将从放射导板复制过来。

两个CBCT的拟合可以通过在放射导板中放置牙胶标记物来实现。大多数软件程序使用标记来自动对齐两个CBCT。建议使用5个牙胶标记物，全部位于导板的边缘，系带切迹下方1个，每侧后牙后方2个。为了提高放射导板的CBCT质量和所得到的手术导板的质量，建议采取以下措施：

- 放射导板的厚度必须至少为3mm，以避免手术导板穿孔。
- 扫描放射导板的范围必须足够宽，以便在手术过程中稳定手术导板。
- 至少使用5个牙胶标记物。
- 放射导板必须与黏膜贴合。如果使用可摘义齿作为放射导板，应在扫描之前重新对齐，以改善其适应性和厚度。

6.2.1.1 放射导板

制作与扫描

在临床上，放射导板遵循义齿制作的所有步骤。它从蜡型开始，以确定在正中关系（CR）位、正确的咬合垂直距离（VDO）、咬合平面和所有引导牙齿定位的比例线。在牙齿就位后，需要进行会诊，以验证适应性、稳定性、咬合和美学效果。由于牙齿的排列将作为软件中种植设计的参考，因此所有牙齿必须处于最终修复体的理想位置。

使用半透明丙烯酸复制带有牙齿定位的蜡型，以制作放射导板，并在精修和抛光后放置牙胶标记物。

第一次CBCT的准备（患者佩戴放射导板进行扫描）

患者戴上放射导板，并进行最终调整。在CBCT检查时，可使用硅橡胶卷或木棍来稳定导板与龉面接触。唇部拉钩和/或棉卷也可以用来更好地识别修复体的轮廓，因为在CBCT平面切割成像中丙烯酸和软组织看起来很相似。

第二次CBCT的准备（仅对放射导板进行扫描）

在获取放射导板的CBCT时，可使用海绵或聚苯乙烯等透射性底物来支撑导板。该技术将提供一个清晰的3D模型，最大限度减小网格误差。

技术进步

双扫描技术已经在指导手术计划中使用了几十年。该技术的模拟步骤是制作放射导板，实现"以修复为导向"的种植设计。如今，这一步可以通过获取照片、口内扫描和面部扫描等新的数字化检查来进行数字化处理。

虚拟3D面部模拟蜡型可以纳入全口诊疗中，所有的种植设计和导板设计都可以参考初始蜡型。这种方法将减少创建断层导板所需的调整次数，可以只进行一次就诊就能定垂直距离（VDO）并完成所有检查。这将缩短治疗时间。

6.2.2 联合使用CBCT和口内扫描

6.2.2.1 虚拟蜡型

为了对无牙颌患者的治疗进行数字化设计，我们首先必须确定修复体的位置（图6.1）。

通过口内扫描获得的STL格式的3D图像文件可以用于数字化修复设计或用于虚拟软件中的工具进行种植外科手术设计，或更好地使用特定的CAD软件进行修复模拟设计。

这些由软件程序创建的虚拟蜡型将引导种植体植入最佳位置，而种植体反过来又支持计划中的义齿修复。

6.2.2.2 虚拟种植手术设计软件

在当今市场上，有几款软件专门用于图像引导下的手术设计。每个软件都有其自身的优势和劣势。这些软件大多数是第三方软件（即非TCFC制造商开发的），例如SimPlant（Materialize Dental Inc.）、Invivo5™（Anatomage）、NobelClinician™（Nobel Biocare）、OnDemand3D™（Cybermed Inc.）、种植体虚拟植入软件（BioHorizons, Inc.）、coDiagnostiX™（Dental Wings Inc.）、Blue

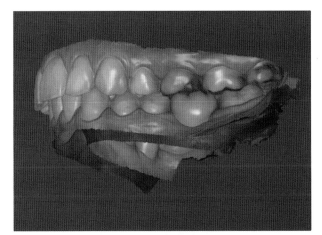
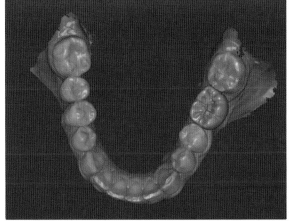
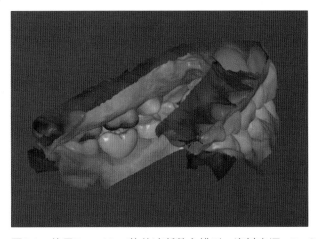
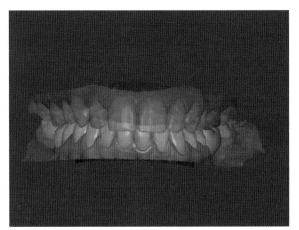

图6.1 使用DentalCad软件诊断数字蜡型。资料来源：Dr Otávio H. Pinhata-Baptista的病例。

Sky Plan（BlueSkyBio）、Implant Studio（3Shape）和ExoPlan（Exocad）等。CBCT制造商开发的软件也提供了种植设计工具，这些软件有设计Gal-ileo（Sirona Dental Systems，Inc.）、Tx Studio™（i-CAT）和NewTom（NewTom）等。

目前，几乎所有的种植手术设计软件都能将DICOM图像与口内扫描的STL文件进行关联（合并）。然而，并非所有的种植设计软件都能在虚拟种植设计时实现修复体组件的数字可视化。

在进行虚拟蜡型和随后的种植体虚拟3D植入定位设计后，如果通过虚拟设计发现无法将种植体植入理想位置，外科医生可能会决定进行骨重建（移植）手术。

同时，在这个时候，种植体的尺寸和特性，例如类型（锥形或圆柱形）、直径和长度，也要确定。

断层扫描图像和扫描结果的拟合

大多数现代种植设计软件都能够将口内扫描的STL文件与DICOM文件中的图像进行拟合（图6.2）。在这个过程中，关键结构的几何形状会被自动识别。生成的图像和文件不仅可以用于描述软组织轮廓和修复体，还可以用于制作立体光刻模型和手术导板。

借助这项技术，种植体和基台可以根据软硬组织信息进行虚拟预先设计，从而有助于在选择的病例中实现种植体的即刻负荷和修复。

从事种植工作相关专业人士应始终牢记，植入种植体的最终目标是支持最终修复体。换句话说，患者寻求的是修复体而不是种植体，因此必须始终保持"以修复为导向"的思维方式。

手术导板设计

手术导板本质上是一种转移工具，其目的是在种植体植入手术时，将手术和修复治疗的诊断与设计从软件转移到患者身上。

使用CAD-CAM技术制作的精确手术导板需要非常细致的治疗计划。手术导板设计的基础是从一个精心构思的修复体设计开始，考虑到患者的需求——期望的美学和功能结果。

手术导板可以帮助临床医生能够以最高的精确度进行手术，可将计划阶段精心设计的方案转移到患者口内。

已经开发出许多技术、软件和程序用于完成

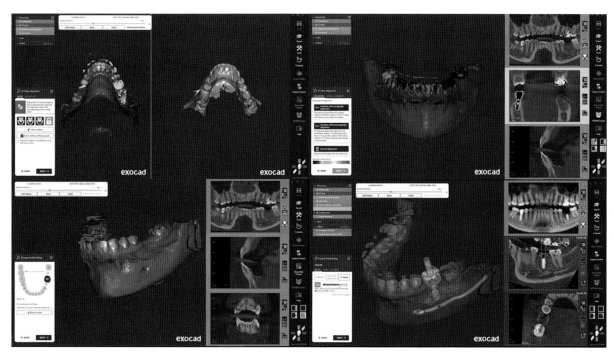

图6.2　使用ExoPlan软件（Exocad）进行图像引导下手术的虚拟手术设计。

虚拟种植和修复设计的整个过程。主要的初始成像要求包括：

- CBCT DICOM数据集。
- 口内扫描数据集（STL文件）。
- 种植体位置的虚拟设计。

将这组断层扫描数据、口内扫描和虚拟种植设计与特定软件结合（例如放在一个单独文件中）将为手术导板制备提供所需的信息。

大多数专门用于虚拟种植手术设计的软件都有虚拟创建手术导板的工具，确保手术导板的STL文件保存并导出到CAM设备（图6.3），然后该设备将制造手术导板，以便在手术过程中转移术前设计的植入位置。

手术导板通常是丙烯酸板，并且是为了在术中适应患者口腔而设计的。大多数手术导板中都插入了小的金属物体，被称为"套环"，放置在种植体将要植入的正确位置，以引导种植体备洞的方向，并限制种植体在牙槽骨中需要达到的最大深度。

手术导板必须在其他不同位置设计开口，被称为"检查窗口"，外科医生通过这些开口可以在手术过程中评估导板是否正确就位。

根据手术导板在口内支持类型的不同，可分为3类，这对于实现稳定性和精确度非常重要。

- 牙支持式导板：利用口内剩余牙齿固定手术导板。
- 黏膜支持式导板：仅依靠软组织获得支持。
- 骨支持式导板：导板直接与牙槽骨接触并固定于骨上。

黏膜和骨支持式导板必须与直接插入牙槽骨的固定螺钉一起使用，以帮助稳定导板。

总而言之，有研究证明黏膜和牙支持式导板提供了更可靠的支持。

手术导板的制备

CAD–CAM制造过程可以通过3D打印技术的增材制造（例如快速成型）或减材制造［计算机数控（CNC）加工；切削］来实现。

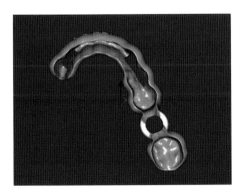
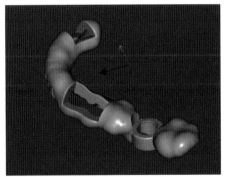
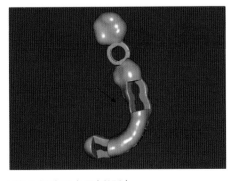

图6.3 根据专业人员设计的手术方案，由软件创建手术导板设计。

减材制造方法

减材制造是一个通用术语，用于描述从实心块、钢材、塑料棒、金属或其他材料开始，通过切割、铣削、钻孔和磨削等减材方法来进行控制加工和材料去除的过程。

CAD软件生成的构造数据被转换为用于CAM加工的切削轨迹，并最终加载到铣床中。这通常涉及计算机数控（CNC）切削过程，包括排序、切削工具以及工具运动方向和幅度等步骤。

由于牙科修复体的解剖学差异，铣床通常具有不同尺寸的钻头。切削精确度在10μm内。有三轴、四轴和五轴铣床。

三轴铣床在正交平面的3个方向上具有移动自由度。因此，铣削的路径点由X、Y和Z坐标定义。这些设备的优点是铣削时间短，通过3个轴简化控制。因此，这样的设备通常比四轴或五轴铣床更便宜。

在五轴铣床中，除了3个空间维度和旋转张力桥（第四轴）外，还可以旋转铣削主轴（第五轴）。

增材制造方法

3D打印技术可以直接从计算机绘制的虚拟三维设计数据中快速自动地制造实物，而无须进行与局部特征和几何形状相关的设计过程。

这项技术的发明最初是为了提升制造业中原型制造的速度。最近，它也被应用于医学和口腔领域。

用于制造手术导板的增材制造3D打印技术包括SLA、数位光源式（DLP）、喷墨打印（PolyJet/ProJet）和直接激光烧结（DLMS）/选择性激光烧结（SLS）。为了制造手术导板，导板的STL文件应该被导入切片软件中，正如在第3章中讨论的那样。应使用适当耐用的光固化树脂来制造导板（图6.4）。

关于上述提到的两种手术导板制造方法（增材和减材），有证据表明增材方法制造的导板在稳定性和支持性效果更好。

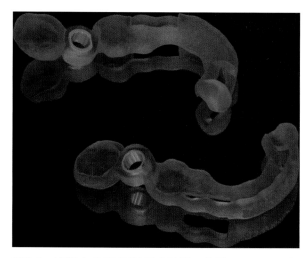

图6.4 病例中的3D打印手术导板。使用PolyJet 3D打印机以光固化树脂（Biocompatible Clear MED610，Stratasys）制造的导板。

手术技术

为了确认手术导板在口内精准就位，必须对其进行化学消毒，通过80%酒精溶液中浸泡15分钟，或使用环氧乙烷进行化学灭菌，具体取决于制作导板所使用的材料。环氧乙烷的化学灭菌过程涉及高温，可能会导致导板变形和尺寸变化。

于目标区域进行阻滞麻醉时，要始终注意控制注入黏膜下区域的麻药的量，因为随着黏膜形态改变，可能难以甚至无法使手术导板就位，特别是在采用完全黏膜支持式导板时。完全黏膜支持式手术导板或骨支持式手术导板，在使用咬合指示（Index）的帮助下就位后，必须使用定位钉进行固定（见第7章）。

值得注意的是，引导手术并不等同于"不翻瓣"手术。决定手术是"翻瓣还是不翻瓣"（开放或闭合）的关键是种植体植入位点角化龈的宽度。因此，如果有足够的角化龈，手术可以不翻瓣。

一旦手术导板就位稳定后，就可以开始使用种植体系统特定顺序的钻孔钻和所选择的模型（图6.5和图6.6），进行种植体植入位点的骨切削程序。同一导板还可以用于植入种植体（图6.7和图6.8）。上述所有步骤在下面的病例报告中都有所说明。

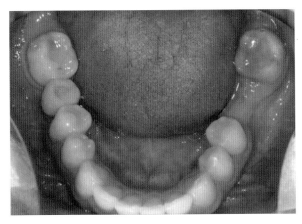
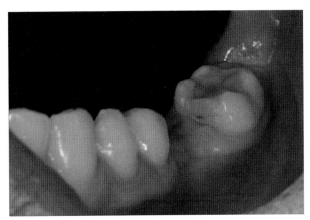

图6.5 手术的植入部位。

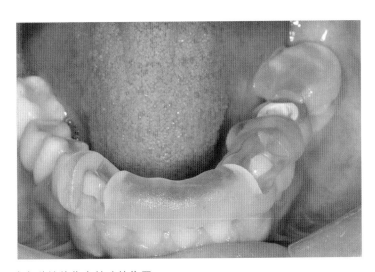

图6.6 使用手术导板以确定种植体位点钻孔的位置。

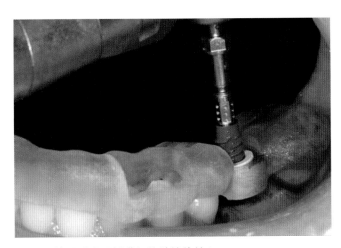
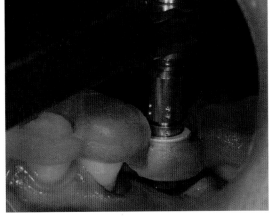

图6.7 使用手术导板进行的种植体植入。

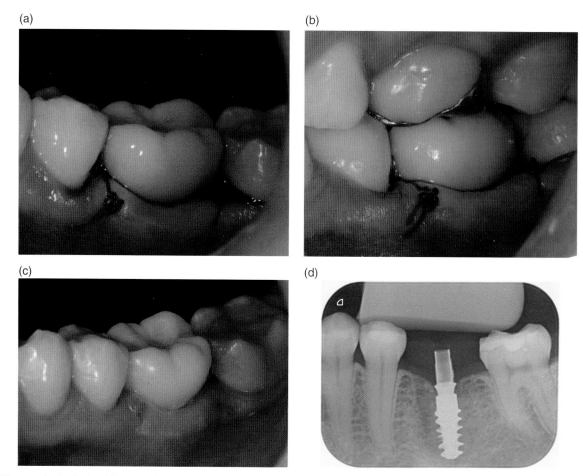

图6.8 （a）术后即刻PMMA临时牙冠。（b）即刻咬合。（c）术后7天。（d）术后根尖X线片。

病例报告6.1　可视化导板下的种植手术

（临床技术由Dr Otavio H. Pinhata-Bap-tista提供）

用于进行不翻瓣种植术的工具和系统种类多样，它们的主要区别在于手术仪器的类型不同和套环的尺寸不同。然而，对种植体定位精确度和准确度影响最大的区别是是否要使用"钻孔导板"，它能使手术钻头的直径适应手术导板套环的内径。

在一些系统中，手术钻头不需要使用这些"钻孔导板"，因为它们自己本身的直径就可以完美地适应手术导板套环的内径，这些系统种植体植入位置的精确度比需要"钻孔导板"的系统要高得多。

在用于种植设计的软件环境中，导入所有检查文件（口内扫描的数字STL文件和CT扫描的DICOM文件）并对齐，以汇集所有必要的信息。

计算机断层扫描保证了在每名患者的颅面解剖图像中产生清晰和精确的切割，能够精确分析骨的厚度和高度。计算机断层扫描不仅旨在评估骨结构，还应提供有关软组织的信息，以方便其识别，并能够使口内扫描产生的网格各自对齐。为达到此目的，建议拍摄CT时采用开口器，以在采集过程中保持唇部分开，以免对获取口内导板和/或牙槽嵴的牙齿造成干扰。

在有牙患者的断层扫描必须在牙弓不咬合的情况下进行。在进行这些影像学检查后，下一步是开始虚拟设计CT图像的质量决定是否能够对骨CT扫描的DICOM文件与口内扫描的STL文件进行拟合。CT图像中大量的伪影可能会产生不准确的网格，这使它们无法与口内扫描生成的网格正确对齐。

如果DICOM文件的网格质量较好且具有多个相同元素的组成部分，那么引导手术设计软件可以自动将DICOM文件的网格与STL文件的网格对齐。如果网格质量不好，或其中匹配元素的数量不足，那么软件中的对齐可能必须手动执行。

图像引导下的种植手术的操作流程

- 进行患者的CT扫描，覆盖无牙颌区，进行种植修复。
- 保存CT的DICOM文件。
- 对患者进行口内扫描（无牙颌、对颌和咬合关系）。
- 保存口内扫描生成的STL文件或PLY文件。
- 将扫描文件加载到用于虚拟修复缺失牙的软件中。
- 使用设计软件的特定工作流程设计待修复的牙齿。
- 保存虚拟蜡型的STL文件。
- 打开虚拟种植手术设计软件。
- 在软件中注册患者并选择需要修复的牙齿。
- 将口内扫描的STL文件或PLY文件加载到软件中。
- 同时将案例的DICOM文件加载到软件中。

- 遵循手术设计软件提供的工作流程步骤。
- 数字对齐DICOM文件与STL文件或PLY文件的网格。
- 加载由恢复的虚拟蜡型生成的STL文件。
- 从种植体库中选择品牌、型号以及所选种植体的尺寸。
- 根据加载的CT图像并与口内扫描的网格对齐，将上一步选择的种植体放置在正确的3D位置。
- 保存种植体位置并继续选择特定的套环，以及它相对于种植体平台应保持的高度。
- 根据种植体及其相应的套环的保存位置设计手术导板。
- 保存手术导板设计并导出生成的STL文件，稍后在3D打印机上打印。
- 使用适当的软件集成工具，将种植体定位转移到设计中。
- 在设计软件中选择与种植体同期进行义齿修复的基台。
- 通过软件选择好基台并与种植体完美匹配后，进行蜡型的调整，使其与选择的基台相适应。
- 保存生成的还原STL文件，以备以后打印或切削。
- 按照设计的手术导板植入种植体。
- 将打印或切削的修复体放置在已安装的种植体上，并使用软件先前选择的基台作为中介。

6.2.3　全牙弓种植修复

6.2.3.1　全牙弓修复的数字图像引导下的种植手术概念

数字图像引导下的种植手术的概念包括所有通过计算机设计来制作模板（导板）的手术，以在最佳位置植入种植体，以适应未来修复体的技术、材料和策略[6]。

6.2.3.2　引导手术的优势

牙科种植体引导手术的主要优势与其精确度

和为修复体优化的种植体位置有关，相比传统手术，它具有更简单和更快速的手术流程。此外，因为外科医生不需要翻瓣，引导手术通常是微创的。只需使用环形切割器代替手术刀切口，手术医生将依靠导板设计和手感来植入种植体。

6.2.3.3　引导手术中口腔团队合作和设计的技术要求

进行计算机引导手术需要特定的软件、硬件和受过培训的人员。在设计阶段，需要将数字放射学、种植手术医生、修复科医生、软件专家和口腔技师进行多学科整合。然而，由于所有的要求很少在一个单一的口腔诊所中都能得到满足，将部分工作外包给其他专业人员可能是一种解决方案。设计引导手术的外包工作可以通过设计中心、口腔技工室、口腔影像诊所或种植体制造商等第三方公司提供。

6.2.3.4 常规种植手术

大多数种植体制造商已经设计了含特殊器械的手术工具盒，以实现在导板引导下的种植手术程序（图6.9～图6.18）。

由于每个制造商都设计了自己特定的种植程序，因此需要通过认证课程，获取专业资格，来确保在特定种植体系统下安全地执行这些种植程序。

病例报告6.2 数字化辅助全牙弓种植手术

（临床技术由Dr Roberto A. Markarian提供）

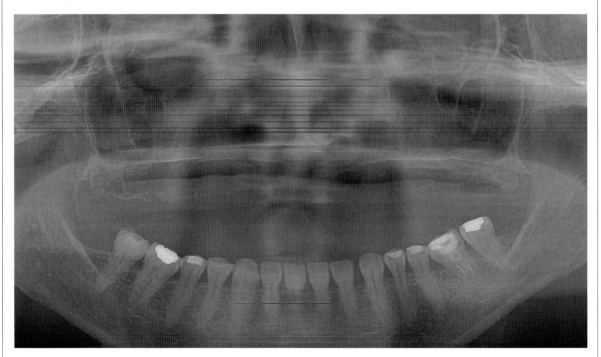

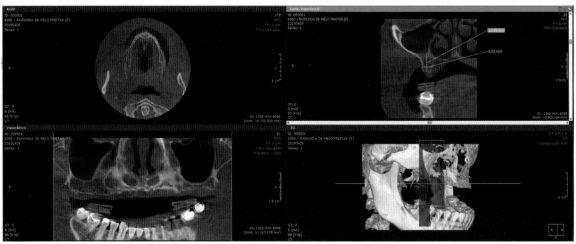

图6.9 患者的初步影像学检查。

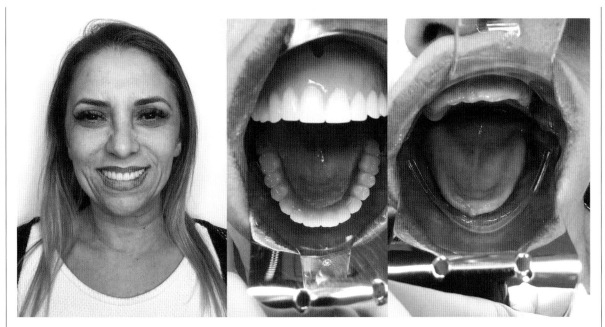

图6.10 面部及口内初始情况。本病例中，患者对全口义齿的整体轮廓和美学效果满意。因此，虚拟设计的目标是将之前设计的修复结果复制到未来的种植体支持式义齿。

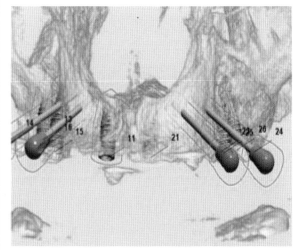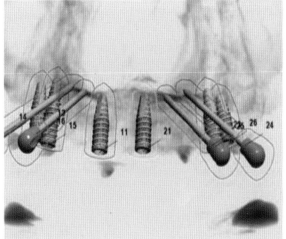

图6.11 在专用软件中设计的虚拟种植位置和固位钉位置。

6.2.3.5 全牙弓图像引导手术——从设计到手术的分步程序

全牙弓图像引导手术的合理性需要遵循一些主要步骤的设计和团队合作。

1）初步诊断和筛查。

2）术前修复设计。

3）数字化数据获取：CT扫描、口内或模型扫描。

4）设计软件：种植体位置。

5）设计软件：手术导板的设计。

6）手术导板制作。

7）种植体植入手术。

8）临时修复和修复体制作。

病例报告6.2（续）

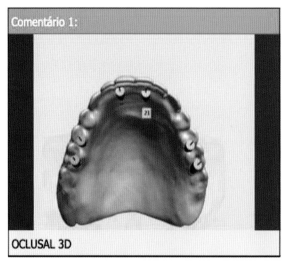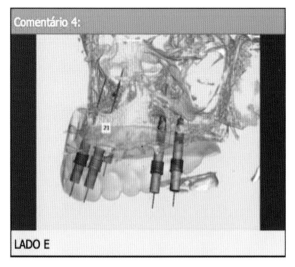

图6.12　虚拟种植位置与修复体的关系。在设计软件中，可以将修复体轮廓与骨解剖形态进行对齐和叠加。

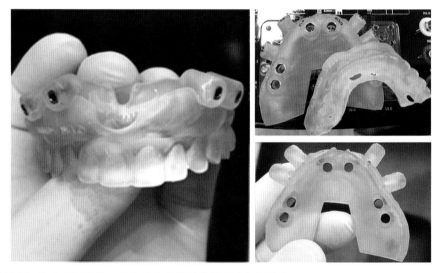

图6.13　手术导板打印分为两部分，目的是安装种植体进行全牙弓修复。

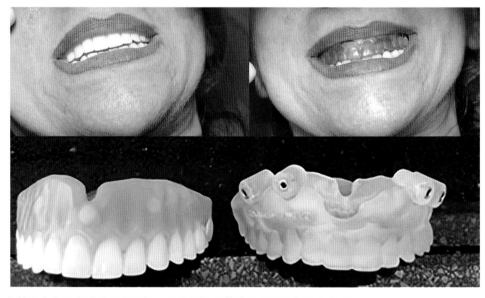

图6.14　术前应先在口内试戴手术导板。手术导板的整体轮廓以修复体为参考。

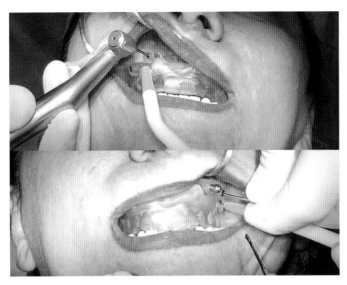

图6.15　手术第一步，将固定螺钉固定在口内组织上。

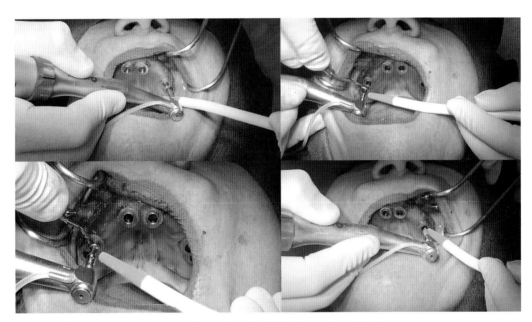

图6.16　不同部位的手术过程。1. 手术定位。2和3. 使用钻孔钻。4. 植入种植体。

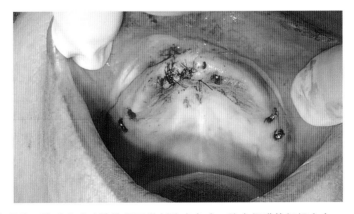

图6.17　术后即刻口内照片。该手术成功地使用了微创治疗方式。缝合促进软组织愈合。

病例报告6.2（续）

(a)
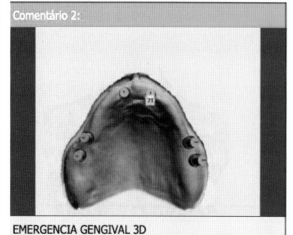
EMERGENCIA GENGIVAL 3D

(b)
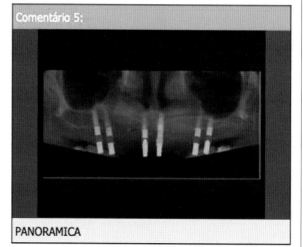
PANORAMICA

(c)
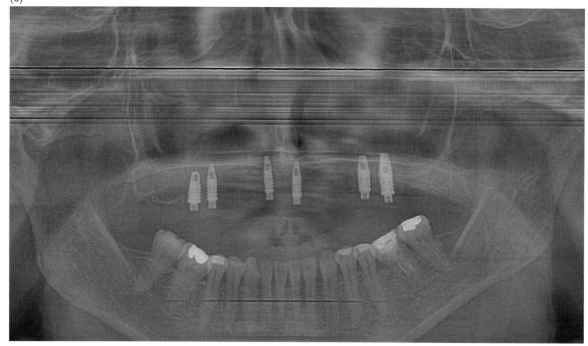

图6.18 术前图像（a，b）与术后全景X线片（c）种植体位置的比较，可与虚拟设计预测的图像进行比较。

初步诊断和筛查

在确认患者全牙弓种植治疗的临床指征后，临床医生必须进行初步的技术分析，以检查该病例的可行性。

第一步是通过影像学检查，例如全景X线片和CT扫描，来验证是否有足够的骨以植入种植体。

如果需要大规模骨增量或截骨术，必须首先进行这些手术。必须评估张口受限的程度，因为这可能会干扰器械的使用和种植体的植入，尤其是用于引导手术的钻头明显比常规工具长。

在患者得到充分告知并同意拟议的治疗方案后，进入设计阶段。

术前修复设计

植入种植体必须符合最终修复体的要求。因此，手术设计前，必须先行预测最佳的修复体美学和功能修复效果。使用摄影、应用程序和专用软件，可预测理想的微笑设计、牙齿形状和颜色，并在后续步骤中再现出来。

- 旧义齿和牙齿分析：应对旧义齿或牙齿状况进行分析，包括唇部支撑、垂直高度、牙齿位置和整体轮廓以及患者的接受程度等技术上的期望要求。任何有价值的信息都应考虑在未来的修复步骤中复制，而不是从零开始创建。

- 反向修复设计：在设计手术导板之前，每个病例都必须经过反向修复设计的流程。然而，如果患者之前是牙列缺失或牙列缺损，步骤将有所不同。

- 牙列缺损：牙弓塌陷、严重的牙齿迁移/松动、垂直高度的丧失或不稳定咬合的情况应按照牙列缺失的设计进行。对于牙齿较为稳定的情况，临床医生可以选择记录剩余牙齿和软组织的状态。如果咬合不合适，临床医生应提供一个计划来预测最终的美学条件，特别是牙齿位置和修复体的大小。

- 牙列缺失：对于牙列缺失患者，制作一个具有良好美学和功能的新义齿是必要的。如果患者已经拥有适当的义齿，可以复制其义齿进行牙齿设计。可以使用义齿的复制品在口内试戴检查，以确保与腭部的精确适应。

数字化数据获取：CT扫描、口内或模型扫描

为了进行手术设计，患者信息必须数字化并导入软件中。该设计软件能够读取CT文件（DI-COM）和口内扫描文件（STL）。

所需收集的信息和临床步骤将取决于患者是牙列缺损还是牙列缺失。患者的数字化数据可发送到第三方设计中心，或如果具备所有的硬件和软件，则可以在诊所内进行处理。

牙列缺损

- 扫描文件：口内扫描仪特别适用于直接捕捉口腔轮廓，因为松动的牙齿和修复体可能很脆弱。关键的口内扫描包括待治疗的牙弓在有或无现有义齿或设计的模拟修复体情况下的扫描（双扫描）、对颌牙弓的扫描和咬合扫描。或者，也可以在口腔技工室中将石膏模型数字化处理。

- 图像文件：需要将待治疗的全牙弓的CT扫描文件加入软件中。

牙列缺失

- 扫描文件：不需要任何扫描文件。

- 图像文件：CT扫描文件应包含预测内部骨骼解剖结构和投影修复体轮廓所需的所有信息。为此，应该进行两次不同的CT扫描，其中一次是扫描带有不透射线标记的义齿本身（或复制品），另一次是扫描戴此义齿的患者。

设计软件：种植体位置

在导入数字化文件后，软件对信息进行拟合和合并，呈现出口内轮廓、骨形状和内部结构的设计界面。此外，还可以导入额外的扫描文件，其中包含所需的修复体轮廓，其他文件类型可以提供额外的信息，例如表面纹理和颜色。在这方面，可以使用多种工具来模拟在颌骨中虚拟定位不同型号和形状的种植体。

大多数商业种植体制造商都在虚拟设计软件中提供了他们的资料。种植体品牌的完整资料可能包括种植体的形状、尺寸和可用型号，以及套环和固位钉等附加选项。

每个虚拟设计软件在设计步骤和工具方面都有其特殊性，应该通过专门的认证课程学习。种植体定位的虚拟设计必须遵循当前的种植学规范，以支持全牙弓固定修复，例如提供良好的生物力学行为、足够数量的种植体以及战略性的定位。

当种植体在患者的牙槽骨内进行虚拟定位时，软件专家可以与种植医生和修复医生讨论设计阶段的工作。有时甚至可以预测和预选修复体组件。在口腔医生团队同意种植体植入位点计划后，开始设计手术导板。

设计软件：手术导板的设计

为全牙弓手术制作手术导板的目的是提供一个精确的种植体植入导板。为了达到足够的精确度，手术导板必须能够良好适应硬组织和软组织。

手术过程会给导板施加力及振动，因此必须加强其结构设计，使其坚固、具有刚性和不易产生形变。设计不良可能会导致手术过程中导板移位、弯曲或断裂。

手术导板可由经过认证的口腔技工室、设计中心甚至是具备相应设备和人员的诊所内制作。根据导板是牙支持式还是黏膜支持式为基础，设计策略也有所不同。

- 牙列缺损：在仍有一些牙齿的情况下，手术导板可由它们提供支撑。为了达到足够的精确度，手术导板必须获得稳定的三点支撑。在剩余牙齿上加入检查窗口可帮助评估导板在口内的精密度。在牙支持较差的区域，可以将固位钉纳入设计中。

- 牙列缺失：对于牙列缺失病例，种植医生可以选择创新性设计，例如导板可以设计成一体式或分体式。无论哪种情况，导板必须与腭部牙龈良好适配。导板设计必须包括至少3个固位钉，以确保导板紧密附着于骨，并且手术操作不会使其位移。

  - 一体式：一种类似基托的导板。

  - 一体式：包含牙齿轮廓和全口义齿基托的导板。

  - 分体式：包含种植体套环的基托部分+上部可摘义齿。

在导板中加入牙齿可使患者在固定固位钉的同时咬合，从而更精确地将基板固定到位。

口腔团队完成导板设计后，手术导板可以发送到加工厂。一些商业CAD软件可以生成包含虚拟植入种植体的颌骨的输出文件，可用于修复设计或创建打印模型。此外，导出包含进行手术所需的所有技术信息的手术报告的PDF文件。

手术导板制作

在CAD软件中进行设计后，会生成导板的输出STL文件格式。然后可以通过快速3D打印或使用透明PMMA坯料在五轴铣床上进行铣削来制作手术导板。打印完成后，必须清洗、固化，并检查内部是否存在不平整的地方。

手术导板可以集成种植体制造商提供的手术导板套环。这些套环的设计与手术中种植体植入的确切直径相匹配。套环需要手动放置，并小心地粘贴以避免影响手术的精确度。

在最近的方法中，一些口腔种植体制造商不使用金属套环，用这种导板设计时，树脂孔口将引导钻头的位置。

种植体植入手术

在完成手术导板后，建议在术前进行口内试戴，以确保于口内组织上就位正确。如果出现错位，请检查导板内部是否有气泡、伪影或粗糙部位。在不影响精确度的情况下可以进行一些小的修正。然而，如果就位不理想，则考虑重新制作导板。

在手术的第一步，必须通过辅助固位钉将导板固定在口内。接下来的步骤是准备种植体植入位点，使用环切钻去除牙龈组织并平整颌骨。随后手术步骤可根据所选种植体型号/品牌、手术器械盘和工具的具体特点而有所不同。口腔医生必须通过特定种植体系统经认证的课程的培训，以了解可用的工具。

手术的主要目的是通过连接导板套环的扩孔钻预备种植窝。然而，引导手术系统的工作流程可以以多种方式进行，具体取决于每名患者的特殊性，需要有经验的医生选择最优流程。有些型号的种植体可在导板引导下植入（完全引导），而其他型号则需要取下导板，并手动进行最终植入。

临时修复和修复体制作

临时修复的方案可预先与手术程序一起设计，在确保能使种植体骨结合的同时实现患者的舒适和美观。

根据患者和临床医生的偏好，临时修复可以有许多可能性。例如，牙列缺损患者可能需要由剩余牙齿支持的过渡性修复体。另一个选择是在种植体植入后拔除剩余的牙齿，便于安装事先制作的全口可摘义齿。

对于牙列缺失患者，可在重衬后使用先前的修复体作为临时导板。如果能在种植体植入过程中获得高扭矩，可以考虑即刻负荷。

然而，引导手术的主要目标是实现精确的种植体定位，而不一定达到较高的植入扭矩。因此，引导手术种植体的即刻负荷不是强制的；但是有经验的种植医生可以做，尤其是在下颌病例中。

创建全牙弓种植体引导手术的工作流程是当今的主要研究领域。因此，许多实验性的想法将手术和修复的结果整合到完全数字化的环境中。尽管尚未达成共识，但最实用的方法是将手术和修复视为两个独立的工作流程。

最终的修复体可以使用第4章中描述的特定工作流程进行制作。

6.2.3.6 补充说明

- 在引导手术的学习过程中，即便是在传统种植手术中有经验的临床医生也会有一个学习曲线。
- 在重度吸收的骨区域或需要植骨时，可翻开牙龈瓣以更好地观察，以确保种植体的正确位置。
- 由于牙龈受到压迫，牙列缺失患者在用硅橡胶印模时可能导致模型变形。所以首选口内扫描。
- 导板的任何变形都可能导致不正确的种植体定位，从而导致坏的结果。
- 目前的研究趋势在提升未来的种植引导手术方式，例如机器人手术、动态导航手术、截骨和移植、修复体集成工作流程、微笑设计和预测。

6.2.4 穿颧种植

目前，全牙弓种植修复由于具有较高的生存率和成功率，是牙列缺失患者临床中最常见和最可预测的治疗方法之一。牙齿脱落、缺乏牙齿刺激及因正压力增加引起的上颌窦气化，导致牙槽突普遍萎缩，影响骨的可用性，不利于种植治疗。在不同的骨增量技术中，穿颧种植提供了一种替代方案。该方案不需要再生技术，再生技术通常需要更长的手术时间，且干扰因素较多。

1989年，Brånemark将颧骨种植体描述为30~50mm长的种植体，头部角度45°，最宽部分直径4.5mm，主要用于严重上颌萎缩的患者。手术技术包括开窦窗，剥开施耐德膜，并通过上颌窦放置所述种植体，从牙槽突的腭部到其锚定在颧骨体部。由于相关的美学和功能并发症，以及上颌窦炎等其他并发症，Stella和Warner开发了窦槽技术，该技术包括在上颌外壁创建一个小槽来定位种植体，提高可视性，并避免施耐德氏膜抬高。目前，虽然手术技术已经发展到窦腔外入路，但患者的解剖生物类型决定了手术方法的选择。

在任何情况下，修复的成功取决于正确的种植体定位和角度。这使种植体的肩台能锚定在高骨密度区域，最大限度地增加骨与种植体的接触（BIC），利于后牙修复重建。由于这些原因，数字化设计成为增加可预测性和避免相关技术并发症[7]（图6.19~图6.31）的关键。

病例报告6.3　穿颧种植的数字化工作流程

（临床技术由Dr Jesus Torres、Dr Baoluo Xing和Dr Oscar Iglesias Velazquez提供）

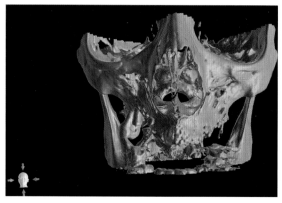

图6.19　使用Blue Sky Plan处理患者的DICOM文件。

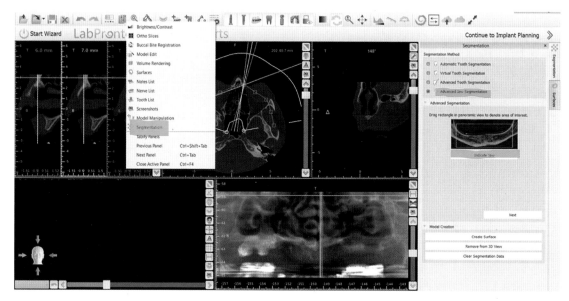

图6.20　在模型编辑（Edit）界面，选择分割（Segmentation）工具–高级颌骨分割（Advanced jaw segmentation）–标记颌骨（Indicate jaw）。

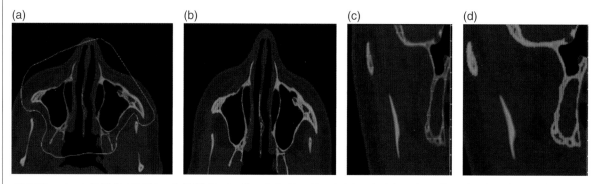

图6.21　（a）使用分割工具，在横断面、冠状面和矢状面的不同视图中选择上颌图像。（b）图像颜色变化（红色）。（c）选择切割的分割程序（d）冠状面上的分割。一旦整个上颌骨完成了分割，执行横断面、冠状面和矢状面绘制划分，就会创建一个STL文件。

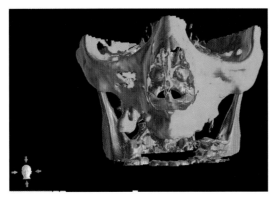

图6.22　STL文件将自动拟合到原始的DICOM文件上。在这一步中，应该考虑到骨再生的任何变化。如果STL文件中出现任何不规则情况，那么我们应该回到分割工具并修补错误。

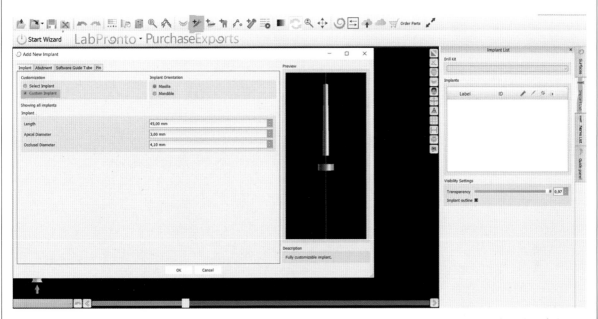

图6.23　在种植体选择工具中，选择"添加种植体（Add implant）"，创建一个自定义的种植体来进行精确的导板设计。然后，向该程序提供种植体、基台和导管的准确数据。

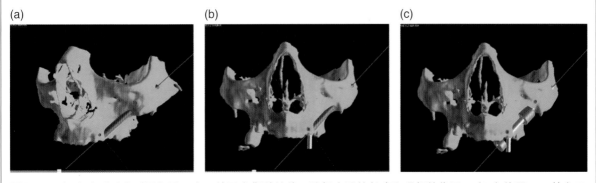

图6.24　（a）在"手术引导"界面中，放置穿颧种植体。选择合适的长度和理想的位置。（b）使用45°基台工具来确保种植体的正确方向。（c）应使用两个导管，一个用于靠近上颌骨颧突的冠侧，一个用于咬合侧。为了实现这一点，您可以复制种植体，并将复制的导管移动到所需的位置。

病例报告6.3（续）

(a)   (b)

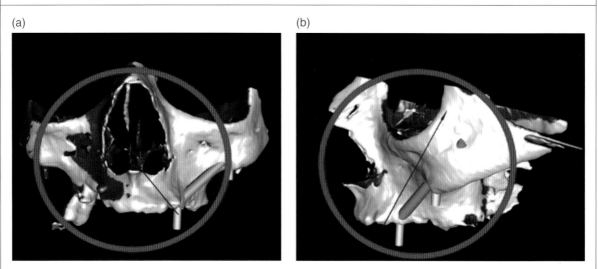

图6.25 （a）现在，在修复体模块中，我们可为手术导板创建植入路径。这条植入路径应使手术导板辅助定位，防止错位。（b）两个预览图中的蓝色箭头显示，最佳植入路径是从手术导板的侧面，从前向后。

(a)   (b)

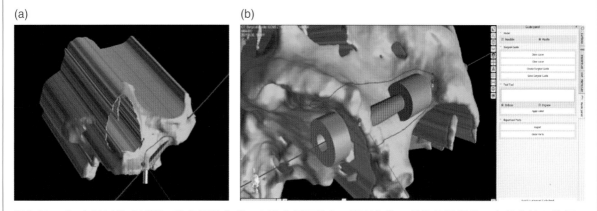

图6.26 （a）通过这个过程，我们能够生成一个没有倒凹的STL模型文件，并为导板提供一个最佳植入路径。（b）在手术导板工具中，选择"上颌骨（Maxilla）"和绘制曲线工具。

(a)   (b)   (c)

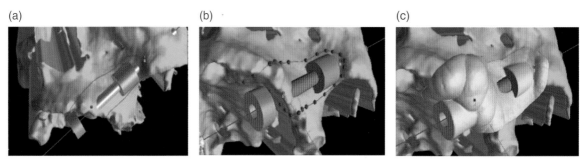

图6.27 （a~c）虚拟手术设计。

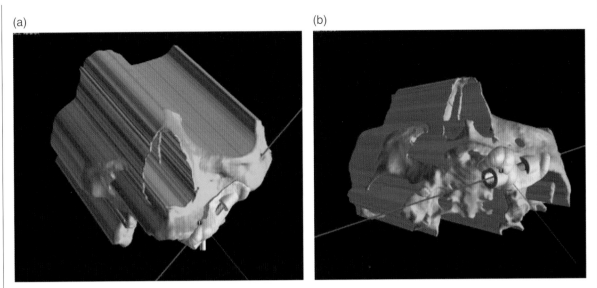

图6.28 （a）冠状面视图，导管的厚度应为2～3mm。（b）殆面视图。创建了手术导板后，可能会做出一些小的调整。导出手术导板和种植体。

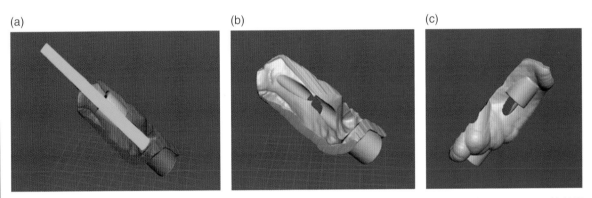

图6.29 （a）在网格拟合器中，我们使用导入差分工具分离两个STL文件。在不影响导管内径3.35mm的前提下，制作了一款与上颌骨适应性强的手术导管（专为3.3mm直径穿颧骨种植体钻头设计）。（b，c）最终调整完成后，STL文件可以进行3D打印。

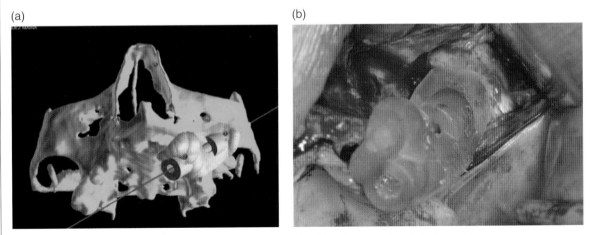

图6.30 （a，b）术中，剥离黏骨膜瓣后，正确放置手术导板。由于设计的植入路径并没有倒凹，导板应该能够自然被动就位。

病例报告6.3（续）

(a)　　　　　　　　　　　　　　(b)

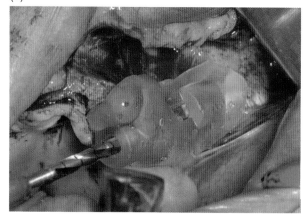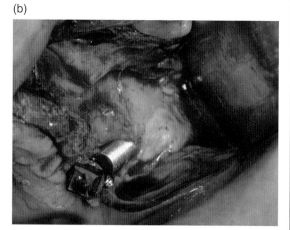

图6.31　（a，b）临床医生在钻孔前需要考虑到导管的内径应比最后一根扩孔钻粗0.05mm。

6.3　动态导航种植手术

动态计算机辅助手术最初应用于神经外科，用以进行更安全和微创的颅脑治疗。在种植学中，它是3D手术的一种模式，在软件的帮助下进行，在虚拟环境中预先计划定位，通过使用光学运动跟踪技术，确保在牙槽骨种植窝预备及植入的整个过程中进行实时监控。

在动态计算机辅助种植手术（d-CAIS）中，数字蜡型和虚拟种植设计的方法与上述静态手术的方法相同。

最开始，为了在导航软件中记录颌骨模型，将放射阻射标记物（基准标记）放置于患者的牙齿上（图6.32），并进行CBCT扫描。所获得的数字信息传送到计算机上。此外，如果可能的话，口内扫描或技工室激光仓式扫描的数据可在同一软件中叠加到患者的解剖信息上，进一步优化整体设计。

对于牙列缺失患者，之前放置于牙齿上的CBCT标记物，应该替换为固定在牙槽骨上的小螺钉（微型种植体）。这些小螺钉穿过黏膜，暴露部分在口内。这个标记物只有在种植手术完成后才会从患者身上取出。

6.3.1　外科技术

在进行蜡型和虚拟种植方案设计后，d-CAIS系统利用运动跟踪技术来追踪种植扩孔钻和患者颌骨的位置。

在进行术前断层扫描时，定位颌骨的阻射标记物要么固定在牙齿上，要么固定在牙列缺失患者的颌骨上，在手术过程中借助这些标记物，为CT图像和手术实时图像之间提供相应解剖结构间的协同运动。

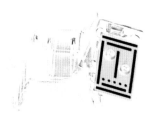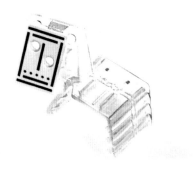

图6.32　动态图像引导下的手术过程-1。

在手术过程中配置的跟踪摄像头会持续追踪连接到患者颌骨和手术器械上的传感器，并在显示屏中实时显示在虚拟画面上（图6.33）。可以实时观察到种植钻头和种植体在虚拟画面上的任何三维偏差，并随时进行种植窝深度、角度或种植体位置的调整。

这些光学追踪设备可以是有光源的，也可以是无光源的。无光源系统使用追踪设备，将外界光源发出的光反射到立体摄像机上，而有光源系统则会发射由这些摄像机直接追踪的光线。对于无光源系统，例如用于颌骨断层扫描设备在手术期间再次应用于患者，提供断层扫描图像和手术视野之间的协作（图6.34）。

常规种植手术通常是逐级备洞，但是需要手术医生使用导航屏幕来引导和确认手术过程所有步骤的三维位置情况。

需要注意的是，s-CAIS与其他系统不同，并不需要特定的钻针系统或外科手术器械，而其他系统需要与手术导板套环相配套的钻头。

也不需要打印其他的工具（例如立体光刻手术导板），也不需要购买仪器（特定的手术工具）来进行这种类型的外科手术（图6.35）。

不需要使用实体手术导板（打印出来的）成为动态导航手术方法相对静态引导手术方法的优点之一。因为通过这种方式，在不需要使用手术导板的情况下，由于患者张口度的限制，一些在计算机辅助手术是禁忌证的病例，在使用动态导航方法中得以实现。

6.4 骨移植体积设计

6.4.1 位点保存

由于CBCT的高分辨率、易于操作、高可及性、低剂量电离辐射和更少的伪影等优点，已广泛应用于虚拟手术设计，与医学CT图像相比，CBCT除了可以线性测量牙槽骨的高度和宽度，也允许体积测量（例如立方毫米），因为它是一种3D图像获得方法[8]。下面分享一例位点保存术体积设计的病例设计。

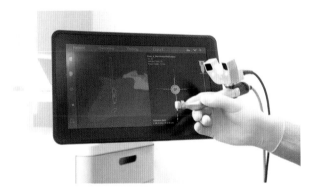

图6.33 动态图像引导下的手术过程-2。

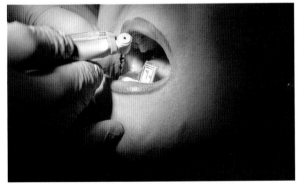

图6.34 动态图像引导下的手术过程-3。

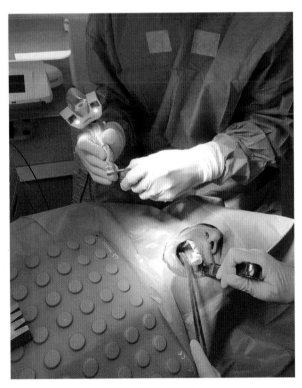

图6.35 动态图像引导下的手术过程-4。

病例报告6.4　位点保存体积设计

（*临床技术由Dr Arthur R.G.Cortes提供*）

该患者接受了CBCT（ProMax 3D，Planmeca）扫描，使用可行的成像方案（例如0.2mm体素，90kVp，8mA，视野范围直径16cm、高度6cm），从而获取DICOM文件并用于估计每个牙槽窝的体积，以便填充骨粉（图6.36）。在横断面中勾画目标区域，然后将其转换为需要的体积。像素阈值可以用于设置目标区域。这些体积测量以立方毫米（mm³）为单位进行（图6.37），使用DICOM查看器（OsiriX MD，Pixmeo）的特定工具进行测量。根据牙槽窝的体积，我们估计了填充牙槽窝所需的生物材料，以实现令人满意的牙槽嵴保存。

所有手术由同一外科医生执行，并且为减少创伤，所有拔牙均采用无翻瓣操作。搔刮牙

槽窝并用使用生理盐水冲洗。然后，根据先前为每个病例测量的CBCT体积，立即使用马源性颗粒骨移植物（Bio-Gen Putty，Bioteck）充分填充牙槽窝以进行牙槽嵴保存（图6.38）。然后，使用可吸收的胶原膜（Bio-Gen membrane，Bioteck）覆盖牙槽窝，最后缝合（5-0尼龙缝线，Ethilon）。为避免翻瓣，胶原膜部分暴露于口内，并通过缝线固定。

愈合5个月后，再次拍摄CBCT（图6.39），进行数字化虚拟种植设计和手术导板设计。所有种植体都进行了相同的一期种植手术，首先从牙槽嵴中线偏腭侧做切口，剥离黏膜瓣（图6.40），使用成骨钻进行种植窝的外科预备，植入合适的种植体（BLT或SP，Straumann），同时记录相应的最大植入扭矩（以

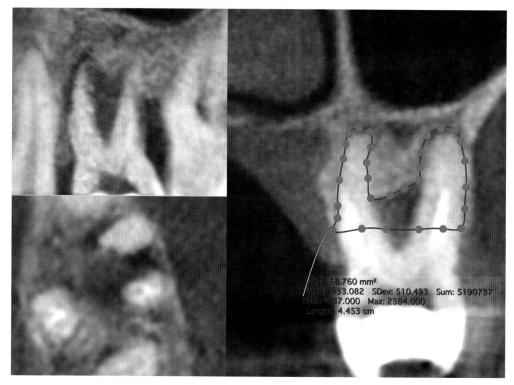

图6.36　CBCT多平面重建显示目标区域（ROI）在冠状切面上勾勒出牙槽窝区，估计骨粉填充的体积。注意与牙齿部位骨吸收有关的风险因素。

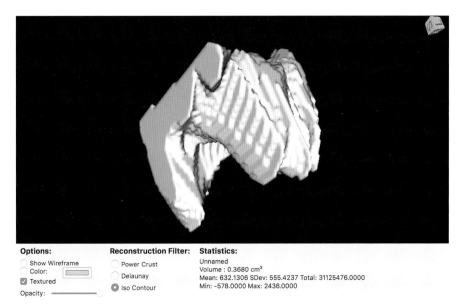

Options:
☐ Show Wireframe
☐ Color:
☑ Textured
Opacity:

Reconstruction Filter:
○ Power Crust
○ Delaunay
● Iso Contour

Statistics:
Unnamed
Volume : 0.3680 cm³
Mean: 632.1306 SDev: 555.4237 Total: 31125476.0000
Min: -578.0000 Max: 2436.0000

图6.37　牙槽嵴位点保存体积测量结果，显示估计的体积为368mm^3。

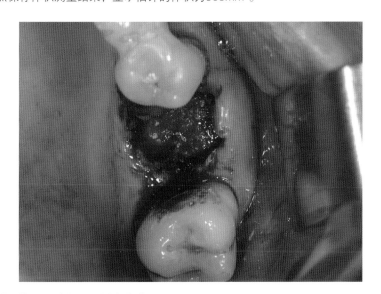

图6.38　填充马源性颗粒骨移植物的牙槽窝的临床视图。

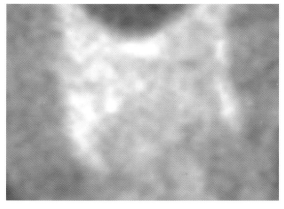

图6.39　愈合5个月后的CBCT图像，显示颊侧骨壁完整且理想的种植骨量。

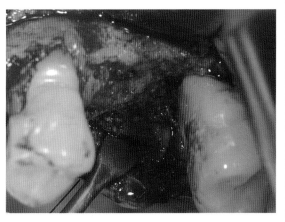

图6.40　种植术前种植位点的临床视图。

病例报告6.4（续）

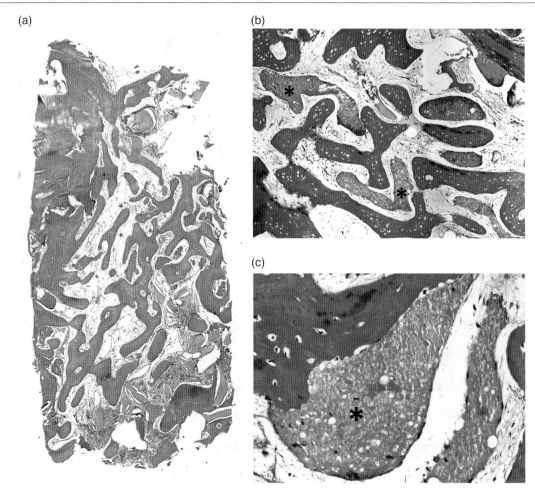

(a)

(b)

(c)

图6.41 环钻取骨组织学切片。（a）显示高密度的骨小梁，周围是薄结缔组织（苏木精和伊红染色，×25原始放大倍率）。（b）骨小梁的细节，显示含有骨细胞的未成熟骨组织。骨小梁之间还呈现了异源材料（马松三色胶原染色，×100原始放大倍率）。（c）高倍率显示了新生骨基质旁的异源材料。资料来源：由Dr Luciana Correa（University of São Paulo）提供。

N·cm为单位），放置愈合螺钉，并使用5-0尼龙缝线缝合。在随机选择的代表性病例中，种植位点预备过程时，使用直径3mm的取骨钻取3mm×6mm的骨样本进行组织学分析（图6.41）。

该病例植入了Straumann 4.1mm×8mm软组织水平种植体，并在6周后进行修复，恢复该区域（图6.42～图6.44）。在随访的27个月中未发现任何术后并发症。

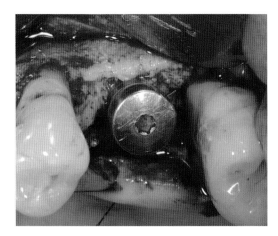

图6.42 种植体达到35N·cm扭矩后的最终植入位置。

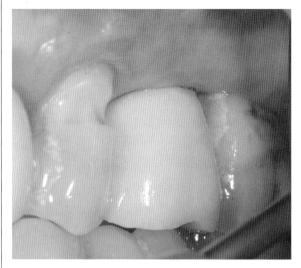

图6.43　种植冠安装后的最终临床结果。

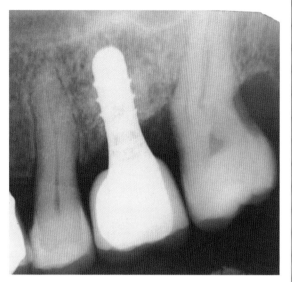

图6.44　随访27个月的根尖X线片。

6.4.2　上颌窦提升

　　种植体修复的主要限制之一是牙槽嵴处的骨量不足。上颌后牙缺失区的牙槽嵴与上颌窦之间的骨密度和高度通常较低。上颌窦提升手术可以通过外科植骨来恢复牙槽骨的高度，这些骨移植物可以由合成材料组成[9-12]。

　　通过锥形束计算机断层扫描（CBCT）对经过骨移植的窦腔进行高度和宽度测量。可以通过CBCT多平面重建图像以评估上颌窦的解剖变异。这些图像还可以用于预测和跟踪实现后续种植规划所需的骨粉体积。

　　上颌窦提升术的植骨体积设计可能因不同的软件和不同的测量工具而有所不同。这些工具在几种DICOM查看器软件中都是可用的。简言之，第一步是在进行上颌窦提升区域的所有横截面中，勾勒出待植骨的上颌窦区（图6.45～图6.47）。与位点保存的体积测量类似，软件可以将所有的2D切面测量转化为3D体积测量。这可以帮助外科医生知晓所需骨粉的数量，了解骨粉颗粒的大小及其生物特性（图6.48）。当需要进行上颌窦提升手术时，还可以根据CBCT扫描设计手术导板，以确定侧壁开窗的位置[13]。

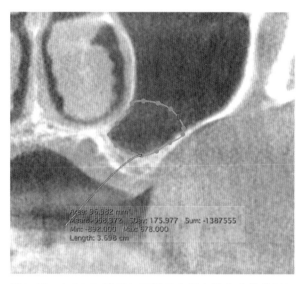

图6.45　在CBCT横截切面测量上颌窦提升术的理想区域。在目标区域的其他横截切面中重复进行此操作。

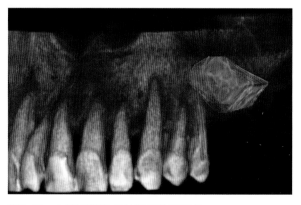

图6.46　上颌窦提升术的最终体积测量。

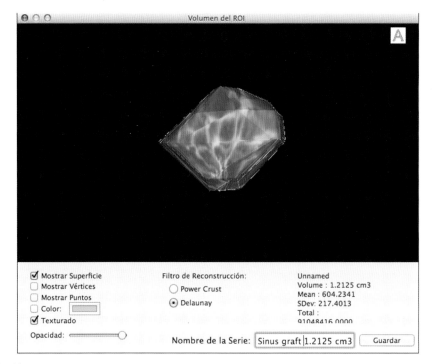

图6.47 体积测量结果。

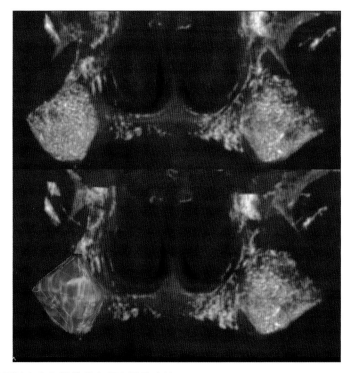

图6.48 使用Horos软件设计和实际操作的上颌窦植骨比较。

6.4.3 Onlay植骨

众所周知，在颌骨严重萎缩且缺乏自体骨的情况下，需要进行水平向和垂直向骨增量。目前已研究出冻干异体骨块的CAD–CAM加工方法[5]。

为了测试这种技术，进行了一项离体实验。该技术使用CBCT DICOM文件，通过打开种植设计软件并3D重建萎缩上颌骨区域。将这个3D图像保存为STL文件。然后，在CAD软件（Geomagic FreeForm Plus™，3D Systems）中编辑STL网格，添加一个新的网格来标识萎缩区域所需的骨移植体积（图6.49）。得到的3D重建图像也被保存为STL文件并记录下来（图6.50）。STL文件被进一步导入CAM软件（SUM3D Dental，CIMsystem）中，准

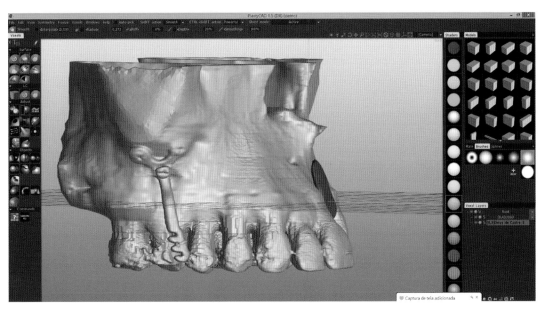

图6.49 上颌前牙区移植的模拟设计。

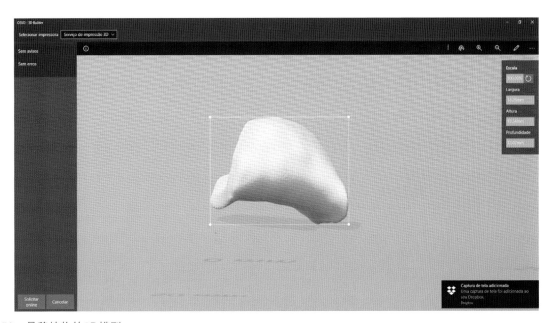

图6.50 骨移植物的3D模型。

备切削成设计尺寸的冻干异体骨块。这些骨块在一个五轴铣床中切削（DWX-50，Roland DG Cor-poration），最终获得骨移植物形状（图6.51）。

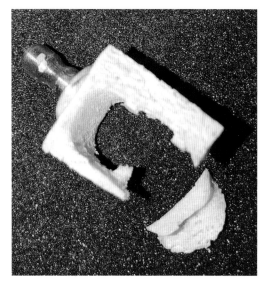

图6.51 切削的同种异体骨块作为研究的一部分。该块的尺寸与STL文件的尺寸相同。

参考文献

[1] Joda, T. and Gallucci, G.O. (2015). The virtual patient in dental medicine. Clin. Oral Implants Res. 26: 725–726.

[2] Cascon, W.P., de Gopegui, J.R., and Revilla-Leon, M. (2019). Facially generated and additively manufactured baseplate and occlusion rim for treatment planning a complete-arch rehabilitation: a dental technique. J. Prosthet. Dent. 121: 741–745.

[3] Hassan, B., Greven, M., and Wismeijer, D. (2017). Integrating 3D facial scanning in a digital workflow to CAD/CAM design and fabricate complete dentures for immediate total mouth rehabilitation. J. Adv. Prosthodont. 9: 381–386.

[4] Petre, A., Drafta, S., Stefanescu, C., and Oancea, L. (2019). Virtual facebow technique using standardized background images. J. Prosthet. Dent. 121: 724–728.

[5] Gialain, I.O., Pinhata-Baptista, O.H., Cavalcanti, M.G.P., and Cortes, A.R.G. (2019). Computer-aided design/computer-aided manufacturing milling of allogeneic blocks following three-dimensional maxillofacial graft planning. J. Craniofac. Surg. 30: e413–e415.

[6] Chmielewski, K., Ryncarz, W., Yüksel, O. et al. (2019). Image analysis of immediate full-arch prosthetic rehabilitations guided by a digital workflow: assessment of the discrepancy between planning and execution. Int. J. Implant. Dent. 5 (1): 26.

[7] Schiroli, G., Angiero, F., Silvestrini-Biavati, A., and Benedicenti, S. (2011). Zygomatic implant placement with flapless computer-guided surgery: a proposed clinical protocol. J. Oral Maxillofac. Surg. 69 (12): 2979–2989.

[8] Aoki, E.M., Abdala-Júnior, R., de Oliveira, J.X. et al. (2015). Reliability and reproducibility of manual and automated volumetric measurements of periapical lesions. J. Endod. 41 (9): 15559.

[9] Nishimura, D.A., Aoki, E.M., Abdala-Júnior, R. et al. (2018). Comparison of pixel values of maxillary sinus grafts and adjacent native bone with cone-beam computed tomography. Implant. Dent. 27 (6): 667–671.

[10] Cortes, A.R., Cortes, D.N., and Arita, E.S. (2012). Effectiveness of piezoelectric surgery in preparing the lateral window for maxillary sinus augmentation in patients with sinus anatomical variations: a case series. Int. J. Oral Maxillofac. Implants 27 (5): 1211–1215.

[11] Tosta, M., Cortes, A.R., Corrêa, L. et al. (2013). Histologic and histomorphometric evaluation of a synthetic bone substitute for maxillary sinus grafting in humans. Clin. Oral Implants Res. 24 (8): 866–870.

[12] Cortes, A.R., Corrêa, L., and Arita, E.S. (2012). Evaluation of a maxillary sinus floor augmentation in the presence of a large antral pseudocyst. J. Craniofac. Surg. 23 (6): e535–e537.

[13] Zaniol, T., Zaniol, A., Tedesco, A., and Ravazzolo, S. (2018). The low window sinus lift: a CAD-CAM-guided surgical technique for lateral sinus augmentation: a retrospective case series. Implant. Dent. 27 (4): 512–520.

第7章

口腔颌面外科的数字化工作流程
Digital Workflow in Oral and Maxillofacial Surgery

Daniel Negrelle, Alexandre M. Borba, Isabella Romão Candido, Shaban M. Burgoa,
Luiz F. Palma, Arthur R.G. Cortes

摘要

本章阐述了在口腔颌面外科学中使用数字化工作流程的分步指南和循证医学证据。包括以下专题：图像引导下的口腔手术、正颌外科和创伤手术管理。

7.1 图像引导下的阻生牙拔除术

利用现有的数字化口腔技术，我们可以设计各种类型的手术导板。CAD软件可以对整个手术过程进行数字化规划，并且可以通过3D打印或研磨切削的方式制作数字化导板，从而辅助确定种植位点。涉及截骨手术的外科规划可以通过手术导板获得精确的截骨位点，并计算需要去除的骨量。特别是在取出异物或拔除阻生牙时具有重要意义。此外，数字化工作流程可以实现即刻与其他专业人员网络共享治疗计划相关数据，并加强医患沟通[1]。

在设计手术方案时，最重要的步骤是将口内扫描获得的STL文件（IOS）和通过锥形束计算机断层扫描（CBCT）获得的DICOM文件进行配准。通过配准，可以在制订虚拟手术方案时，兼顾硬组织和软组织的条件[2]。尤其是在涉及手术的修复重建病例中，可以实现"以修复为导向"的可视化种植体植入方案[3]。此外，我们还可以把数字化工作流程应用于定向骨移植[4-5]。在口腔领域，越来越多的新型手术导板被设计和应用于临床[4,6]，但是目前没有临床研究探索应用无套环的手术导板拔除相邻牙根间埋伏阻生的多生牙。

接下来将通过一个临床病例，展示利用CAD-CAM制作的手术导板引导，移除或取出上颌埋伏物。一名接受正畸治疗的18岁男性患者被转诊进行手术拔除多生牙。患者签署了知情同意书，同意在本书中使用本人的临床资料。

7.2 正颌手术外科计划

精确的术前计划对于治疗颅颌面畸形至关重要，尤其在正颌手术中。虚拟手术规划是目前的金标准，可以达到精准的颌骨和牙列移动，并准确预测术后面部软组织变化。

7.2.1 虚拟颅骨构造

所有虚拟规划软件程序，无论其特殊性如何，都基于相同的工作流程（图像输入；颅骨3D重建和坐标系建立；截骨设计；确定头影测量标志点；骨块移动；创建咬合板）。在病例报告7.3中将使用Dolphin 3D v12.0软件详述以上步骤。

病例报告7.1 图像引导下的埋伏阻生多生牙拔除

（临床病例和技术由Dr Shaban Burgoa提供）

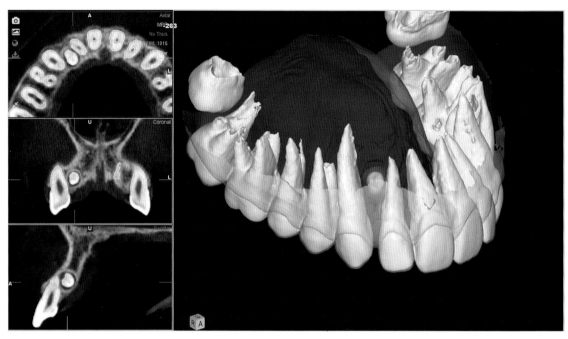

图7.1 将口内扫描（IOS）数据和CBCT数据配准，获得2D的截面图（左图）和3D重建模型（右图）。紫色环形区代表计划植骨的范围（150mm^3）。

首次就诊，拍摄了患者的临床资料、正面照和面部照片。然后进行进一步临床检查，确保有良好的软组织条件（例如角化黏膜宽度，牙龈无炎症，牙周探诊深度正常）。同时使用IOS（TRIOS 3，3Shape）对患者的上下颌牙列及咬合关系进行口内扫描。此外，患者佩戴唇部拉钩拍摄CBCT（OP 300，Instrumentarium）以便与口内扫描数据配准。

获得的所有CBCT DICOM和IOS STL文件均导入同一CAD软件中（NemoStudio，Nemotec SL）。然后，利用多平面和3D重建的方法在独立的3D网格中对多生牙进行定位和分割。阻生多生牙位于尖牙和侧切牙牙根之间的右前上颌骨（图7.1）。

首先，使用2D横断面图像进行多生牙手术拔除的虚拟规划（图7.2）。然后，绘制3D重建模型，设计牙支持式导板，从而确定通过上颌

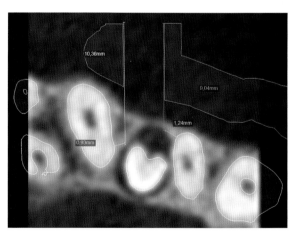

图7.2 外科手术规划和数字化手术导板设计阶段的2D横断面视图。

骨前外侧壁进入拔除多生牙齿的手术入路（图7.3）。

此类手术导板的设计分为两个部分：第一部分是导板的支撑结构。该部分结构依赖于在IOS网格中显示的牙列（牙支持式导板）。第二

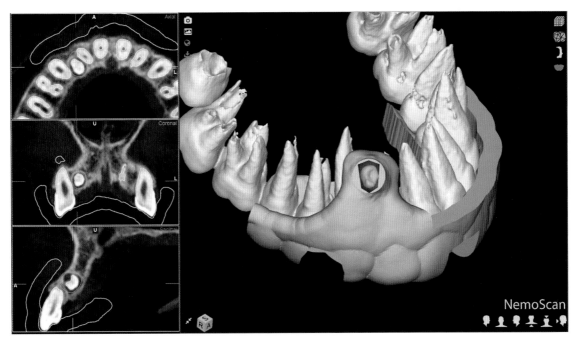

图7.3　数字化设计牙支持式手术导板用于骨开窗定位以拔除埋伏多生牙。

部分依赖于在CBCT网格中显示的牙槽骨表面，以形成骨开窗的截骨手术入路。利用导入运算工具将这两部分进行融合。然后将生成的手术导板导出为STL文件（图7.4a），并使用光固化树脂（Makertech Labs）3D打印制作手术导板（Hunter，Flashforge）。用同一个软件测量受区所需要的植骨量，精确到立方毫米。

使用Partsch's切口翻全厚瓣直到超过术区根方3mm。然后使用超声骨刀（DentSurg Pro-CVDentus，Clorovale Diamantes）（图7.4b）在导板引导下对上颌前壁行截骨术，该截骨工作尖端沿导板六边形开口边缘走行。使用刮匙和镊子去除多生牙牙体组织及牙囊。

术区植入人工合成植骨材料（Blue Bone，Regener）[7]。根据术前设计阶段预估的植骨量进行植骨。表面覆盖胶原膜（Green Mem-

(a)

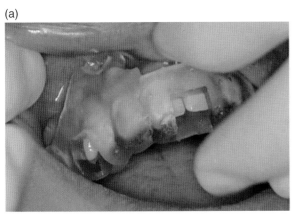

(b)

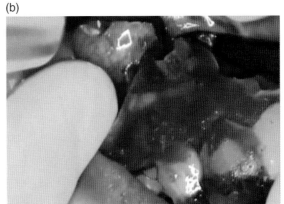

图7.4　使用CAD-CAM手术导板。（a）手术导板就位。（b）导板引导下使用超声骨刀行截骨开窗术。

病例报告7.1（续）

brane）以关闭骨窗。可吸收线无张力缝合关闭伤口。术后达到一期愈合，没有与手术相关的术中及术后并发症发生。

本病例采用数字化工作流程进行导板引导下的阻生牙拔除术。尽管手术入路距离邻牙牙根极近，手术依旧顺利完成。这提示该技术还可应用于其他类似的临床情况，例如寻找上颌埋伏牙、移位的物体、异物的探查取出术。最常见的是在牙齿拔除过程中[8]或由于外伤[9]牙齿意外脱落进入上颌窦。

如在本病例中所示，通过对口内扫描数据和CBCT扫描数据的配准，专业人员可以通过在软件中选取和编辑用于确定手术入路的手术导板的形状来规划手术。如文献中所述，现有的数字化工作流程与传统流程相比有诸多优点，例如更少的就诊次数和更短的椅旁时间[10]。

该技术还能计算拔除阻生齿后所需合成植骨材料的体积。也有临床研究应用类似的移植物体积估算技术用于牙槽嵴保存术[11]。除此之外，本病例使用的合成骨移植材料（Blue Bone）已经被证实具有骨引导作用，能够促进新骨形成而无细胞毒性[7]。

病例报告7.2　正颌手术的数字化工作流程

（临床技术由Dr Alexandre M.Borba提供）

虚拟手术规划的第一步是获得影像学数据，通常是CBCT。与传统CT相比，CBCT的优点包括在拍摄过程中患者体位为坐位，更加舒适；软组织显影效果更佳；减少影像扭曲（图7.5和图7.6）。此外，石膏模型扫描以及最近出现的口内扫描技术可以有效减少因为伪影导致的牙齿解剖图像变形，从而真实地再现患者的牙齿特征（图7.7）。

现如今有很多软件可用于虚拟手术规划，例如Dolphin 3D（Dolphin成像和管理系统）。由于它的多样性和三维可操作性，口腔颌面外

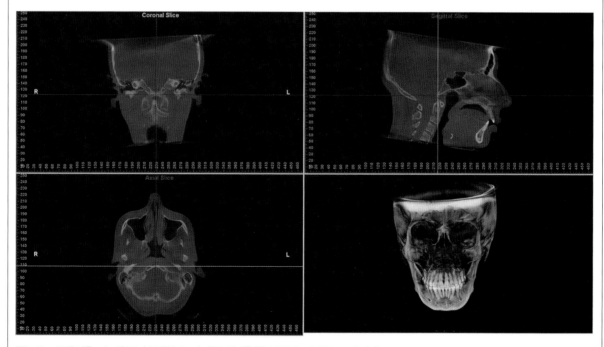

图7.5　CT扫描，初始面（冠状面、矢状面和横断面视图，以及3D重建）。

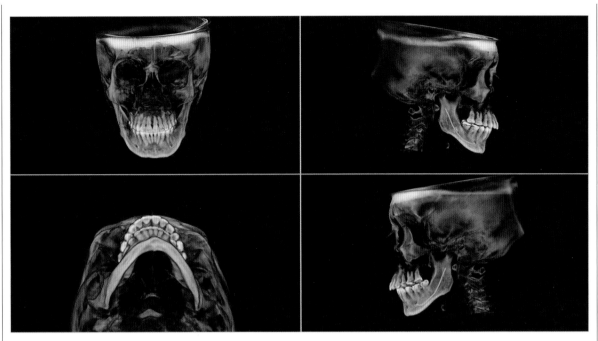

图7.6　CT扫描重建（正面、侧面和下方视图）。

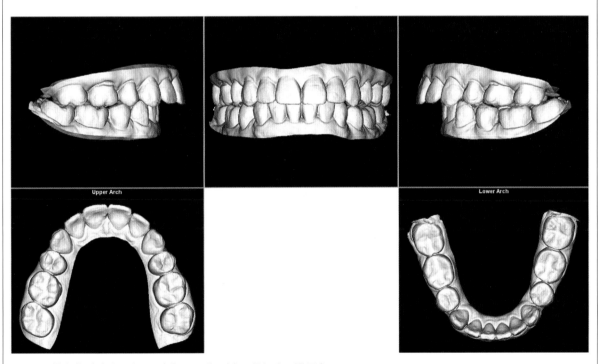

图7.7　数字化重建上下颌牙列（正面观、侧面观和殆面视图）。

科医生可以通过此数字化流程进行诊断和手术规划，其他口腔专业领域例如口腔种植医学或口腔正畸学科也可受益。

　　工作流程的第一步是依据CT扫描（DICOM文件），口内扫描（通常为包含独立牙列和咬合关系的STL文件或OBJ文件）和面部照片创立虚拟患者。头位对于确定旋转轴至关重要，根据临床参考框架确定咬合平面、侧面和横截面。然后从CBCT数据提取和标记出面部软组织解剖标志点和上呼吸道。通过口内扫描数据和CBCT数据

病例报告7.2（续）

的配准，创建出颅颌面复合模型，这是制订手术计划中的重要一步（图7.8）。

接下来设计正颌手术的截骨线（通常为Le-Fort Ⅰ型截骨术和双侧矢状劈开截骨术）（图7.9）。模拟骨块最终移动位置并向患者展示（图7.10和图7.11）。手术规划的最后一步是3D导板印模的制取。

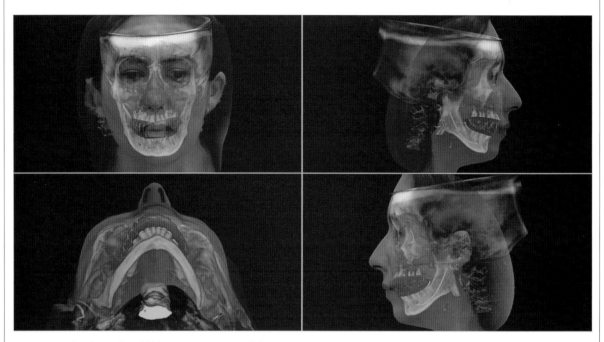

图7.8 通过叠加牙列扫描数据、上呼吸道三维数据以及3D面部图像创建颅骨模型，为诊断和规划提供可靠的信息。

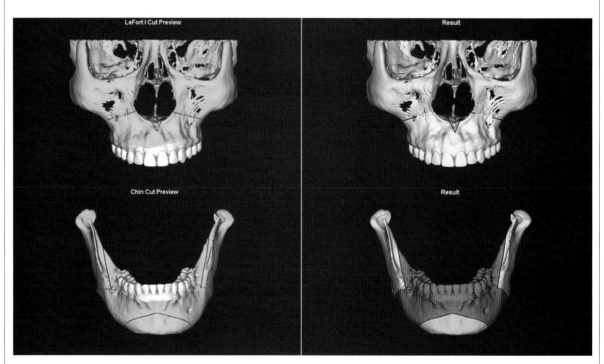

图7.9 在上下颌骨表面设计截骨线，使骨块可以移动。

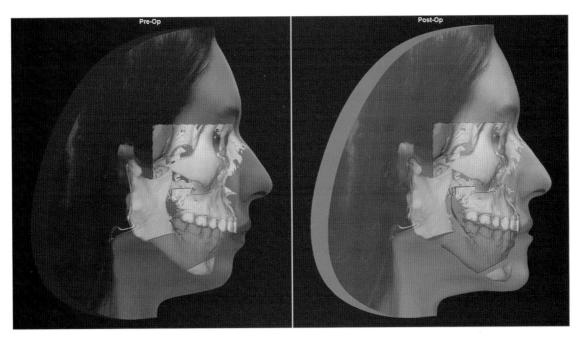

图7.10　术前侧面观（左图）与预测模拟术后变化的面部软组织侧貌（右图）对比。

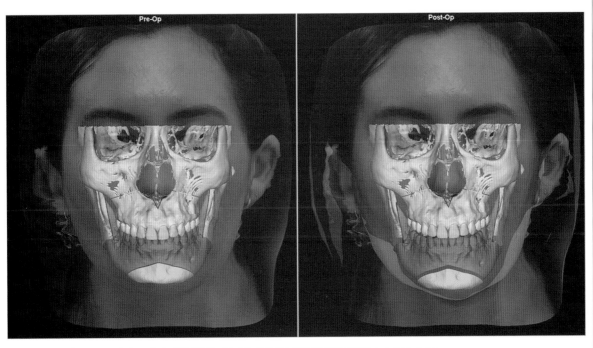

图7.11　术前正面观（左图）与预测模拟术后变化的面部软组织正面观（右图）对比。

病例报告7.3　图像引导下的正颌手术

（*临床技术由Dr Daniel Negrelle提供*）

获取图像数据

计算机断层扫描和口内扫描是用于进行虚拟规划的主要影像学检查项目。

计算机断层扫描

为了能够准确可靠地重建虚拟颌骨，要求在自然头位、下颌骨处于正中关系位、面部肌肉没有变形和收缩的条件下进行CT扫描。一个常见的错误是开唇露齿的患者强行闭唇而导致面部软组织变形。

如果在正常咬合状态下，下颌髁突不在关节窝正中，建议使用殆垫进行调整。值得注意的是，要及时去除多余的材料以免导致口唇及口周皮肤变形。

可以使用锥形束CT进行扫描，这便于确定患者头部的直立位。此外，也可以使用扇形束CT，该设备具有更大的视野范围、更高的分辨率和更好的图像质量，但患者处于平卧位，可能导致部分软组织变形。

理想的视野应该包括患者的整个头部和颈部的起点。此外还应包括耳部和整个颅骨，这对于实现精确的虚拟重建至关重要。

牙列扫描

由于CT的局限性，例如金属物件（修复体和正畸矫治器）产生的伪影和牙齿解剖结构的低分辨率，应将牙列扫描文件拟合到虚拟颅骨中。

牙列扫描文件可以通过口内扫描仪直接扫描获取，或通过扫描石膏模型间接获取。

选做的影像学检查：3D摄影或3D面部扫描

虽然它不是虚拟规划的基本检查，并且容易受到采集误差的影响导致轻微变形，但由于软组织网格的纹理和着色，3D摄影或3D面部扫描更有利。因此可以获得更逼真的视图，更易于被患者所理解。

从将垂直和水平参考线投影到患者面部的设备中获得3D影像也很有价值，因为可以通过复制患者的自然头位来更好地定位虚拟颅骨（图7.12）。

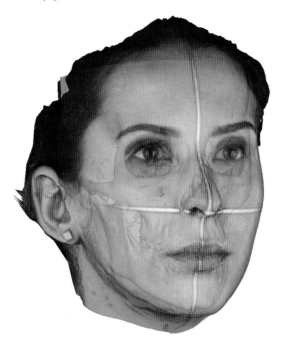

图7.12　3D摄影或3D面部扫描。

7.2.1.1　矢状全景图像

导入CBCT后，首先要利用原始横断面创建颌骨的全景图像（图7.13）。这张图像有助于软件识别上颌骨、下颌升支和下颌体部（图7.14）。

7.2.1.2　3D重建和颌骨分割

在全景图像上进行标记后，软件可以识别颌骨区域，继而对下颌骨和上颌骨进行划界与分割

（图7.15）。

7.2.1.3　导入牙列扫描

在此步骤中，导入牙列扫描文件，并与虚拟颅骨拟合。由于扫描的牙列应该与CT扫描中的牙齿轮廓完全重叠，因此要求这一步骤非常精准（图7.16）。

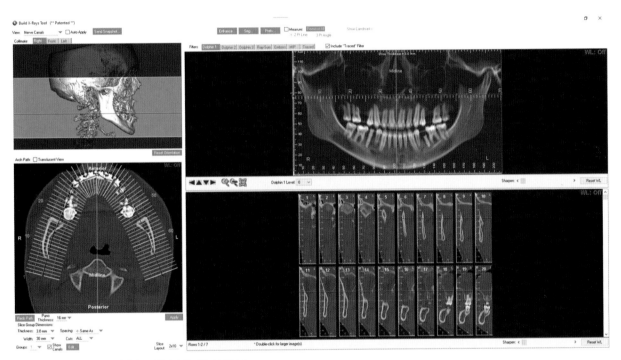

图7.13　划分出用于创建下颌全景图像的区域。

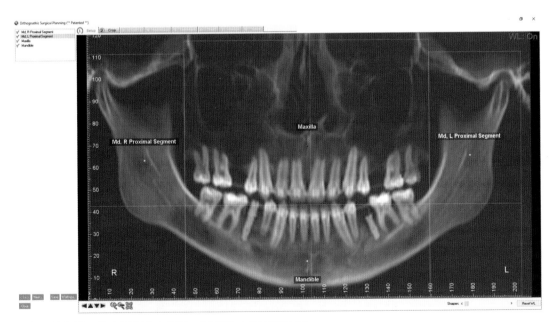

图7.14　在冠状全景图像上识别出上颌骨、下颌升支和下颌体部。

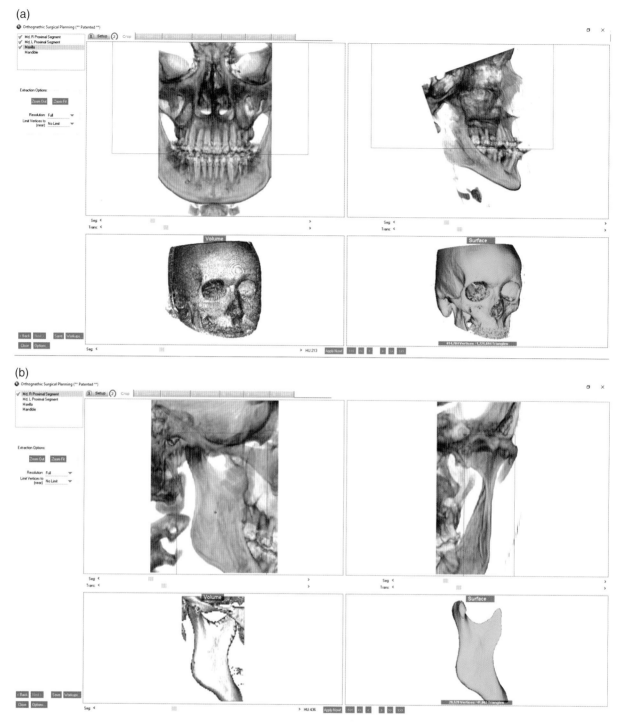

图7.15 3D重建模型中的颌骨分割。（a）上颌骨。（b）下颌升支和体部。

(a)

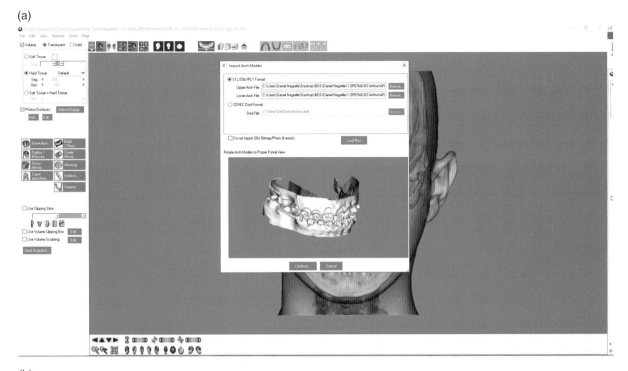

(b)

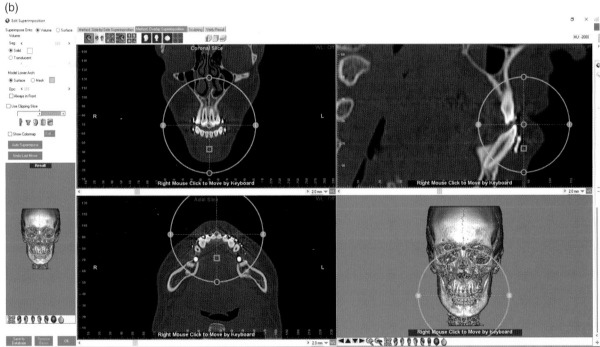

图7.16　（a）导入数据。（b）拟合牙列扫描。

7.2.1.4　切割

切割、清除上下颌骨周围的其他组织（图7.17～图7.20）。

7.2.1.5　设计截骨线

一旦创建了虚拟颌骨，就可以进行截骨线的设计。使虚拟规划软件允许临床医生自定义截骨

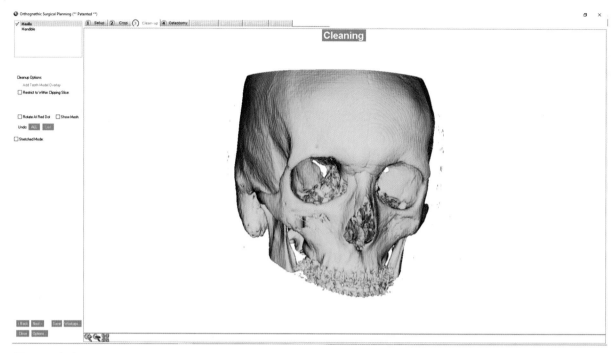

图7.17 切割。

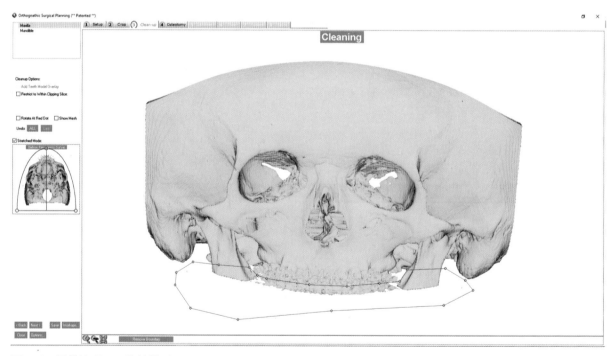

图7.18 网格清理——拉伸模型。

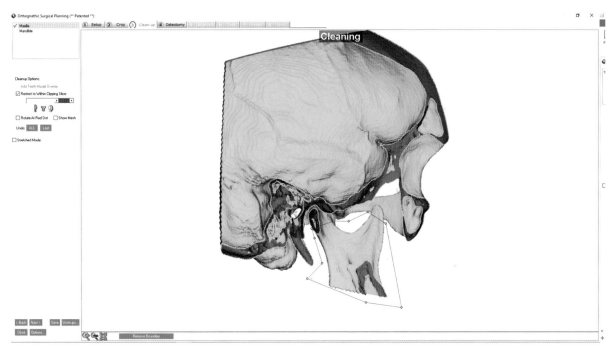

图7.19　网格清理——剪切。

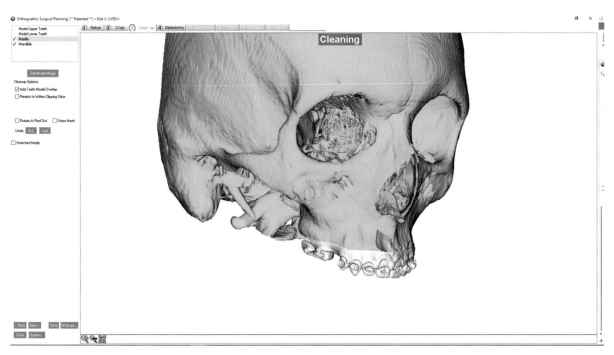

图7.20　网格清理——颅骨模型与牙齿模型拟合。

线，这使规划上颌截骨、下颌不同类型的矢状劈开截骨线，以及简单或分段的颏成形术成为可能（图7.21~图7.23）。

7.2.1.6 根据自然头位确立虚拟颅骨参考坐标系

这是重要的一步。虚拟颅骨文件缺少正确的空间方位信息，因此需要进行方位校准，以精确地重现患者的临床位置（例如自然头位）。这一步的校正错误可能会导致错𬌗畸形诊断有误，从而导致不恰当的手术矫正。因此，可能会出现矫正不足或矫正过度、中线偏移和术后不对称等情况。

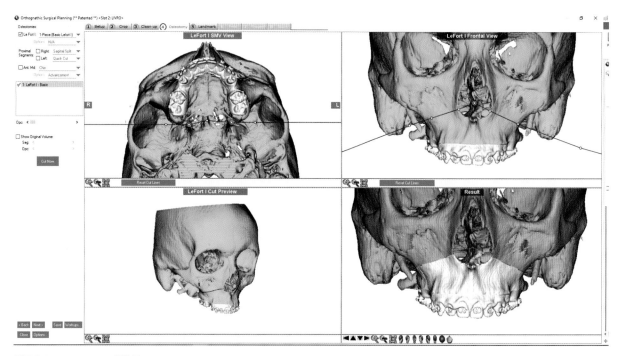

图7.21 LeFort Ⅰ型截骨。

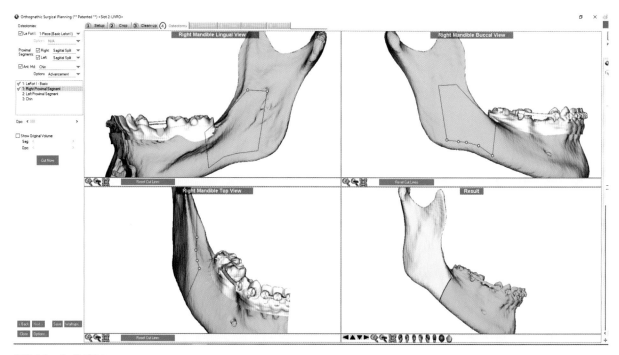

图7.22 矢状劈开。

确定虚拟颅骨参考坐标系有多种方法，通常需要联合使用几种方法，以获得更高的精确度。使用临床分析中的测量值是一种简单而有效的方法，从照片中获取测量值也是如此。其他方法，例如使用激光束进行3D摄影，以及将定位球与殆记录拟合，也是有效的方法，但需要添置额外的设备（图7.24 ~ 图7.26）。

7.2.1.7　头颅侧位标志点定位和定义

准确可靠地识别3D体积中的头影测量点需要足够的解剖知识和经验来将2D点转换为3D点。根据这些定点，软件自动生成三维头影测量分析（图7.27）。

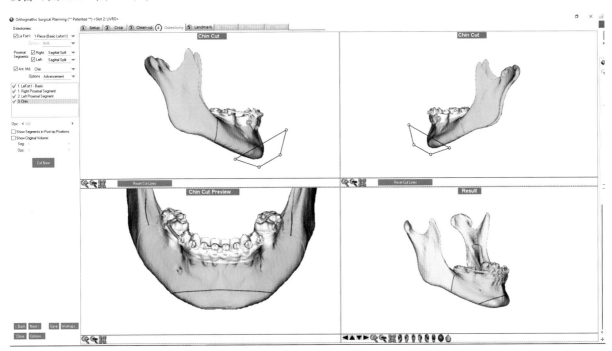

图7.23　颏成形术。

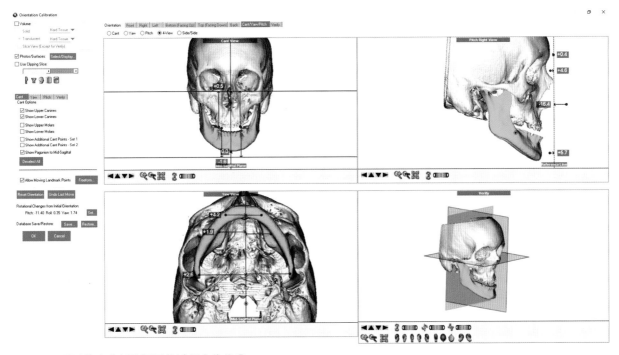

图7.24　通过临床分析的测量值进行方位校准。

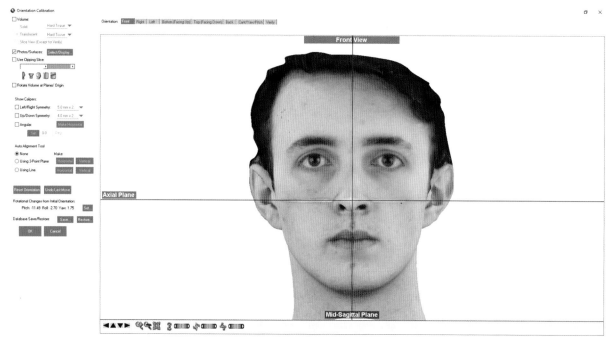

图7.25 通过激光束的3D摄影进行方位校准。

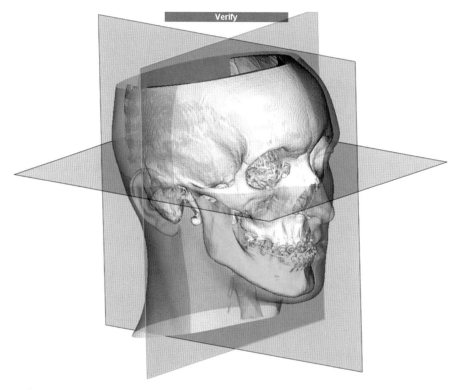

图7.26 虚拟颅骨定向。

7.2.2 虚拟规划：骨块移动

在这一步骤中，临床医生可以评估规划的骨块移动，以纠正牙颌面畸形。无论手术顺序的偏好是先行上颌手术还是先行下颌手术，在虚拟畸形矫正计划之初，应将下颌骨置于与未经手术的上颌骨的最终咬合板中。使用牙列扫描文件中的最终咬合关系和"Piggyback"工具，可以实现下颌移动（图7.28）。

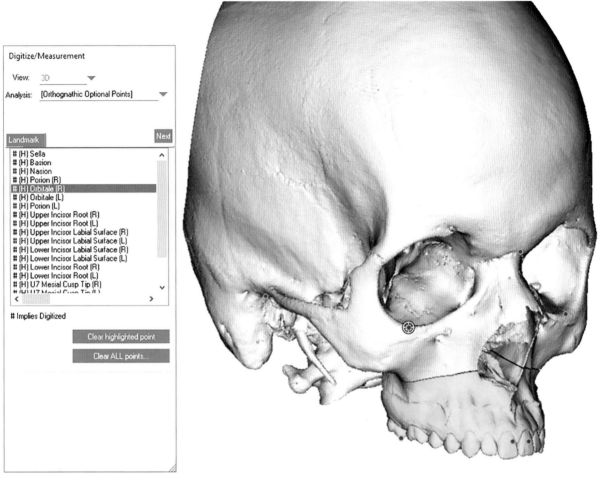

图7.27 举例说明：定位右侧的眶下点。

(a)

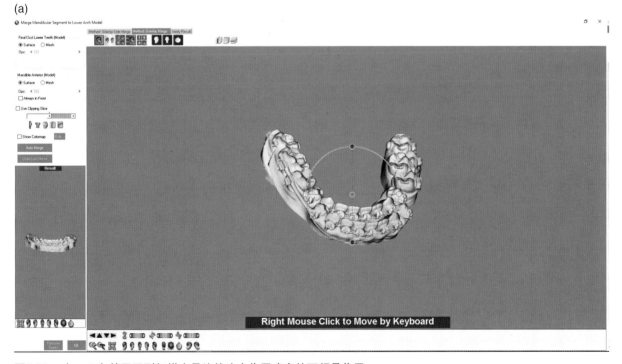

图7.28 （a，b）基于牙列扫描中最终的咬合位置确定的下颌骨位置。

(b)

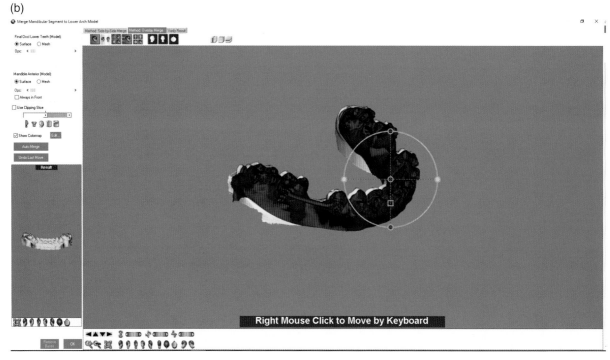

图7.28（续）

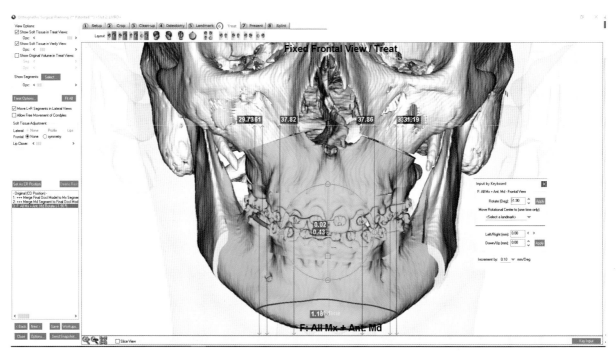

图7.29 校正中线偏移和咬合平面倾斜（旋转）。

虚拟规划中的骨块移动是参考Cartesian平面进行的，例如X轴（俯仰）、Y轴（旋转）、Z轴（偏转），最终移动到设计的位置，在这个过程中应仔细遵循5个步骤，避免出现问题（图7.29～图7.33）。

步骤1：校正正面视图中线偏移和咬合平面倾斜（旋转）。

步骤2：校正横断面视图中上颌旋转（偏转）。

步骤3：校正侧面视图中上中切牙位置的垂直和前后。

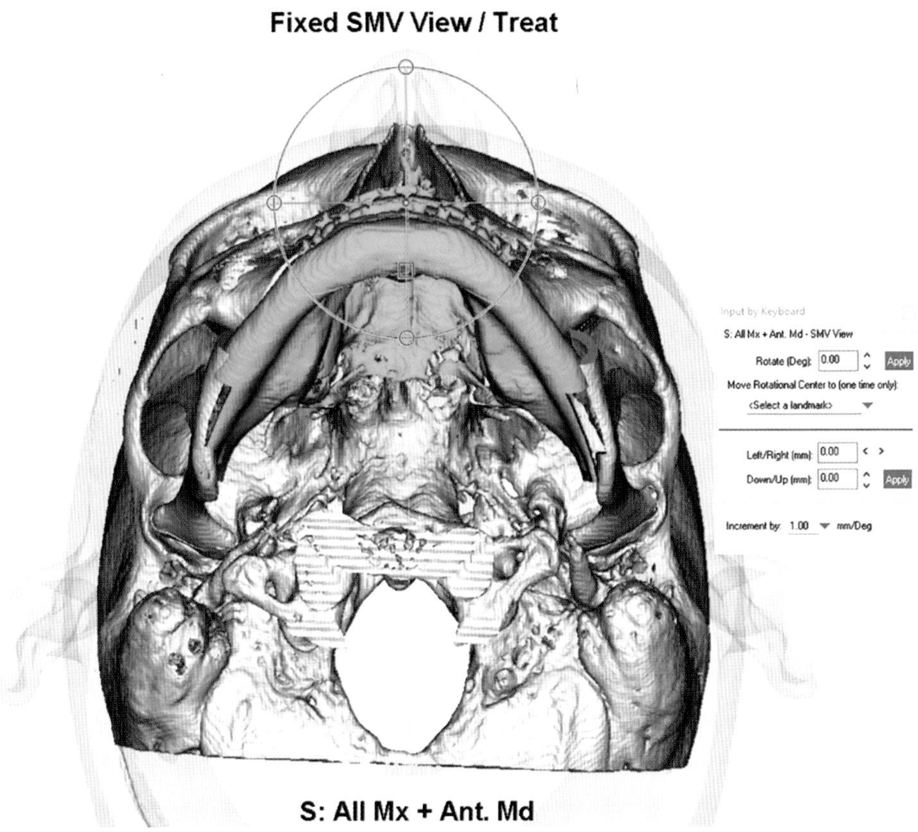

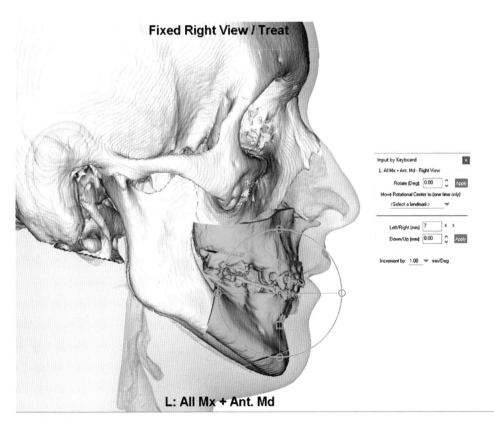

图7.30 校正上颌旋转（偏转）。

图7.31 校正垂直和前后。

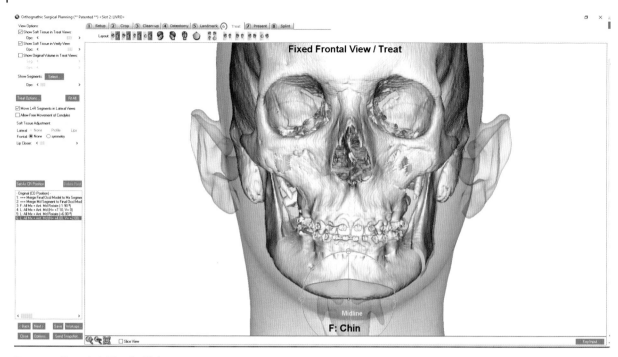

图7.32 校正咬合平面倾斜度。

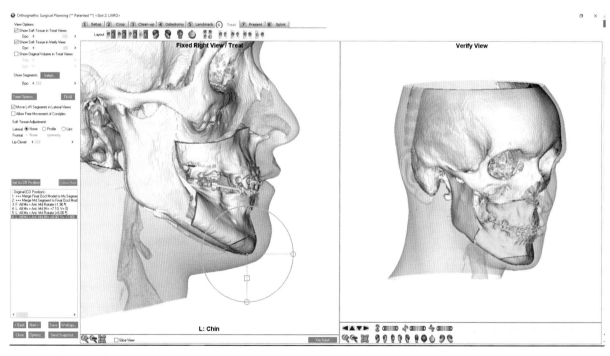

图7.33 校正颏部位置。

步骤4：校正侧面视图中咬合平面倾斜度（俯仰）。

步骤5：校正正面视图和侧面视图中的颏部位置。

7.2.3 手术咬合板制作

手术中使用的咬合板可以复制之前通过虚拟规划确定的骨块移动。

传统的咬合板（即中间和最终导板）是基于石膏模型制造的，如今几乎都是通过3D打印或铣削来规划和获得。

虚拟环境以高分辨率重建了整个颌骨结构，这使创建比传统方式更加现代化的手术咬合板成为可能。此外，还可以创建其他的几种个性化导板，例如截骨、开窗和成形导板，帮助医生达到更加精准的手术结果（图7.34和图7.35）。

(a)

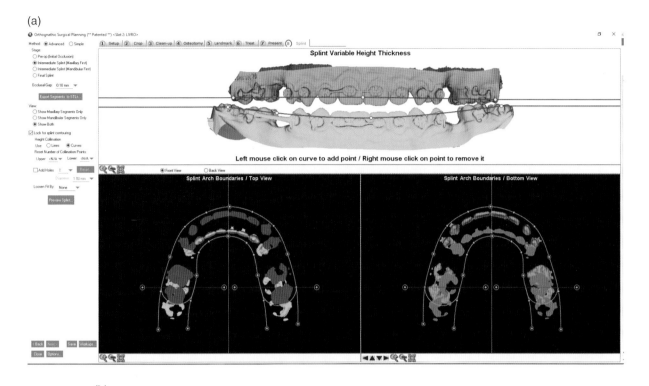

(b)

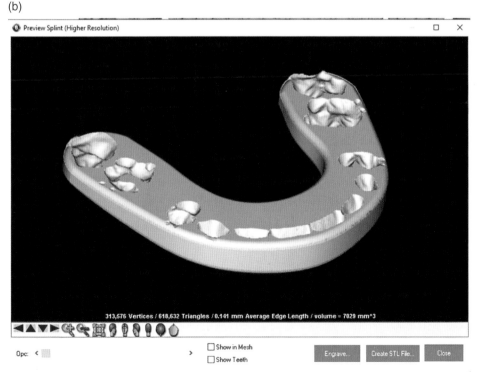

图7.34　手术咬合板外形轮廓（a）和生成（b）。

7.2.4 与术前面型预测的比较

虚拟规划的一大优势是能够可视化预测正颌术后患者面部的变化。尽管软件程序中的大多数CBCT图像不能完全准确地重现软组织，但足以进行正颌的手术规划（图7.36和图7.37）。

7.3 手术导板的种类和分类

在现代口腔领域中，技术的进步允许临床医生进行数字化的治疗方案设计。包括口腔种植、口腔修复、牙周、牙体牙髓、口腔颌面外科和美学牙科在内的领域均受益于使用现代口腔软件进行数字化规划与设计。

(a)

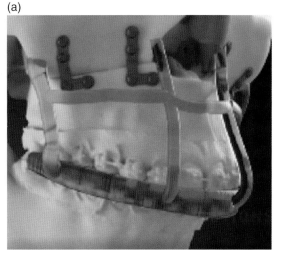

(b)

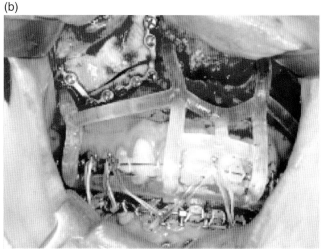

图7.35 带延长件的牙列–骨支持手术导板，提高骨适配的准确性。（a）在模型上就位。（b）在术中就位。

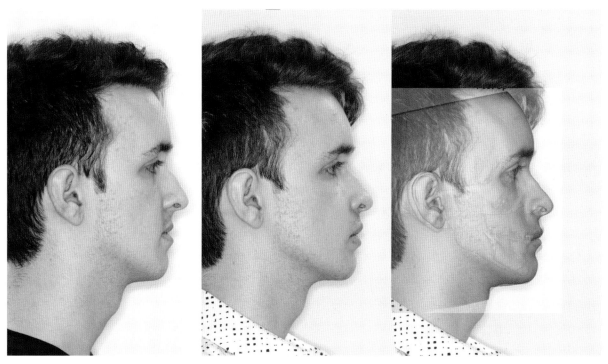

图7.36 一名患者术前和术后照片以及软组织预测与术后照片的叠加。

相关软件正在不断改进，有些程序已经成为真正意义上的3D模型编辑器，其编辑工具具有开发不同类型导板的多种可能性，这些导板可以帮助临床医生完成一些临床程序，例如手术、术前准备、诊断饰面、临时修复体的制作等。

必须对各种类型的导板进行分类，以促进口腔临床医生与数字工程师之间的沟通。对这些类型的导板进行综合分类将有助于确定它们各自的适应证和可能性。表7.1为读者提供了一个简化但完整的分类，涵盖了目前可用的所有指南（图7.36~图7.46）。

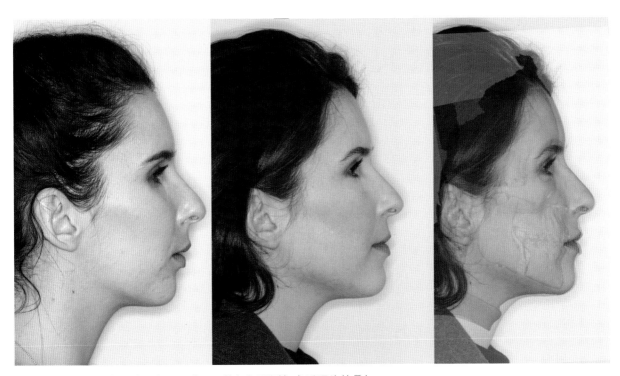

图7.37 另一名患者术前和术后照片以及软组织预测与术后照片的叠加。

表7.1 可用手术导板的相关信息

导板类型	专业领域	适应证	文献中描述的导板类型	学者提出的导板类型	所需的检查和文件
牙支持式（DS）	种植 牙周 美学 正畸	牙列缺损的种植 牙冠延长 牙体预备	种植导板 牙周导板 腭中缝扩张器		IOS，CBCT
骨支持式（BS）	种植 口腔颌面外科 牙科手术	截骨术	正颌手术导板 骨移除导板 下颌截骨导板		CBCT
黏膜支持式（MS）	种植 牙周	全牙弓种植	种植导板 不翻瓣全牙弓种植导板		IOS，CBCT

续表

导板类型	专业领域	适应证	文献中描述的导板类型	学者提出的导板类型	所需的检查和文件
黏膜/骨混合支持式（MBS）	种植	截骨和种植	上颌截骨导板		IOS，CBCT
黏膜/牙混合支持式（MDS）	种植 牙周 正畸	个别牙齿支持的种植导板（带正畸托槽的牙弓）获取软组织移植物 腭部扩弓 微种植体植入	扩弓导板 微种植体导板	引导托槽就位的导板 软组织移植黏膜导板	IOS，CBCT
牙/骨混合支持式（DBS）	种植	天然牙列区截骨 牙冠延长术		上颌窦和种植手术导板 用于拔牙的截骨导板	IOS，CBCT
无解剖结构支持的固定导板（SG）	种植	引导种植体植入		种植体支持式导板 磁吸式导板	IOS，CBCT，种植体IOS

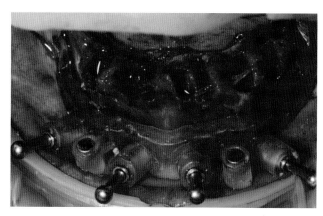
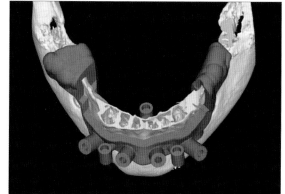

图7.38 骨支持式手术导板。

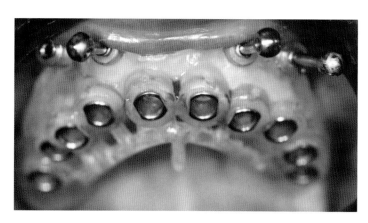
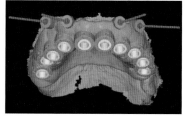
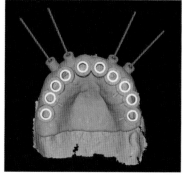

图7.39 黏膜支持式手术导板。

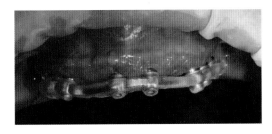

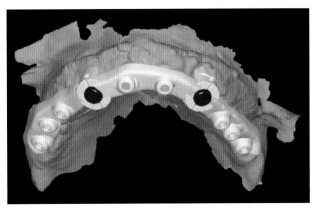

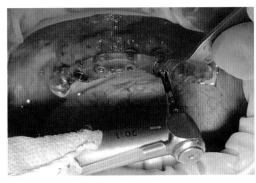

图7.40 种植体支持式手术导板。

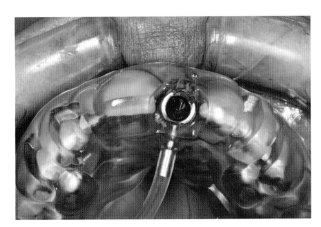

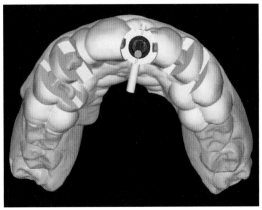

图7.41 牙支持式手术导板。

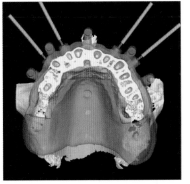

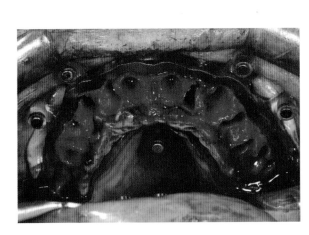

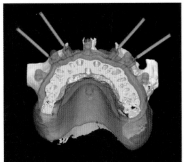

图7.42 黏膜/骨混合支持式手术导板。

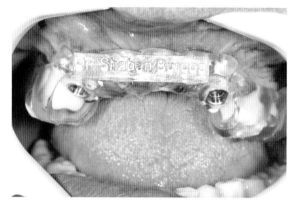
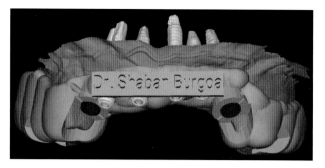
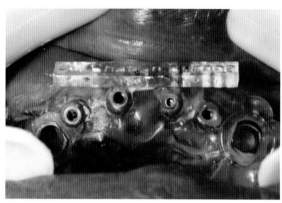
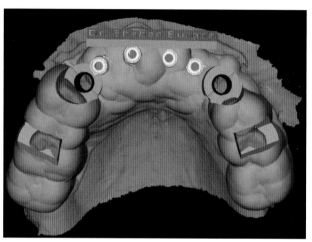

图7.43 牙/种植体混合支持式手术导板。

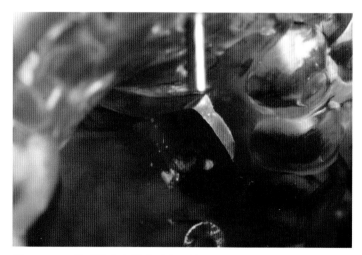
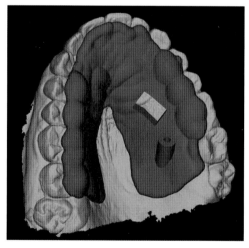

图7.44 牙/黏膜混合支持式手术导板。

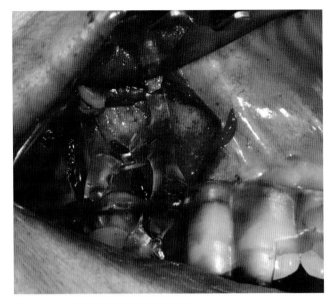
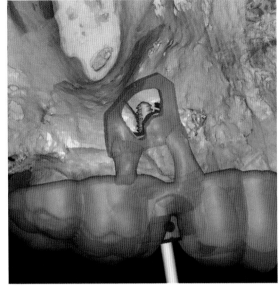

图7.45 牙/骨混合支持式手术导板。

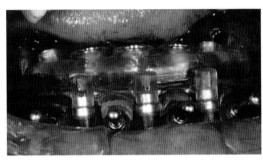

图7.46 基础导板支持的组合式导板。

7.4 创伤手术的虚拟规划

严重创伤后的面部重建对外科医生来说仍然是一个巨大的挑战，尤其是当有后遗症导致患者的美观和功能畸形时。虚拟规划及在术前个性化定制固定材料是传统手术的替代方案，可以使手术过程更快捷、更准确和更安全。

当前的3D资源允许对目标区域进行3D打印，并由外科医生手动处理，在术前对齐恰当的节段和预弯固定件。通过术前模拟，缩短了手术时间，降低了术中操作的复杂性，并促进了手术团队的沟通。

颌面部创伤虚拟规划的数字化工作流程包括几个步骤和使用不同软件以重建解剖模型。

该过程始于从传统CT采集DICOM格式的图像，通常是在创伤患者的初诊阶段采集信息，作为诊断工具。然后把需要3D重建的文件以STL格式导入3D重建软件，例如Meshmixer 3.5.474. 在这个阶段，选定目标区域、去除可能的伪影、镜像对侧面部健康结构，以及细节的优化。接下来，新生成的STL文件被导入另一个软件程序中，例如Simplify3D，它可以生成正确的打印格式。这可以在您所选择的3D打印机上，使用低成本的材料，例如丙烯腈丁二烯丙烯酸酯（ABS）或聚乳酸（PLA）进行3D打印成为可能（图7.47～图7.54）。

病例报告7.4 上颌骨骨折的虚拟规划

（*临床病例由Dr Alexandre M.Borba提供*）

见图7.47～图7.50。

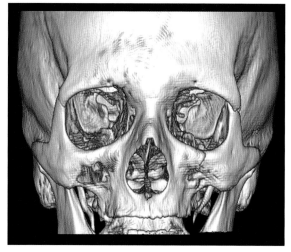

图7.47 患者的CT扫描显示上颌骨骨折累及左眶底。

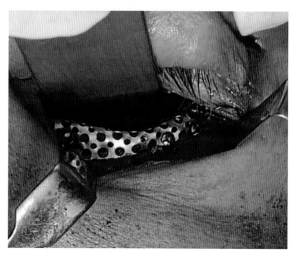

图7.49 骨折复位手术。

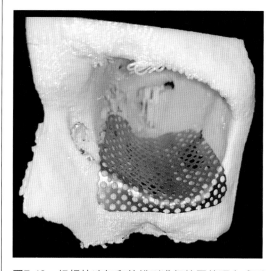

图7.48 根据快速打印的模型进行钛网的预弯成型。

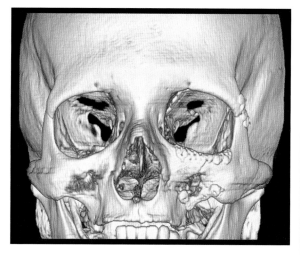

图7.50 术后CT显示骨折复位。

病例报告7.5 下颌骨骨折的虚拟规划

（临床技术由Dr Alexandre M.Borba提供）

见图7.51～图7.54。

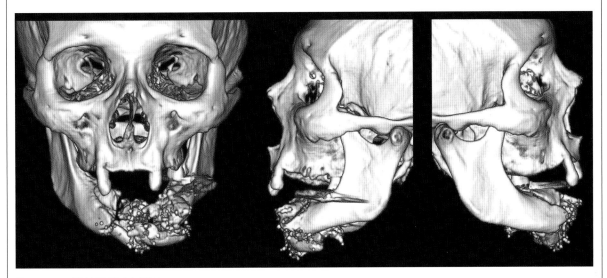

图7.51 下颌骨骨折病例的CT。

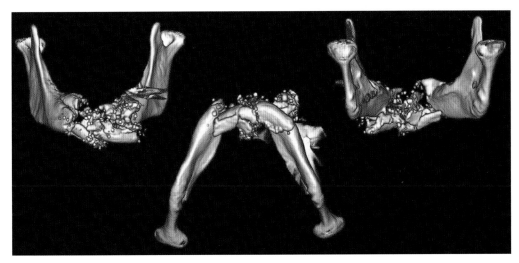

图7.52 CT中3D重建模型的横断面视图。

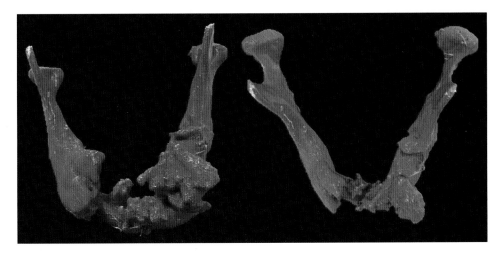

图7.53 快速打印的下颌模型。

病例报告7.5（续）

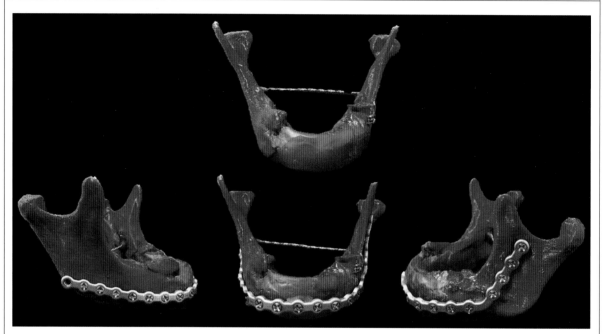

图7.54 术前调整钛板的位置。

参考文献

[1] Mangano, C., Luongo, F., Migliario, M. et al. (2018). Combining intraoral scans, cone beam computed tomography and face scans: the virtual patient. J. Craniofac. Surg. 29: 2241–2246.

[2] Hassan, B., Greven, M., and Wismeijer, D. (2017). Integrating 3D facial scanning in a digital workflow to CAD/CAM design and fabricate complete dentures for immediate total mouth rehabilitation. J. Adv. Prosthodont. 9: 381–386.

[3] Cascon, W.P., de Gopegui, J.R., and Revilla-Leon, M. (2019). Facially generated and additively manufactured baseplate and occlusion rim for treatment planning a complete-arch rehabilitation: a dental technique. J. Prosthet. Dent. 121: 741–745.

[4] Pinhata-Baptista, O.H., Gonçalves, R.N., Gialain, I.O. et al. (2020). Three dimensionally printed surgical guides for removing fixation screws from onlay bone grafts in flapless implant surgeries. J. Prosthet. Dent. 123: 791–794.

[5] Gialain, I.O., Pinhata-Baptista, O.H., Cavalcanti, M.G.P., and Cortes, A.R.G. (2019). Computer-aided design/ computer-aided manufacturing milling of allogeneic blocks following three-dimensional maxillofacial graft planning. J. Craniofac. Surg. 30: e413–e415.

[6] Tallarico, M., Kim, Y.J., Cocchi, F. et al. (2019). Accuracy of newly developed sleeve-designed templates for insertion of dental implants: a prospective multicenters clinical trial. Clin. Implant. Dent. Relat. Res. 21: 108–113.

[7] da Silva, B.I., de Carvalho, J.J., da Silva Pires, J.L. et al. (2019). Nanosized hydroxyapatite and β-tricalcium phosphate composite: physico-chemical, cytotoxicity, morphological properties and in vivo trial. Sci. Rep. 9: 19602.

[8] Sverzut, C.E., Trivellato, A.E., Lopes, L.M. et al. (2005). Accidental displacement of impacted maxillary third molar: a case report. Braz. Dent. J. 16: 167.

[9] Cai, H.X., Long, X., Cheng, Y. et al. (2007). Dislocation of an upper third molar into the maxillary sinus after a severe trauma: a case report. Dent. Traumatol. 23: 181.

[10] Markarian, R.A., da Silva, R.L.B., Burgoa, S. et al. (2021). Clinical relevance of digital dentistry during COVID-19 outbreak: a scoped review. Braz. J. Oral Sci. 19: e200201.

[11] Nishimura, D.A., Iida, C., Carneiro, A.L.E. et al. (2021). Digital workflow for alveolar ridge preservation with equine-derived bone graft and subsequent implant rehabilitation: a case report. J. Oral Implantol. 47: 159–167.

第8章

根管治疗的数字化工作流程
Digital Workflow in Endodontics

Daniel M. Keir, Lucas R. Pinheiro, Maria Clara R. Pinheiro, Arthur R.G. Cortes

摘要
本章提供了根管治疗的数字化工作流程的详尽指南和研究证据。

8.1 根管治疗中的数字成像

牙科影像对于准确诊断牙源性或非牙源性口腔疼痛、进行根管治疗、评估最终填充效果以及评估牙髓治疗愈后评估非常重要。这些影像可展现牙髓腔和根管内的具体情况，例如牙髓腔位置、是否有髓石、牙髓腔和根管的钙化情况、牙根和根管的数量、根管分叉、异常弯曲、牙根吸收和预判根管工作长度。必须对根尖周组织进行影像学评估，以确定投射影像与阻射影像的区域、牙槽骨高度和骨缺损、解剖结构、牙源性和非牙源性病理以及异常牙缺损。总的来说，牙髓影像对于做出准确诊断、制订牙髓治疗计划以及在了解治疗过程中可能遇到的障碍的情况下实施治疗至关重要。

原本牙髓诊断治疗中的影像学评估仅限于口内和全景放射片。这些模式提供了三维解剖结构的平面图像。在周围解剖结构复杂时，理解这些2D图像比较困难，并可能导致误判。

CBCT现世后，就可以生成能够三维观察口腔结构和周围颌面骨骼以及解剖关系的图像了。虽然这项技术令人耳目一新，但它确实有一定局限性，例如对患者的辐射剂量较高和产生伪影。

在没有任何临床体征或症状的情况下，锥形束计算机断层扫描不应用于牙髓诊断或筛查。只有当患者的病史和临床检查表明对患者的益处大于潜在风险，并且2D成像无法满足成像需求时，才应使用该方法。在所有情况下，都应遵守"合理最低剂量（ALARA）"原则。

8.1.1 牙髓成像建议

- 诊断：初始成像应使用2D成像。对于有争议的非特异性体征或症状的患者，例如疑似垂直牙根骨折的病例，应在2D成像后使用3D进行诊断。
- 治疗：在初步诊断和影像学评估完成后，对疑似牙髓形态复杂的情况，例如下颌前牙、上颌和下颌前磨牙和磨牙或其他牙齿异常（例如大量内陷窝），应考虑3D成像。
- 术中：在确定工作长度（WL）、术后间隙深度等时应选择2D成像。
- 术后：应被视为评估最终填充时应首选2D成像。
- 结果评估：2D成像为第一选择。3D成像可用于在充分治疗后无创伤治疗的情况，以允许观察愈合。
- 非手术牙髓再治疗：确定再治疗原因时应首选3D成像。
- 牙髓外科治疗：评估外科治疗中易受累解剖结构时首选3D成像。
- 外伤：确定其他颌面部结构在骨折、脱位、侵入或嵌塞是否受累时首选3D成像。

- 再吸收和穿孔：确定修复位置、大小和可及性时首选3D成像。

8.2　电子根尖定位

电子根尖定位（EAL）已取代了以往使用射线照相确定WL方法，更广泛地用于在根管治疗中确定WL。与射线照相测定（85%）相比，EAL测定WL的准确性更高（92%～95%）。EAL为根管治疗提供了一种定位根充止点的方法。一般EAL设备的原理是人体组织具有一定电特性可用于数学算法来确定根管终点。

射线照相技术的缺点或局限性是它在拍摄与理解方面的技术敏感性很高。主要包括对根端的理解、胶片定位、角度和患者依从性。此外，在某些情况下，这种确定可能需要多张射线照片，从而让患者辐射过量。

2D和3D射线照相技术可用于确定估计的WL。虽然2D胶片不能准确地三维展现根管空间，但3D成像也有其自身的局限性。这两种数字射线照相成像模式，可以使用数字射线照相软件中可用的测量工具来估计根管长度；它不能总是参考在根管长度测定和器械安装过程中使用的口内参考点。因此，在影像学测量的指导下，EAL成为确定口内WL的更准确方法。

8.2.1　EAL的操作指南

- 确保所有部件都处于正常工作状态，例如正确的唇夹和锉刀夹。EAL必须电量充足。
- 将唇夹放在患牙口腔的对侧。
- 确保电源已打开。
- 将锉刀夹/支架放在橡胶坝夹上，测试电路的完整性。
- 使用EAL时，根管空间最好完全干燥。尽管据报道许多EAL在潮湿的环境中工作良好，但那是在管道中，而不是在牙髓腔中。牙髓腔中任何流体与金属接触都可能完成回路并给出错误的读数。

- 在根管锉放入要测量的根管之前，将橡皮塞放置在预估WL的位置。
- 将锉刀放入管道中，达到估计的WL，然后将锉刀夹放在锉刀的金属上。
- 增加或减少根管内的根管锉长度，以实现EAL上的适当读数。
- 从锉刀上取下锉刀夹，将橡皮塞调整到选定的冠状。
- 从根管中取出根管锉，记录WL和参考点。
- 多根牙重复上述步骤。
- 如果使用EAL时不太确定读数，这时可以使用X线片来确定合适的WL。

8.3　牙科手术显微镜在根管治疗中的应用

近年来，牙髓治疗中采用的材料、方法和技术有了许多进步，其中最重要的可能是牙科手术显微镜（DOM）在非手术和手术牙髓治疗中的出现和使用。

DOM现在在根管治疗操作中是必需品，并彻底改变了根管治疗的临床操作，从诊断、根管定位和根管内穿孔/吸收修复到外科牙髓学。它令许多疑难病例治疗变得更容易，并提高了成功率。

随着DOM的广泛应用，同时需要关于如何有效使用显微镜的高级培训。许多根管治疗程序现在通过牙科放大镜来实现在更高的放大倍率下进行治疗操作。在这些放大倍率下即使是轻微的手部运动或手部颤抖也会出现误差，所以我们需要学习新技巧，以便能够有效地和符合人体工程学的操作。

临床医生、患者和助手的正确座位对于能够使用DOM舒适工作是很重要的。要做到这一点，必须投资购买适合DOM使用的合适的临床医生座椅以及助理座椅。

准备使用DOM的因素包括以下几点。

- 临床医生体位。

- 患者体位。
- DOM的定位及双筒望远镜倾斜和瞳孔间距的调整。
- 患者最佳体位。
- DOM的聚焦以及粗略调整和精细调整。
- 辅助和辅助范围（如果使用）的定位。

临床医生位置是DOM使用准备的最重要方面。如果临床医生没有处于正确的位置，或不断地改变他们在DOM周围的位置，就会疲劳烦躁，导致DOM的低效使用。

为了确保临床医生处于正确的位置，必须要有为DOM设计的临床医生或操作员座椅。这种座椅允许临床医生支撑前臂和背部。临床医生的臀部垂直于地板，膝盖垂直于臀部，前臂垂直于上臂，前臂舒适地放在座椅的扶手上，脚平放在地板上。背部应该直立并垂直于地板，由座椅提供良好的腰部支撑。目镜（可倾斜的双筒望远镜）被调节，以便头部和颈部保持在舒适与稳定位置。

一旦达到正确的临床医生体位，患者就要移动以适应该位置。一旦患者被正确定位，临床医生的手术座椅的扶手应该被定位成使临床医生的手舒适地放在患者唇部的高度。

一旦确定了正确的临床医生和患者位置，DOM被定位在工作区，并对DOM进行调整（图8.1）。

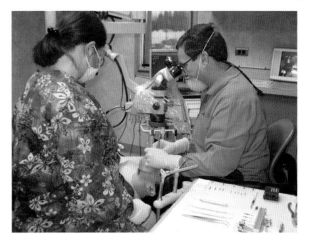

图8.1 在临床环境中使用的DOM。

8.4 CAD-CAM辅助根管治疗

牙髓导板是一种用于在预先计划的位置引导钻头的技术，目的是定位或穿过根管。在这种情况下，这种方法首先由几乎同时发表的2项研究在文献中报道[1-2]。两者都描述了使用与来自口内扫描或石膏模型的数字模型相关联的CBCT图像对用于准备植入部位的引导手术技术的适应性。这使能够预先规划牙髓入路的位置和角度，以便随后对手术导板进行三维印模，并指导根管的通过。

此后，又发表了几项关于该主题的研究文章，主要是病例报告和体外研究。部分临床研究通过显示该技术的相关成功率而脱颖而出。1项观察性临床研究报告了引导进入定位和通过50例牙髓闭塞的单根牙的准确性[3]。相比之下，1篇系统综述发现了22篇文章，其中15篇病例报告、6项体外研究和1项观察性临床研究[4]。这项研究的结论是，这项技术有很大的发展前景，但科学证据仍然很少。关于CBCT在根管治疗中的应用的最新立场声明中，欧洲牙髓学学会（ESE）强调了使用牙髓导板在大部分牙髓闭塞的牙齿中定位根管的可能性[5]。

8.4.1 适应证和优点

牙髓导板的主要适应证是识别广泛闭塞通道的空间位置。文献中还报道了其他适应证，包括内陷窝和手术治疗[1,6-7]。

牙髓导板可以有力地提供可预测的、安全的结果和较低医源性事件风险。如文献中所报道的，除了提供微创治疗之外，它还可以缩短根管治疗时间。然而，由于迄今为止文献中的证据有限，应谨慎解释这些数据[4]。

8.4.2 进行CAD-CAM辅助牙髓检查的分步程序

8.4.2.1 对受累牙齿进行全血细胞计数

使用小视野（FOV）、高分辨率（最小体素）和机器上可用的最长扫描时间（360° X射线源旋转）进行CBCT扫描。在某些情况下，由于存在高密度材料，可能需要扫描整个牙弓。光束硬化伪影使图像退化，使CBCT图像难以与数字模型拟合。

8.4.2.2 表面扫描

为了完美地适应打印的导板，一定要准确获得牙齿表面和软组织形态。使用口内扫描仪或台面石膏模型扫描仪可以获得表面光学扫描。这种扫描应该覆盖整个牙弓，以便打印导板具有更大的固位面积。

8.4.2.3 同时导入CBCT和表面扫描

CBCT图像必须以DICOM格式导入种植规划软件中，而口内或石膏模型扫描则以STL文件的形式导入。

8.4.2.4 CBCT准备

CBCT图像平面应根据相关牙齿长轴倾斜。然后，在横断面图像上绘制全景曲线。这将生成全景、正交和切向视图（图8.2）。

8.4.2.5 CBCT与表面扫描图像的合并

这是整个过程中最重要的步骤之一，以确保打印导板的准确性和适用性。根据软件的不同，这种合并可以通过人工智能或在2个扫描文件中标记3个重合的参考点来自动完成，然后软件合并两次扫描。在某些情况下，可能需要手动调整。在开始规划之前，必须评估和确认合并的准确性（图8.3）。

8.4.2.6 导板设计规划

- 在软件中选择钻孔直径和长度。大多数软件程序没有定制的牙髓钻头。一般来说，用于打印导板固定夹具的虚拟钻工作就很好。最常用的钻头直径为0.8~1.3mm，长度由根管内钙化的高度决定。

- 在CBCT图像中识别牙髓闭塞或者其他妨碍牙髓入路的障碍。

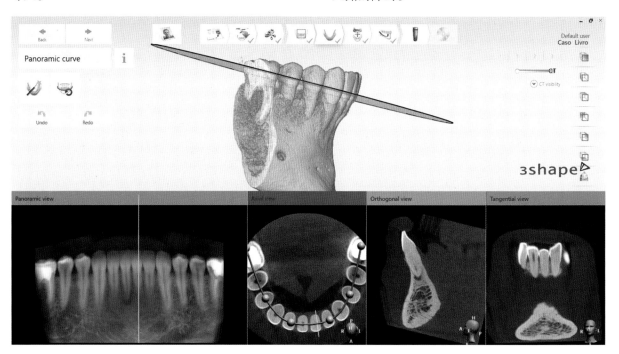

图8.2 CBCT多平面重建（Implant Studio software，3Shape A/S）。资料来源：Dr Lucas R. Pinheiro的病例。

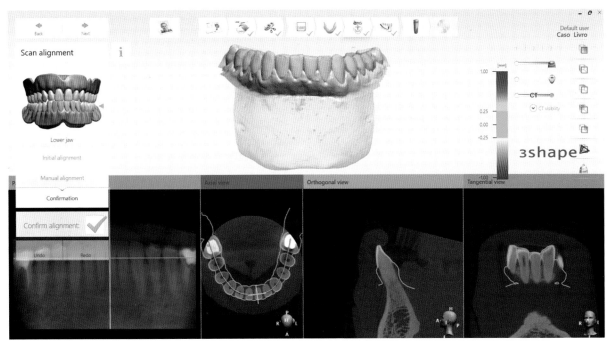

图8.3 确认CBCT DICOM和IOS STL文件之间的对齐。

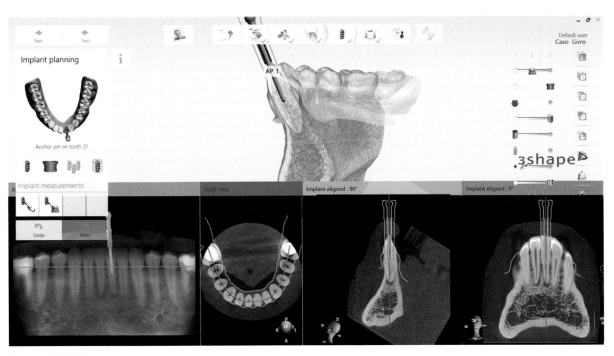

图8.4 导板规划。

- 将车针尽可能地靠近牙齿长轴，理想的进入点是从切面或者殆面的髓腔定位点（图8.4）。
- 选择与所选车针匹配的套环，小心操作，注意不要触碰扫描头。

8.4.2.7　手术设计

要创建参考线，需要在模型表面周围标记点，软件会自动创建参考线。然后可以添加查看窗口和标识标签（图8.5）。

8.4.2.8 确认导板的规划和打印

该规划必须经过审查和批准。在某些软件中，批准后，不能对规划进行任何更改。获得批准后，该导板可以导出为STL格式，以便发送进行3D打印。

8.4.2.9 引导手术通道

- 定位导板以检查适应性和稳定性（图8.6）。

- 通过套环标记一个点，以指示牙髓进入腔的确切区域。
- 用金刚砂车针去除标记区域的牙釉质，直到牙本质暴露出来。
- 再次定位导板，使用规划中选择的钻头，穿过根管的钙化部分，进入牙髓腔。
- 使用口内X线片确认进入（图8.7）。
- 用首选技术完成根管治疗。

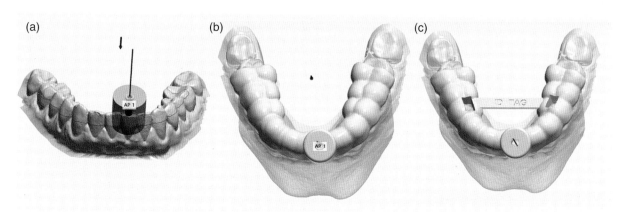

图8.5 （a）模型表面上点的标记。（b）创建虚拟手术导板。（c）创建可视化窗口和标识标签。

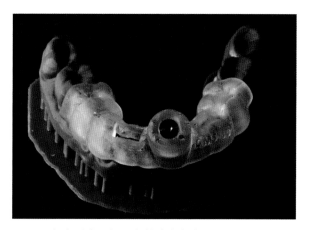

图8.6 打印手术导板，完美贴合患者模型。

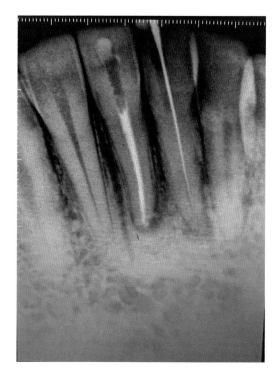

图8.7 根尖X线片显示成功进入钙化管。

参考文献

[1] Zehnder, M.S., Connert, T., Weiger, R. et al. (2015). Guided endodontics: accuracy of a novel method for guided access cavity preparation and root canal location. Int. Endod. J. 49: 966–972.

[2] Zubizarreta Macho, Á., Ferreiroa, A., Rico-Romano, C. et al. (2015). Diagnosis and endodontic treatment of type II dens invaginatus by using cone-beam computed tomography and splint guides for cavity access: a case report. J. Am. Dent. Assoc. 146: 266–270.

[3] Buchgreitz, J., Buchgreitz, M., and Bjørndal, L. (2018). Guided root canal preparation using cone-beam computed tomography and optical surface scans – an observational study of pulp space obliteration and drill path depth in 50 patients. Int. Endod. J. 52: 559–568.

[4] Moreno-Rabié, C., Torres, A., Lambrechts, P., and Jacobs, R. (2019). Clinical applications, accuracy and limitations of guided endodontics: a systematic review. Int. Endod. J. 53: 214–231.

[5] Patel, S., Brown, J., Semper, M. et al. (2019). European Society of Endodontology position statement: use of cone beam computed tomography in endodontics: European Society of Endodontology (ESE) developed by. Int. Endod. J. 52: 1675–1678.

[6] Kfir, A., Telishevsky-Strauss, Y., Leitner, A., and Metzger, Z. (2013). The diagnosis and conservative treatment of a complex type 3 dens invaginatus using cone beam computed tomography (CBCT) and 3D plastic models. Int. Endod. J. 46: 275–288.

[7] Zubizarreta-Macho, Á., Ferreiroa, A., Agustín-Panadero, R. et al. (2019). Endodontic re-treatment and restorative treatment of a dens invaginatus type II through new technologies. J. Clin. Exp. Dent. 11: e570–e576.

第9章

正畸中的数字化工作流程
Digital Workflow in Orthodontics

Guilherme S. Nakagawa, Juliana No-Cortes, Adriano G.B. de Castro, Fernando Barriviera,
Maurício Barriviera, Arthur R.G. Cortes

摘要

本章提供了正畸数字化工作流程的分步指南和研究证据。

9.1 正畸托槽的CAD-CAM导板

间接粘接是一种正畸粘接技术，应用转移托盘将正畸托槽从工作模型转移并粘接到牙齿表面。该技术包括两个阶段：技工室阶段，制造模型和托盘；临床阶段，在患者口内放置并粘接矫治器。由于大部分工作通过软件完成，因此在牙齿上放置正畸托槽需要更少的椅旁时间。间接粘接技术已经使用了数十年，但数字化技术使它变得更加优化和精准。

数字化工作流程从将口内扫描成STL格式的模型开始。使用正畸软件，在牙齿表面模拟定位托槽。通过数字化方法，DICOM文件可以精确地确定牙根和牙冠的轴线，这比传统的技工室方法更加完美。在这些设计步骤之后，制作一个将托槽转移到患者牙齿上的个性化托盘。

图9.1～图9.14展示了用于正畸间接粘接的CAD-CAM技术的通用示例。

9.2 正畸微种植体的CAD-CAM导板

成功治疗安氏Ⅱ类错𬌗和双颌前突需要有效的支抗，这可以通过几种方法实现，例如头帽、横腭杆和Nance弓[1-2]。然而，传统的方法存在例如支抗丧失和后牙支抗单位中移动等缺点[3]。此外，尽管使用口外矫治器可以获得满意的支抗控制[4]，但此方法受患者依从性的高度影响，最终呈现不同的效果[5]。

传统支抗的替代方法是使用正畸微种植体[6-8]。在此背景下正畸微种植体通过加载反作用力实现直接支抗，并通过稳定牙齿实现间接支抗[9]。这种微种植体可以在植入后即刻负荷，通常在治疗完成后移除。

尽管正畸微种植体可以获得满意的支抗，但要将其精确地放置在骨量充足的牙根间隙中[10-11]。为此，可以基于CBCT扫描制作手术导板，以减少因微种植体位置不当导致的牙根损伤、穿通上

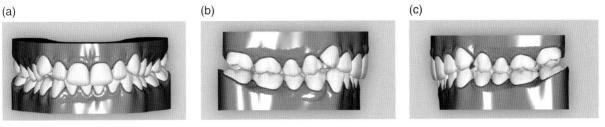

图9.1 软件中导入初始STL文件。（a）正面观。（b）侧面观–右侧。（c）侧面观–左侧。

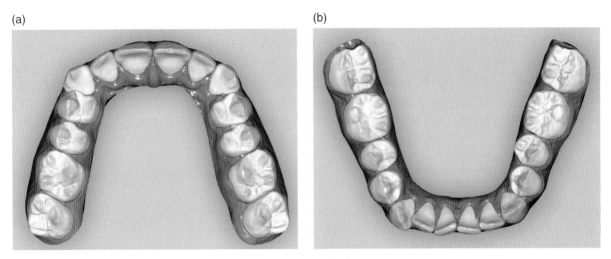

图9.2 软件中导入初始STL文件。（a）上颌𬌗面观。（b）下颌𬌗面观。

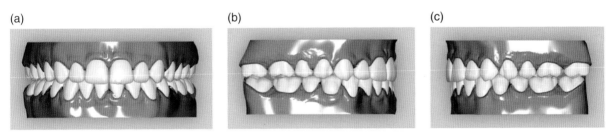

图9.3 创建正畸虚拟排牙以模拟所需的最终咬合。（a）正面观。（b）侧面观–右侧。（c）侧面观–左侧。

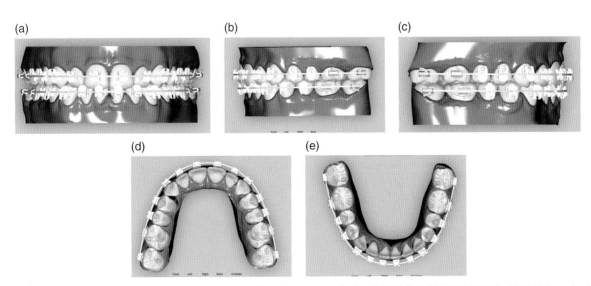

图9.4 审核并通过最终方案后，将正畸托槽被动放置在牙弓上。随后，将托槽的虚拟位置转移到初始牙弓上。（a）正面观。（b）侧面观–左侧。（c）侧面观–右侧。（d）上颌𬌗面观。（e）下颌𬌗面观。

上颌牙弓

下颌牙弓

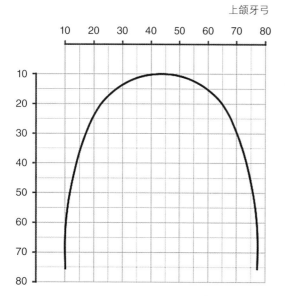

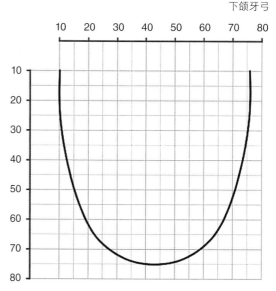

图9.5 制作要打印在纸上的线形模板。牙齿最终的位置遵循虚拟规划的牙弓形状，获得一个极其精确、可靠的结果。

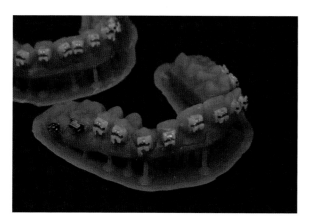

图9.6 3D打印的正畸托槽定位模型。

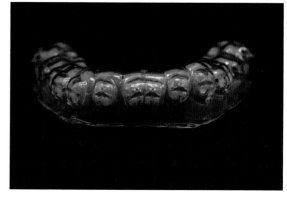

图9.8 用于正畸托槽间接粘接的双转移托盘–第二步：将1mm厚的聚对苯二甲酸乙二醇酯（PEGT）膜片覆盖在EVA膜片上。这一层的主要功能是为托盘提供刚性和稳定性。

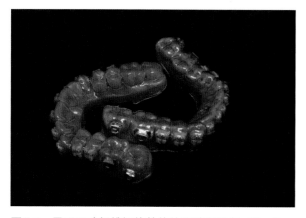

图9.7 用于正畸托槽间接粘接的双转移托盘–第一步：使用1mm厚的乙烯–醋酸乙烯酯（EVA）膜片。该EVA膜片的主要功能是转移正畸托槽。

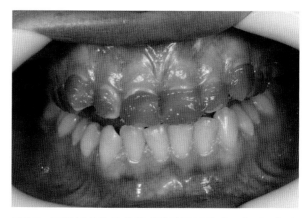

图9.9 正畸托槽粘接前用磷酸酸蚀牙釉质。之后，彻底清洁和干燥牙齿表面，并在每个正畸托槽的底板涂布粘接剂。

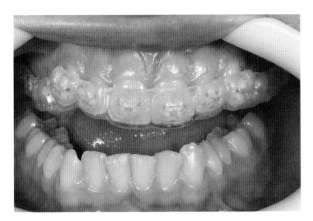

图9.10 双转移托盘放置在上颌,粘接剂光固化。

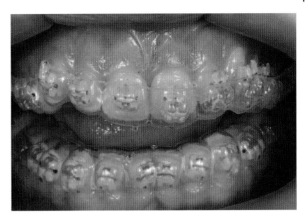

图9.13 移除双转移托盘的EVA膜片。

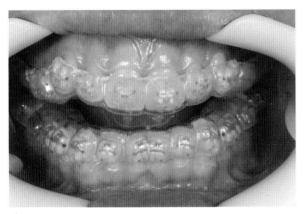

图9.11 双转移托盘放置在下颌,粘接剂光固化。

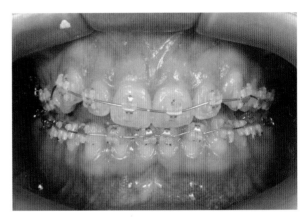

图9.14 最终临床照片:完成正畸托槽粘接和弓丝就位。

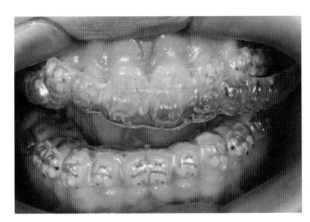

图9.12 移除双转移托盘的PEGT膜片。

颌窦或支抗不足等并发症的风险[12]。微种植体精准定位的优势包括提高正畸加力时的稳定性和精确控制力的方向。种植体的手术导板可以通过高效的数字化工作流程制作,其中将口内扫描叠加到CBCT图像上,从而实现手术导板的数字化设计[13]。然而,这种使用数字化工作流程制作手术导板以确保微种植体精准植入的方法,人们知之甚少。

因此,病例报告9.2的目的是描述一个完整的数字化工作流程,包括口内扫描和CBCT相结合,以虚拟设计和3D打印手术导板,用于在最佳位置精准植入微种植体。

病例报告9.1　正畸间接粘接导板

（临床技术由Dr Guilherme S. Nakagawa提供）

一名安氏 Ⅱ 类深覆殆患者应用自锁托槽间接粘接示例（图9.15～图9.23）。

(a)　　　　　　　　　　　　　　　　　　(b)

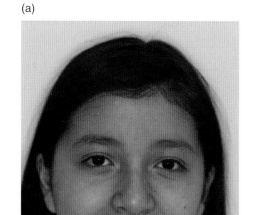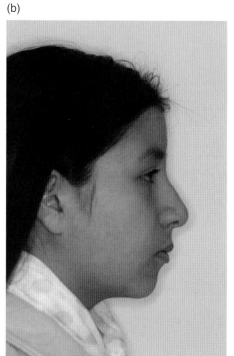

图9.15　初始面相。（a）正面观。（b）侧面观。

(a)　　　　　　　　(b)　　　　　　　　(c)

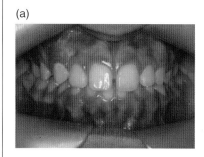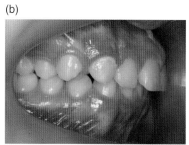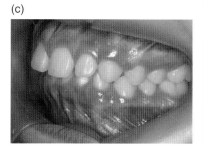

图9.16　初始口内照片。（a）正面观。（b）侧面观–右侧。（c）侧面观–左侧。

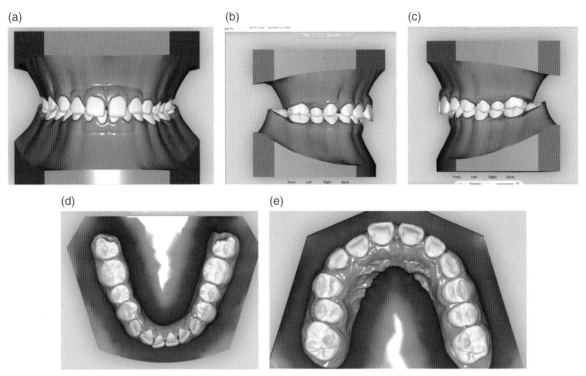

图9.17 软件中导入STL文件。（a）正面观。（b）侧面观-右侧。（c）侧面观-左侧。（d）下颌𬌗面观。（e）上颌𬌗面观。

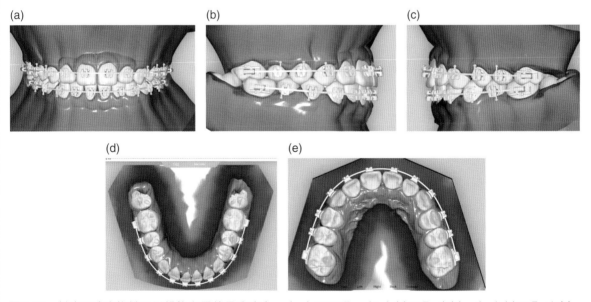

图9.18 创建正畸虚拟排牙以模拟所需的最终咬合。（a）正面观。（b）侧面观-右侧。（c）侧面观-左侧。（d）下颌𬌗面观。（e）上颌𬌗面观。

病例报告9.1（续）

上颌牙弓　　　　　　　　　　　　　　　　下颌牙弓

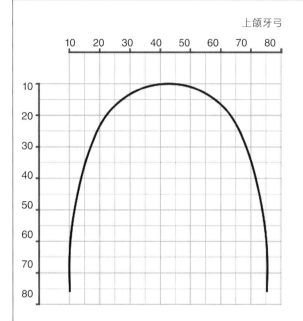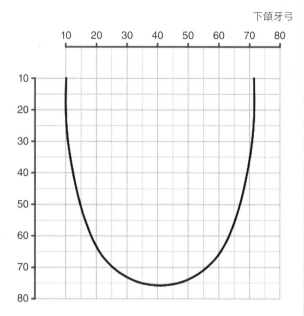

图9.19　线形模板。

(a)　　　　　　　　(b)　　　　　　　　(c)

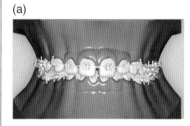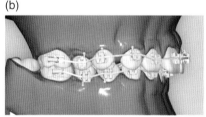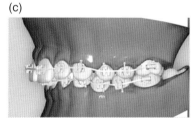

图9.20　审核并确认正畸托槽的设计和位置，将托槽的位置转移到初始的安氏Ⅱ类深覆𬌗的牙弓上。该虚拟步骤展示了如何将正畸托槽定位在牙齿表面上。（a）正面观。（b）侧面观−右侧。（c）侧面观−左侧。

(a)　　　　　　　　　　　　　　　(b)

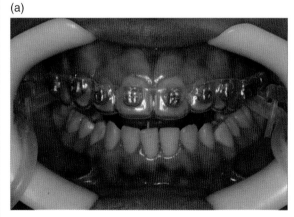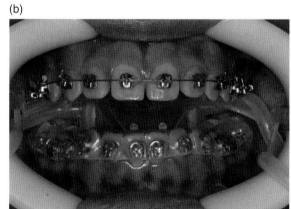

图9.21　用于托槽间接粘接的双转移托盘。（a）正面观−上颌。（b）正面观−下颌。

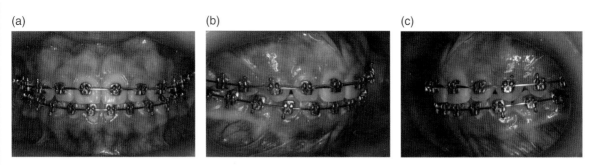

图9.22　最终的口内情况。（a）正面观。（b）侧面观–右侧。（c）侧面观–左侧。

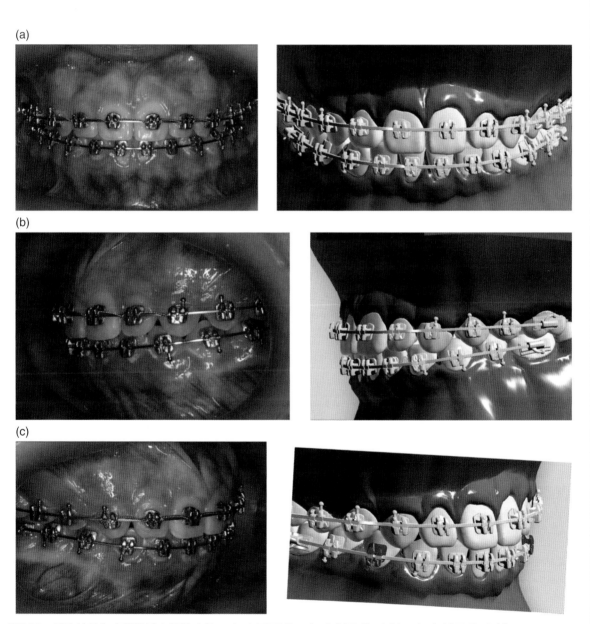

图9.23　最终结果与虚拟设计之间的比较。（a）正面观。（b）侧面观–左侧。（c）侧面观–右侧。

9.2.1 技术

该过程始于使用口内扫描仪（TRIOS，3Shape）扫描患者的上下颌牙弓及咬合。首先将最初的口内扫描STL文件导入CAD软件中（OrthoAnalyzer，3Shape）。通过该软件，正畸模型数据被数字化地生成新的STL文件，3D打印（MoonRay，Sprintray）后，应用于正畸矫治计划。

患者使用以下配置的CBCT扫描：0.25mm像素，120kVp，8mA，视野直径17cm、高6cm，扫描时间40秒。通过扫描生成DICOM文件，并使用NemoScan种植设计软件（v.2017，NemoTec）生成3D重建图像。利用口内扫描和CBCT图像，制订正畸微种植体的放置计划。将先前获得的STL文件导入NemoScan软件中与CBCT数据相叠加。然后根据之前描述的方法确定4颗最佳的微种植体植入位置：2颗在上颌的颧牙槽嵴，2颗在下颌的颊棚区[14]。模拟的植入位置根据CBCT和口内扫描获得的软硬组织数据来确定。

使用相同的种植软件数字化设计用于微种植体植入的金属牙支持式无套环手术导板，使用软件工具选择微种植体直径、所需的牙齿支持范围，然后将自动生成的手术导板数据导出为新的STL文件。在3D打印手术导板前，用CAD软件来确认STL文件的数字三角形网格结构没有任何问题。最终的STL文件通过3D打印机（MoonRay）用聚甲基丙烯酸甲酯树脂打印。

上颌在局部麻醉下使用手术导板，以确保自攻型微种植体的定位正确：设计在第一磨牙和第二磨牙牙根之间，膜龈联合上方2mm。将微种植体置入手术导板的凹槽里，使微种植体精确植入到虚拟规划的位置中。该手术过程，不需要进行预备钻孔、翻瓣或垂直切口。下颌同样使用手术导板确保自攻型微种植体的定位正确：在下颌第一磨牙和第二磨牙牙根之间，膜龈联合下方2mm处。

如果在植入微种植体后，需要再次拍摄CBCT，可以将各自的DICOM文件转换成STL文件，叠加到相应的模拟影像上，这样就可以在同一个CAD软件中计算角度和距离的偏差[15]。或在微种植体植入后进行额外的口内扫描，通过STL叠加的方式与术前相评估，比较微种植体头部在口腔黏膜中的植入位置与模拟位置。

病例报告9.2　正畸微种植导板

（临床病例和技术由Dr Adriano G. B. Castro、Mauricio Barriviera和Fernando Barriviera提供）

一名52岁的女性患者，因安氏Ⅱ类1分类错𬌗就诊（图9.24），前牙唇倾（图9.25和图9.26），同意植入微种植体，签署知情同意书。在微种植体植入前，通过逐步更换弓丝（铜镍钛到不锈钢丝）进行排齐和整平。

在正畸微种植体的初期临床应用中，使用上述方法和设备进行临床评估，拍摄CBCT（图9.27）及口内扫描。在DICOM和STL文件叠加后，根据上述技术进行4颗微种植体（12mm×2mm，Peclab）的虚拟设计及植入（图9.28和图9.29），之后施加300g的弹性牵引力（图9.30）。术后3周，患者拍摄第二次CBCT（图9.31）。在叠加模拟设计和术后STL文件后，得出以下结论：4颗微种植体均植入在模拟设计的位置上，无显著偏差（所有种植体误差均小于1mm）。

(a) (b)

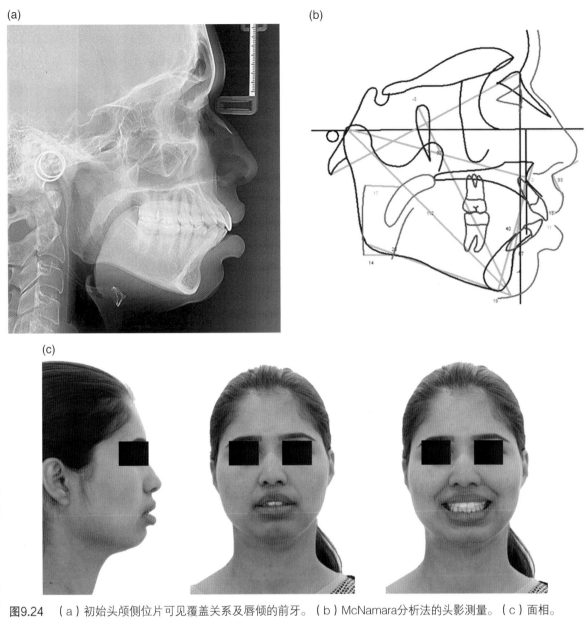

图9.24 （a）初始头颅侧位片可见覆盖关系及唇倾的前牙。（b）McNamara分析法的头影测量。（c）面相。

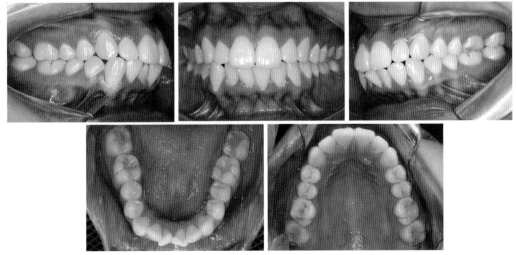

图9.25 本病例的口内照片。

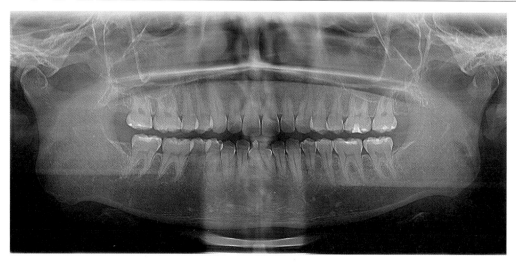

图9.26 该病例的曲面断层片。

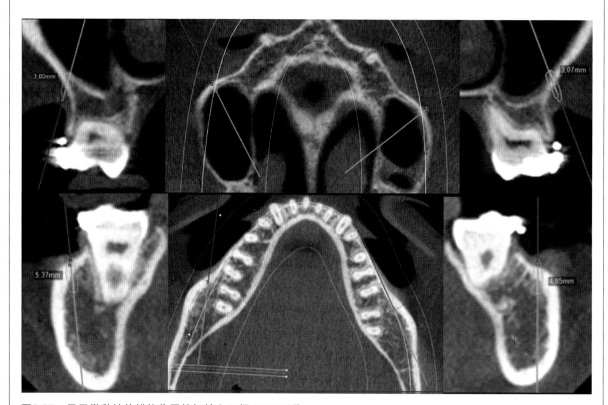

图9.27 显示微种植体模拟位置的初始上下颌CBCT图像。

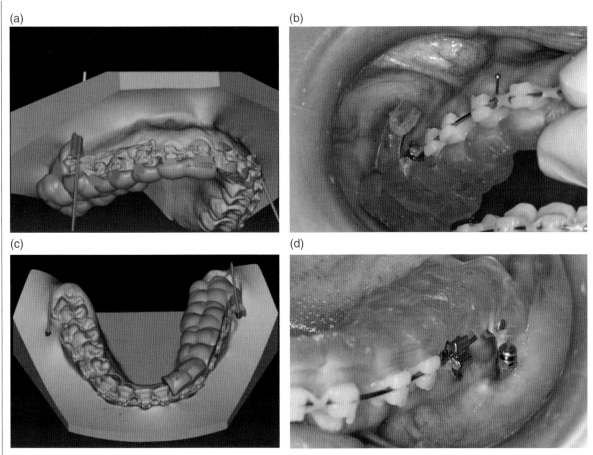

图9.28 图像引导下的微种植体植入。（a）CBCT和口内扫描数据相结合，进行上颌导板的数字化设计。（b）牙支持式手术导板，微种植体定位在颧牙槽嵴。（c）CBCT和口内扫描数据相结合，进行下颌导板的数字化设计。（d）牙支持式手术导板，微种植体定位在颊棚区。

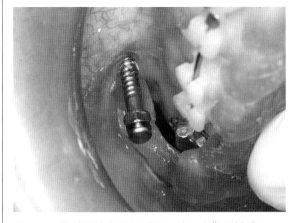

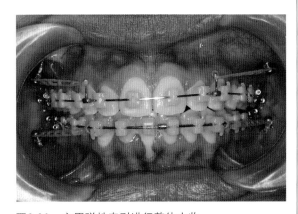

图9.30 应用弹性牵引进行整体内收。

图9.29 微种植体在导板引导下植入在颧牙槽嵴。

病例报告9.2（续）

(a)
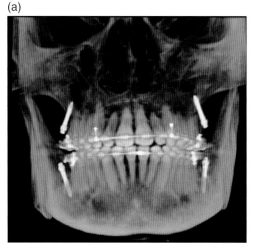

(b)
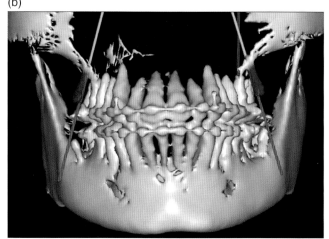

图9.31 （a）CBCT中3D重建图像显示正畸微种植体的最终植入位置。（b）通过STL图像的叠加，与虚拟种植位置（蓝色）相比较，确认最终上颌微种植体植入位置（红色）的准确性。

9.2.2 讨论

在植入正畸微种植体之前进行虚拟设计是非常重要的。根据目前的研究结果，发现将口内扫描和CBCT相结合的数字化工作流程可以有效预防牙根损伤等并发症，这与之前的研究一致[12]。另外，这种方法需要使用软件，将来自口内扫描的STL文件和CBCT的原始DICOM文件进行整合[16-17]。在此背景下，本研究首次探讨了利用口内扫描结合CBCT，数字化设计在颧牙槽嵴和下颌颊棚区植入自攻型微种植体的手术导板。目前的发现也支持先前的研究，该研究表明在腭部行种植体支持式金属矫治器时的数字化工作流程是有效的。此外，本报告也证实了先前一项仅使用CBCT扫描的研究表明在图像引导下行微种植体支抗植入的优势[12]。

与本文不同的是，有其他扫描诊断模型或印模来制作手术导板的数字化工作流程[18-19]。根据此类报道证实，平板式扫描仪在种植体定位的准确度方面令人满意。同样，使用不同的口内扫描仪似乎不会影响手术导板的准确度和精确度。但是，经报道，对CAD使用方法有不同操作经验及专业知识的用户的结论存在争议。

这项技术的局限性之一是：目前的结果表明手术导板仅适用于整体内收的病例。建议行进一步的临床研究，以解决正畸微种植体在其他应用中的有效性问题。另外，微种植体植入角度的模拟定位也可以应用于其他病例。对于整体内收的病例，微种植体植入角度精确（即颧牙槽嵴55°～70°，颊棚区60°～75°），可以使其立即获得足够的负荷，每颗微种植体可以承受高达300～350g的支抗力。

在病例报告9.2的有限范围内，当前的研究表明，正畸微种植体使用金属套环手术导板的全数字化工作流程对于Ⅱ类错𬌗患者的整体内收非常有效。

9.3 正畸矫治器

由热塑性材料制成的正畸矫治器，是可摘的透明装置。在牙齿的某些区域施加压力以治疗错𬌗。几十年来，隐形矫治技术一直是牙科的一部分，随着口内扫描仪的进步，近几年变得更加流行。数字化口腔的创新，例如CAD–CAM和3D打印技术的发展，为其提供了新的可能性，例如在人工智能的帮助下，更快的数字化建模并定制矫治器，使过程更加简单、直观。

隐形矫治器的工作流程始于在计算机屏幕上投影数字化口腔图像。该软件用于设计正畸虚拟排牙，这将用来制作隐形矫治器。该程序专门为进行正畸治疗创建。口腔医生或技师可以在同一个软件程序中，逐步将每颗牙齿移动到所需的位置。一旦牙齿都位于所需位置，就可以制作模板。然而，在将模板具体化之前，必须将附件分阶段地粘接在一些牙齿的表面上。附件由树脂制成，粘接牙齿表面用来辅助牙齿进行复杂移动。在时间轴上设计按顺序排列的阶段性运动，创建在模型下形成的咬合，以便在每个阶段通过热成型的隐形矫治器，将牙齿缓慢移动到所需的位置。

病例报告9.3　正畸矫治器［使用数字化工作流程制作的隐形矫治器：超越数字化解决方案（Curitiba，Brazil）］

（临床病例由Guilherme S. Nakagawa提供）
在临床医生进行口内扫描、拍摄全景X线片、远距X线摄像和口内照、口外照后进行治疗（图9.32～图9.48）。

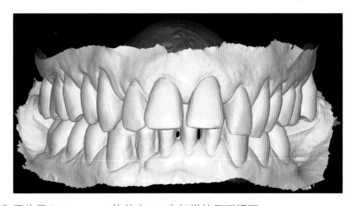

图9.32　初始STL文件和照片导入Nemocast软件中–口内扫描的正面视图。

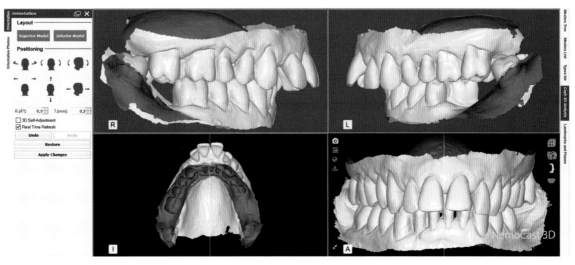

图9.33　模型的空间定位。

病例报告9.3（续）

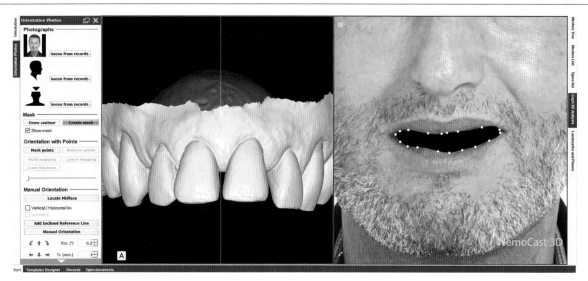

图9.34　将牙齿从照片中移除，以便将STL文件叠加到患者的面部图像上。

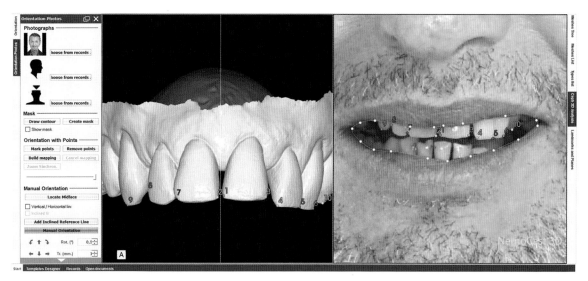

图9.35　将STL文件和面相上的定点进行叠加。

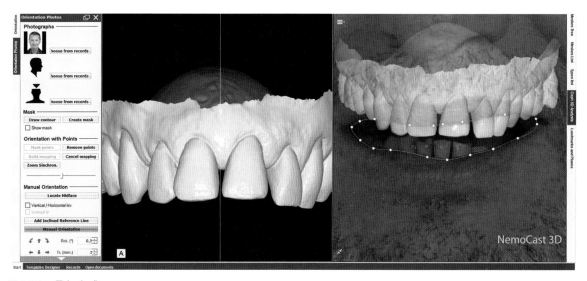

图9.36　叠加完成。

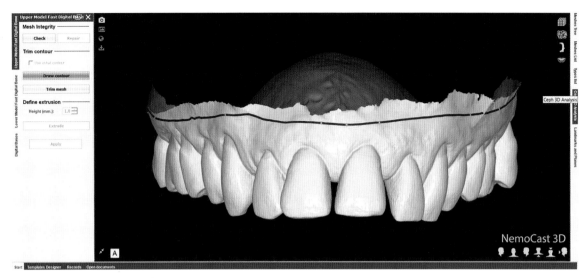

图9.37　模型网格切线的划定。

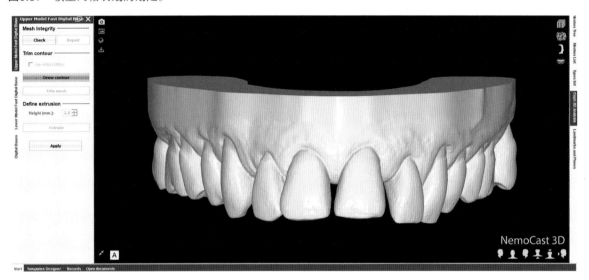

图9.38　在模型网格上行填充和封闭程序，以便打印出平坦的基础模型。

(a)

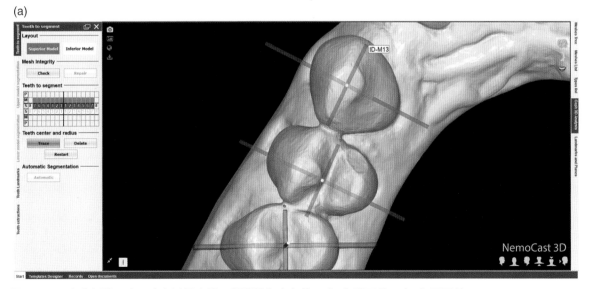

图9.39　牙齿分割第一步：确定近远中线、颊腭线和中心线。（a）殆面观。（b）正面观。

病例报告9.3（续）

(b)

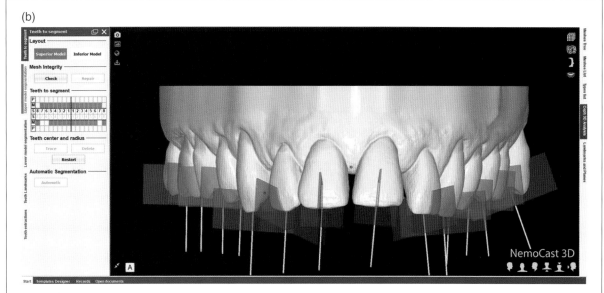

图9.39（续）

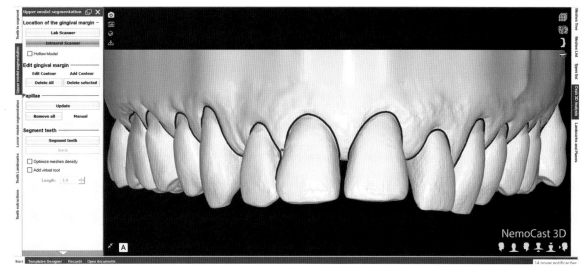

图9.40 牙齿分割第二步：龈缘和龈乳头的定位及划界。

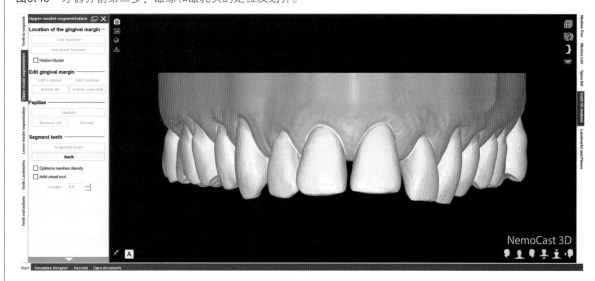

图9.41 分割完成：软件可以识别模型网格上的牙龈和牙齿。

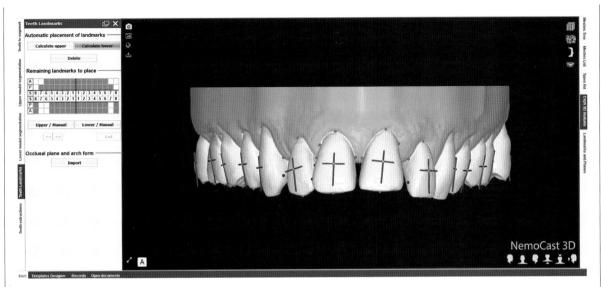

图9.42 划定牙齿界标：能够识别牙齿表面和即将进行的移动。

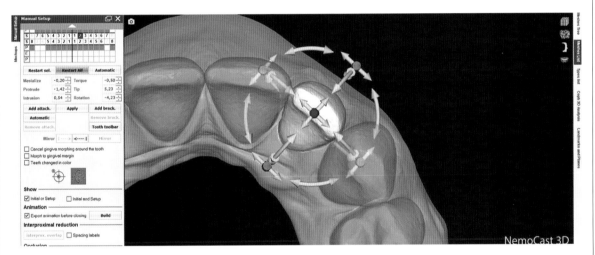

图9.43 正畸虚拟排牙以模拟所需的最终咬合。

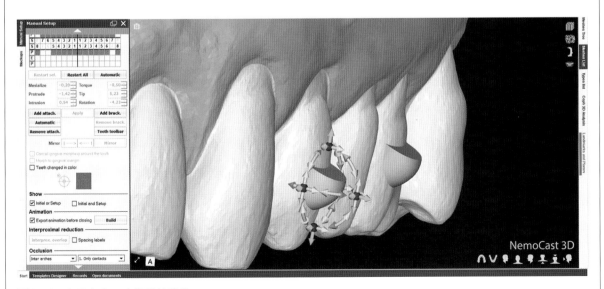

图9.44 在牙齿表面虚拟粘接附件。

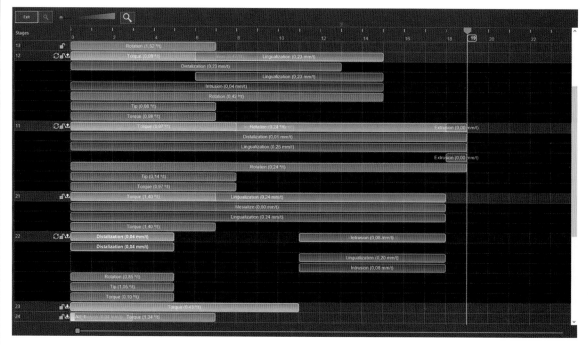

图9.45 阶段性：在时间线上设置的牙齿移动。移动按顺序排列，以避免不必要的碰撞并增加临床可预测性。

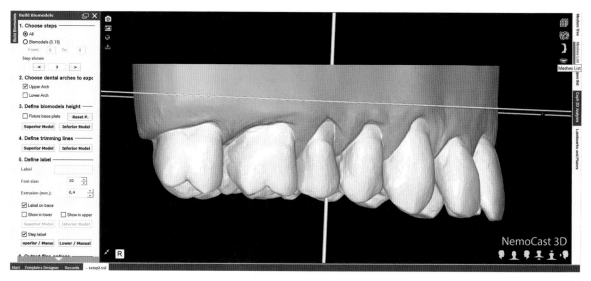

图9.46 模型打印的第一步：放置牙龈修剪线以去除多余的网格高度，设定生物模型的高度，随后导出和打印模型。

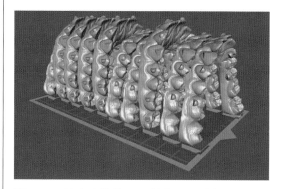

图9.47 导出生物模型，创建一系列命名为"子集"的连续模型。这些数据被传输到任意打印机的软件中，为3D打印做好选择和准备。

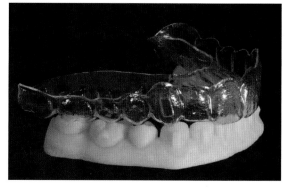

图9.48 热成型、切割并抛光后的隐形矫治器。

病例报告9.4 使用正畸矫治器进行Ⅲ类治疗［使用数字化工作流程制作的隐形矫治器：超越数字化解决方案（Curitiba，Brazil）］

（临床病例由Guilherme S. Nakagawa提供）

BDS™隐形矫治器的设计和矫治病例，该患者左侧Ⅲ类磨牙关系、右侧Ⅰ类磨牙关系、前牙开殆、严重的下颌前牙拥挤。矫治疗程共15个月，上颌使用了11个矫治器，下颌使用了26个矫治器（图9.49～图9.56）。

(a)　　　　　　　　　　　　　　(b)

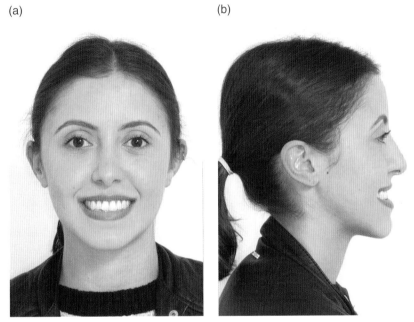

图9.49 初始面相。（a）正面观。（b）侧面观。

(a)　　　　　(b)　　　　　(c)

(d)　　　　　(e)

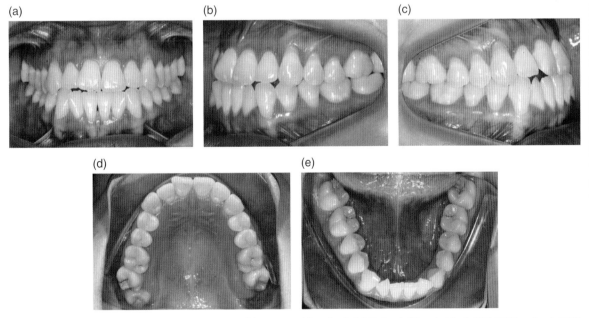

图9.50 初始口内照片。（a）正面观。（b）侧面观-左侧。（c）侧面观-右侧。（d）上颌殆面观。（e）下颌殆面观。

病例报告9.4（续）

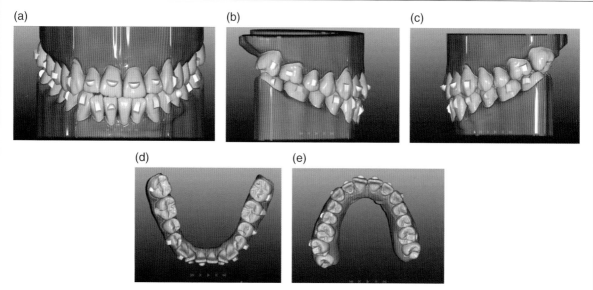

图9.51 软件中导入原始的STL文件。（a）正面观。（b）侧面观–右侧。（c）侧面观–左侧。（d）下颌殆面观。（e）上颌殆面观。

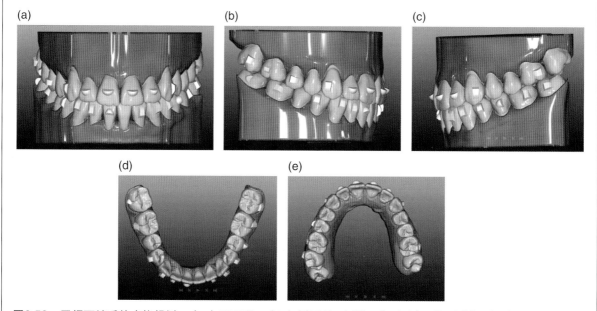

图9.52 牙颌面关系的虚拟规划。（a）正面观。（b）侧面观–右侧。（c）侧面观–左侧。（d）下颌殆面观。（e）上颌殆面观。

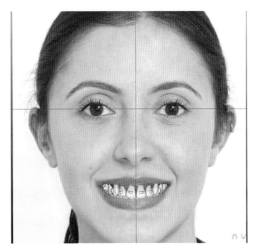

图9.53　根据设计的牙齿状况模拟创建的面相–正面观。

(a)　　　　　　　　　　　　　　(b)

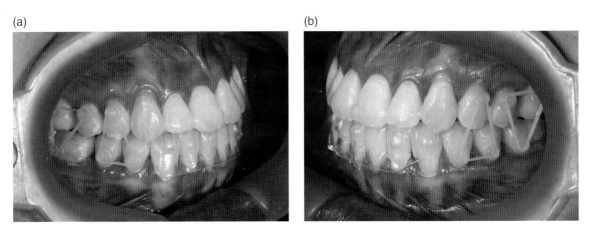

图9.54　使用最后两个隐形矫治器完成正畸治疗的弹性交互牵引治疗。（a）侧面观–右侧。（b）侧面观–左侧。

(a)　　　　　　　(b)　　　　　　　(c)

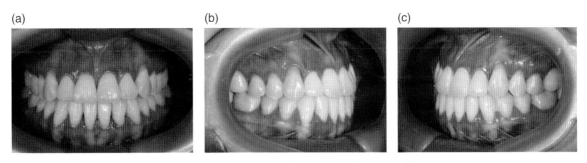

图9.55　术后口内照片。（a）正面观。（b）侧面观–右侧。（c）侧面观–左侧。

(a)　　　　　　　(b)　　　　　　　(c)

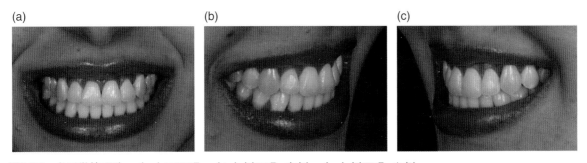

图9.56　术后微笑照片。（a）正面观。（b）侧面观–右侧。（c）侧面观–左侧。

参考文献

[1] Wahl, N. (2008). Orthodontics in 3 millennia. Chapter 15: skeletal anchorage. Am. J. Orthod. Dentofac. Orthop. 134: 707–710.

[2] Benson, P.E., Tinsley, D., O'Dwyer, J.J. et al. (2007). Midpalatal implants vs headgear for orthodontic anchorage – a randomized clinical trial: cephalometric results. Am. J. Orthod. Dentofac. Orthop. 132: 606–615.

[3] Cortes, A.R., Cortes, D.N., and Arita, E.S. (2013). Correction of buccal dehiscence at the time of implant placement without barrier membranes: a retrospective cone beam computed tomographic study. Int. J. Oral Maxillofac. Implants 28: 1564–1569.

[4] Guray, E. and Orhan, M. (1997). "En masse" retraction of maxillary anterior teeth with anterior headgear. Am. J. Orthod. Dentofac. Orthop. 112: 473–479.

[5] Cole, W.A. (2002). Accuracy of patient reporting as an indication of headgear compliance. Am. J. Orthod. Dentofac. Orthop. 121: 419–423.

[6] Park, H.S., Kwon, O.W., and Sung, J.H. (2005). Microscrew implant anchorage sliding mechanics. World J. Orthod. 6: 265–274.

[7] Wilmes, B., Olthoff, G., and Drescher, D. (2009). Comparison of skeletal and conventional anchorage methods in conjunction with pre-operative decompensation of a skeletal class III malocclusion. J. Orofac. Orthop. 70: 297–305.

[8] Wehrbein, H., Glatzmaier, J., Mundwiller, U., and Diedrich, P. (1996). The orthosystem – a new implant system for orthodontic anchorage in the palate. J. Orofac. Orthop. 57: 142–153.

[9] Ren, Y. (2009). Mini-implants for direct or indirect orthodontic anchorage. Evid. Based Dent. 10 (4): 113.

[10] Kyung, H.M., Park, H.S., Bae, S.M. et al. (2004). Development of orthodontic microimplants for intraoral anchorage. J. Clin. Orthod. 37: 321–328.

[11] Carano, A. and Melsen, B. (2005). Implants in orthodontics. Prog. Orthod. 6: 62–69.

[12] Kim, S.H., Choi, Y.S., Hwang, E.H. et al. (2007). Surgical positioning of orthodontic mini-implants with guides fabricated on models replicated with cone-beam computed tomography. Am. J. Orthod. Dentofac. Orthop. 131: S82–S89.

[13] Costa, A.J.M., Teixeira Neto, A.D., Burgoa, S. et al. (2020). Fully digital workflow with magnetically connected guides for full-arch implant rehabilitation following guided alveolar ridge reduction. J. Prosthodont. 29: 272–276.

[14] Ghosh, A. (2018). Infra-zygomatic crest and buccal shelf orthodontic bone screws: a leap ahead of micro-implants – clinical perspectives. J. Indian Orthod. Soc. 52: S127–S141.

[15] Gialain, I.O., Pinhata-Baptista, O.H., Cavalcanti, M.G.P., and Cortes, A.R.G. (2019). Computer-aided design/computer-aided manufacturing milling of allogeneic blocks following three-dimensional maxillofacial graft planning. J. Craniofac. Surg. 30: e413–e415.

[16] Mangano, F., Gandolfi, A., Luongo, G., and Logozzo, S. (2017). Intraoral scanners in dentistry: a review of the current literature. BMC Oral Health 17: 149.

[17] Revilla-León, M., Besné-Torre, A., Sánchez-Rubio, J.L. et al. (2019). Digital tools and 3D printing technologies integrated into the workflow of restorative treatment: a clinical report. J. Prosthet. Dent. 121 (1): 3–8.

[18] Deeb, G.R., Allen, R.K., Hall, V.P. et al. (2017). How accurate are implant surgical guides produced with desktop stereolithographic 3-dimensional printers? J. Oral Maxillofac. Surg. 75: 2559.e2551–2559.e2558.

[19] Kim, J.E., Park, J.H., Moon, H.S., and Shim, J.S. (2019). Complete assessment of occlusal dynamics and establishment of a digital workflow by using target tracking with a three-dimensional facial scanner. J. Prosthodont. Res. 63: 120–124.

第10章

口腔公共卫生、预防医学以及口腔教学中的数字化工作流程
Digital Workflow in Dental Public Health, Preventive Dentistry, and Dental Education

Anne-Marie Agius, Nikolai J. Attard, Gabriella Gatt, Arthur R.G. Cortes

摘要
本章展现了口腔公共卫生中数字化流程步骤指导以及循证依据。

10.1 数字化口腔公共卫生

牙科公共卫生是监控口腔健康状况及影响因素的公共基础专业。收集的数据用于规划合理的政策变化、预防战略和促进人口健康。尽管做出了种种努力，口腔疾病的负担仍然是全球关注的问题。

龋齿仍然导致全球人口口腔疾病的主要原因[1]。长期以来，我们一直致力于口腔医生本身和技术层面来降低口腔疾病，这些方法不仅成功率低且成本过高，尤其是在中低收入国家。增加口腔医生数量以降低口腔医生/人口比率对护理指数几乎没有改变，一些国家的龋齿水平仍保持不变[2-3]。旨在通过健康宣教改变行为的预防策略的过于简化，不能继续改善口腔健康，并且会进一步造成不平等关系。另外，高收入国家的低龋齿人口显示出高度倾斜的疾病分布。这强调了需要脱离传统的交付操作，拥抱新的范式和循证技术，以提供理想的护理系统。研究清楚地表明，"像大多数慢性疾病一样，口腔疾病是存在社会模式的"[4]，社会经济地位较低的群体最先受到口腔健康不平等的影响。同样，我们缓解这些现实的唯一方法是通过改善健康的社会决定因素来鼓励行为改变。而这种变化也需要多个医疗团队的协调参与和培训。数字化口腔有潜力提供以患者为中心的最佳标准的健康服务。患者参与决策也将在临床医生和他们所服务的公众之间建立信任。然而，随着更多临床设备的引入，治疗成本的螺旋式上升有可能超过数字化流程的简化，因此影响数字化口腔中一些技术的广泛使用。

随着新冠肺炎疫情的爆发和人们需要隔离，最近的全球事件强调了引入保护公共卫生的新技术的必要性，同时确保继续提供卫生服务，包括牙科治疗。有必要减少感染的传播，给医院和牙科急诊室减压，并保存个人防护设备。这促进了远程患者监控系统的成功使用，患者参与了技术，增加了获得护理的机会，并减轻了数字健康差异[5]。

很明显，数字化口腔的新方法包罗万象且超出了全球事件提供的具体建议，因为该学科具有简化治疗并因此改善患者口腔健康相关生活质量的潜力。

10.1.1 基础科学的作用

远程口腔是一种新兴的方法，与数字化口腔有着内在的联系，因为它基于促进和改善患者护理的相同目的。事实证明，它是通过数字通信远程评估患者的宝贵资产。这种方法避免了不必要的运输问题，并创建了一个合作网络，进一步加强了卫生领域的多学科方法。它还具有节省时间和人力资源（与提供居家服务或牙齿创伤或正畸紧急咨询相关）的潜力。尽管如此，其在当地不同社会成员背景下的有效性仍需确定。这些新技术显然需要相关卫生专业人员以及客户或患者的接受和改正。很明显，参与这些进步的牙科团队需要培训和专业更新，以减轻与新方法相关的不良后果。

可从互联网上获得的龋齿风险评估软件用于收集龋齿风险相关的患者数据，以提供患者的致龋概况。该计划将患者分为高、中、低龋齿风险。然后可以相应地启动针对患者的预防和治疗指南以及转诊护理。难以获得医疗保健的贫困社区的牙科团队也可以使用[6]这种远程患者监控工具，从而降低公共卫生成本。

在学校官方口腔健康程序中实时监控或提前收集信息，被认为在改善儿童的口腔健康行为方面是有效的。这种方式比起在学校做调查更加有效。这使学校提倡的口腔健康行为的改变在家庭环境中得到巩固。

手持式X射线设备的出现，首先用于法医、牙科、兽医和军事环境[7]以及考古科学[8]，它已经将影像学诊断的使用从临床环境扩展到社区。这些设备用于基础社区诊所、移动口腔诊所，为无法参加常规牙科治疗或偏远地区的患者提供一种不逊于传统壁挂式设备的方式[9]。它们在龋齿诊断和监测以及创伤评估中的使用有助于控制患者转诊到初级保健中心的流量与费用。

手持数字图像捕获/扫描设备在社区牙科中也有用途。错𬌗畸形、口腔黏膜损伤、龋齿和牙齿表面缺损的连续图像或需要修复的整个牙列的图像捕获可以在社区中远程进行。然后，这些可以被发送用于咨询和虚拟治疗计划，并相应地被推荐。这种患者数据的交换可以节省旅行时间、临床时间、人力资源和材料成本。此外，专业人员现在可以使用DICOM查看器和平板设备、智能手机等移动设备的成像应用程序远程评估与CAD-CAM相关的影像照片和图像[10]。这在诸如医院之类的大型临床环境中特别有用。

10.1.2 CAD-CAM在公共卫生方面的作用

牙科中的数字化工作流程有几个优势，可以在使用CAD-CAM技术的牙科治疗的不同方面为患者带来好处[11]，如表10.1所示。

表10.1 数字化工作流程在牙科保健中的应用

数字化工作流程步骤	方法	公共卫生优势
图像采集	移动设备	对出入诊所和医院受限的患者进行X线片和口内扫描
计算机辅助设计（CAD）	虚拟模式与处理计划	由于所有患者数据都是数字化的，更多的专业人员可以在更短的时间内看到图像。更少和更快的预约，以及更少的技工室时间也是预期的
计算机辅助制造（CAM）	3D打印和铣削	3D打印树脂冠可以利用廉价成本提供更高的生产率以供应市场的高需求

10.2 预防医学的数字化工作流程

到目前为止，龋齿的临床视觉检测被认为是检测牙釉质龋齿的金标准，而口内X线片主要有助于检测牙本质龋齿[12]。口腔X线摄影的引入极大地增强了对中晚期间和复发性龋齿的检测，具有高特异性。然而，仍然有人担心X线片对早期龋齿病变的敏感性，这些病变最有可能被逆转或阻止[13]。

人们一直在努力开发设备和软件程序，以实现更准确的龋齿诊断，同时减少传统方法的缺点，例如射线照片的辐射[14-15]和临床检查期间的探测[16]。已经研究了定量光诱导荧光（QLF）、激光荧光（LF）、光纤透照（FOTI）和近红外线光透照（NIRT）等不同技术在龋齿检测中的准确度和精密度，一些研究比较了不同技术之间以及与金标准（视觉检查和射线照相）之间的差异。

在体外研究中，定量光诱导荧光系统擅长准确诊断浅层病变，并且与LF系统相比，与咬翼X线片具有更好的一致性[16-17]。NIRT技术也越来越多地作为视觉检查的辅助手段进行研究，以检测邻间龋齿病变[18]，不同的技术需要进一步相互比较[14]。在从不同口内扫描仪和系统获得的图像中发现了准确性的差异，但新技术在改善差异方面更出色[19]。

患者已广泛接受用于数字印模和检查的口内扫描，与传统印模或口内X线片相比，大多数患者更喜欢这种方式[20]。然而，数字图像/印模也有一些缺点，包括扫描系统之间的差异，可能由患者特定因素（例如碎片和解剖结构）导致的不准确性[21]，以及操作员对设备的体验导致的差异[22]。

目前关于龋齿检测技术的大多数研究是基于对拔牙的体外研究，其中设备龋齿读数与切片牙齿的组织学结果进行比较。软件系统已被用于创建龋齿评分系统，该系统遵循ICDAS指数，该指数基于使用龋齿检测技术的口内扫描仪的数字图像[23]。这对于临床患者管理和作为未来研究的研究工具大有益处。

然而，体外研究可能不完全适用于临床环境，因为还有许多其他混杂因素，例如口内的染色、斑块、牙结石和修复体，这些因素没有被考虑在内[24]。基于患者因素，许多与龋齿相关的研究和系统综述建议未来的研究应在体内进行。研究还应使用当前技术观察根面龋和乳牙（图10.1），并与NIRT等其他技术进行比较[14,25]。这将增加这些研究的临床相关性，同时告知公司在临床场景中使用这些技术时可以做出的改进。

10.3 口腔教学中的数字化方法

在过去的10年里，数字化方法的出现对口腔教学产生了影响。有人建议，数字化方法甚至可以用于评估牙科学生的活动[26]。此外，当前的新冠肺炎疫情还影响了牙科学生的临床和理论学习，以及自我报告的结果[27]。

考虑到口腔数字化工作流程是可重复和可靠的，建议CAD软件分析（见第2章）不仅可以用于改善教学和培训，还可以用于评估学生的成绩。如第3章所述，3D打印模型有助于研究解剖学（图10.2）。软件和应用程序也可用于治疗计划，这可以提高学生理解要执行的临床步骤的能力。CAD软件程序可用于评估学生在牙科研究模型中进行模型头训练的结果（图10.3）。此外，虚拟现实和交互式模拟器已被发现有助于牙科教育[28]。然而，需要进一步的研究来证实这些建议对大学和牙科教育中心的有用性。

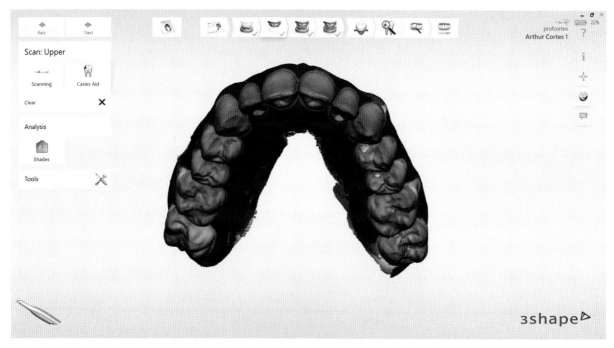

图10.1 软件（3Shape A/S）龋齿检测辅助工具截图。

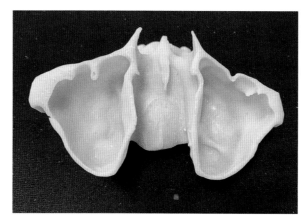

图10.2 从CBCT扫描获得的3D打印树脂模型，用于研究上颌窦的解剖结构。

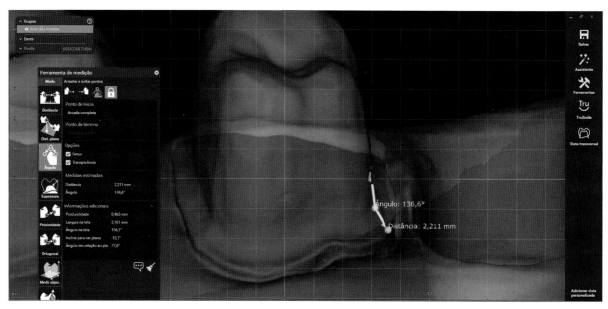

图10.3 学生使用DentalCAD软件（Exocad GmbH）进行的预备工作的数字评估。注意预备体的线性（红色）和角度测量值（黄色）。

参考文献

[1] Kassebaum, N.J., Smith, A.G.C., Bernabé, E. et al. (2017). Global, regional, and national prevalence, incidence, and disability-adjusted life years for oral conditions for 195 countries, 1990-2015: a systematic analysis for the global burden of diseases, injuries, and risk factors. J. Dent. Res. 96: 380–387.

[2] Beiruti, N. and van WH., P. (2004). Oral health in Syria. Int. Dent. J. 54: 383–388.

[3] Monse, B., Benzian, H., Araojo, J. et al. (2015). A silent public health crisis: untreated caries and dental infections among 6- and 12-year-old children in the Philippine National Oral Health Survey 2006. Asia Pac. J. Public Health 27: NP2316–NP2325.

[4] Tsakos, G., Sabbah, W., Chandola, T. et al. (2013). Social relationships and oral health among adults aged 60 years or older. Psychosom. Med. 75: 178–186.

[5] Agius, A. M., Sammut, E.J., Zahra, E.V., et al. (2020). Experiences and Responses of Oral Health Care Professionals during the First Wave of the COVID-19 Pandemic in Malta. Community Dental Health, 38 (4): 226–229.

[6] Cabral, R.N., Hilgert, L.A., Faber, J., and Leal, S.C. (2014). Caries risk assessment in schoolchildren–a form based on Cariogram® software. J. Appl. Oral Sci. 22: 397–422.

[7] Hoogeveen, R.C., Meertens, B.R., and Berkhout, W.E.R. (2019). Precision of aiming with a portable X-ray device (Nomad Pro 2) compared to a wall-mounted device in intraoral radiography. Dentomaxillofac. Radiol. 48: 20180221.

[8] López-Lázaro, S., Yendreka, V.C., Jiménez-Serrano, A. et al. (2020). Dental research using intraoral techniques with portable digital radiography adapted for fieldwork in Qubbet el-Hawa (Egypt). Archaeol. Anthropol. Sci. 12: 272.

[9] Hoogeveen, R.C., Ouchene, S., and Berkhout, W. (2021). Diagnostic image quality of hand-held and wall-mounted X-ray devices in bitewing radiography: a non-inferiority clinical trial. Dentomaxillofac. Radiol. 50: 20200471.

[10] Markarian, R.A., da Silva, R.L.B., Burgoa, S. et al. (2021). Clinical relevance of digital dentistry during COVID-19 outbreak: a scoped review. Braz. J. Oral Sci. 19: e200201.

[11] Aoki, E.M., Cortes, A.R., and Arita, E.S. (2015). The use of a computed tomographic application for mobile devices in the diagnosis of oral and maxillofacial surgery. J. Craniofac. Surg. 26 (1): e18–e21.

[12] Kocak, N. and Cengiz-Yanardag, E. (2020). Clinical performance of clinical-visual examination, digital bitewing radiography, laser fluorescence, and near-infrared light transillumination for detection of non-cavitated proximal enamel and dentin caries. Lasers Med. Sci. 35 (7): 1621–1628.

[13] Walsh, T., Macey, R., Riley, P. et al. (2021). Imaging modalities to inform the detection and diagnosis of early caries. Cochrane Database Syst. Rev. 3: CD014545.

[14] Litzenburger, F., Lederer, A., Kollmuß, M. et al. (2020). Near-infrared transillumination with high dynamic range imaging for occlusal caries detection in vitro. Lasers Med. Sci. 35 (9): 2049–2058.

[15] Ortiz, M.I.G., de Melo, A.C., de Paula, B.L.F. et al. (2020). Accuracy of near-infrared light transillumination (NILT) compared to bitewing radiograph for detection of interproximal caries in the permanent dentition: a systematic review and meta-analysis. J. Dent. 98: 103351.

[16] Yoon, H., Yoo, M., and Park, E. (2017). Detection of proximal caries using quantitative light-induced fluorescence-digital and laser fluorescence: a comparative study. J. Adv. Prosthodont. 9 (6): 432–438.

[17] Kim, H. and Kim, B. (2018). Early caries detection methods according to the depth of the lesion: an in vitro comparison. Photodiagn. Photodyn. Ther. 23: 176–180.

[18] Litzenburger, F., Schäfer, G., Hickel, R. et al. (2021). Comparison of novel and established caries diagnostic methods: a clinical study on occlusal surfaces. BMC Oral Health 21 (1): 97.

[19] Kustrzycka, D., Marschang, T., Mikulewicz, M., and Grzebieluch, W. (2020). Comparison of the accuracy of 3D images obtained from different types of scanners: a systematic review. J. Healthc. Eng. 2020: 8854204.

[20] Christopoulou, I., Kaklamanos, E.G., Makrygiannakis, M.A. et al. (2021). Patient-reported experiences and preferences with intraoral scanners: a systematic review. Eur. J. Orthod. https://doi.org/10.1093/ejo/ cjab027.

[21] Canullo, L., Colombo, M., Menini, M. et al. (2021). Trueness of intraoral scanners considering operator experience and three different implant scenarios: a preliminary report. Int. J. Prosthodont. 34 (2): 250–253.

[22] Resende, C.C.D., Barbosa, T.A.Q., Moura, G.F. et al. (2021). Influence of operator experience, scanner type, and scan size on 3D scans. J. Prosthet. Dent. 125 (2):

294–299.

[23] Michou, S., Benetti, A.R., Vannahme, C. et al. (2020). Development of a fluorescence-based caries scoring system for an intraoral scanner: an in vitro study. Caries Res. 54 (4): 324–335.

[24] Macey, R., Walsh, T., Riley, P. et al. (2020). Fluorescence devices for the detection of dental caries. Cochrane Database Syst. Rev. 12: CD013811.

[25] Bader, J.D., Shugars, D.A., and Bonito, A.J. (2002). A systematic review of the performance of methods for identifying carious lesions. J. Public Health Dent. 62 (4): 201–213.

[26] de Azevedo, R.A., da Rosa, W.L., da Silva, A.F. et al. (2015). Comparative effectiveness of dental anatomy carving pedagogy: a systematic review. J. Dent. Educ. 79 (8): 914–921.

[27] Agius, A.M., Gatt, G., Vento Zahra, E. et al. (2021). Self-reported dental student stressors and experiences during the COVID-19 pandemic. J. Dent. Educ. 85 (2): 208–215.

[28] Moussa, R., Alghazaly, A., Althagafi, N. et al. (2021). Effectiveness of virtual reality and interactive simulators on dental education outcomes: systematic review. Eur. J. Dent. https://doi. org/10.1055/s-0041-1731837.

第三部分

病例图集

第11章

多学科联合的临床病例
Multidisciplinary Clinical Cases

Alan J.M. Costa, Alexandre D. Teixeira-Neto, Jun Ho Kim, Allan R. Alcantara, Daniel Machado,
Gustavo Giordani, Marcelo Giordani, Florin Cofar, José Lincoln de Queirós Jr, Luis E. Calicchio,
Djalma N. Cortes, Arthur R.G. Cortes, Guilherme Barrella, Fábio Cabral, Guilherme S. Nakagawa,
Richard Leesungbok, Hossam Dawa, Daniel No

摘要

本章以图集的形式介绍了常规病例的病例报告，从诊断、治疗计划到最终操作和随访结果进行了说明。

病例报告11.1　数字化引导下的牙冠延长术及贴面修复

［临床病例和技术由Dr Alan J.M. Costa和 Dr Alexandre D. Teixeiro提供。CAD-CAM程序由Dr Alexandre Rayes和Dr Alexandre Santos（Studio Art Dental, Curitiba, Brazil）执行］

一名40岁的女性患者来诊所进行口腔美容修复，主诉是由于上颌前牙牙冠短而对自己的微笑美观情况不满意。在讨论了可能的治疗方法后，患者同意在牙周手术后接受瓷贴面牙冠延长术。

第一步是获取数字化数据。对患者进行了两次咬合状态下的面部扫描（一次微笑，一次使用唇部拉钩）、拍摄临床照片、上颌牙弓和下颌牙弓的口内扫描以及数字化咬合记录，并使用唇部拉钩进行了锥形束计算机断层扫描（CBCT），以评估牙冠延长术中是否需要截骨（图11.1）。

在对修复所涉及的前牙进行数字模拟之前，在NemoSmile软件（Nemotec Dental Sys-

tems）中将口内扫描与面部图像叠加，并加上面部参考线，以便进行美学分析（图11.2）。这项工作最初是通过Nemotec软件（图11.3）完成的，最后由CAD和牙科技师在DentalCAD软件程序（Exocad）中完成。

然后将生成的数字诊断模型导出为STL文件并导入DICOM查看器和治疗设计软件（NemoScan, Nemotec Dental Systems）中，以检查数字蜡型和患者数字扫描图像的对齐情况（图11.4）。

然后将CBCT扫描结果与面部扫描与口内扫描的OBJ文件及STL文件对齐和叠加。这是牙周手术牙冠延长术的必要步骤，同时还能将待制造的铸瓷贴面的数字蜡型可视化（图11.5）。

同一软件（Nemotec）还可用于根据牙周情况虚拟数字化设计手术导板，以确定手术切口和截骨的方向。为此，使用该软件的测量工具对

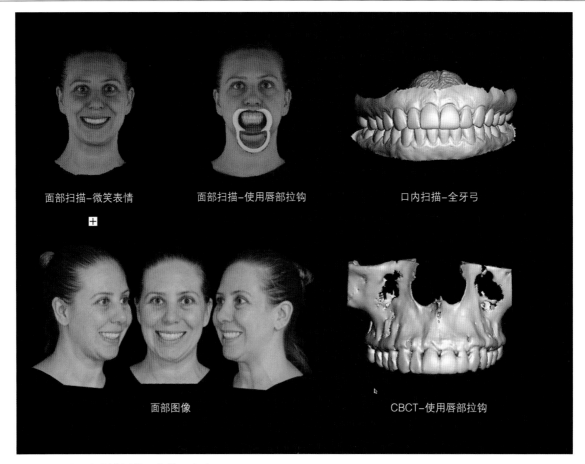

面部扫描–微笑表情　　面部扫描–使用唇部拉钩　　口内扫描–全牙弓

面部图像　　CBCT–使用唇部拉钩

图11.1　用于治疗计划的图像获取方法。

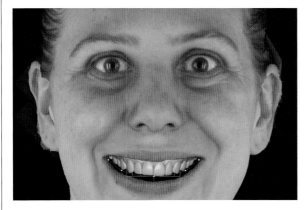

图11.2　上颌口内扫描叠加在面部扫描上。注意图中参考线（例如中线和内眼角–尖牙隆突的垂直线）。

牙冠延长术中需要去除的软组织和骨组织长度进行线性测量（图11.6）。生成的手术导板被导出为STL文件，并使用DLP 3D打印机（Hunter，FlashForge）和光固化树脂（PriZma 3D Bio Guide，Makertech Labs）进行3D打印。3D打印机的配置参数如下：偏移1mm、硬化0、固定方向、密度20和偏移端类型4。

使用制作的手术导板进行软组织切口，然后使用超声骨刀（DentSurg Pro，CVDentus）进行不翻瓣截骨。每颗牙齿的截骨长度是通过跟踪测量超声设备工作尖的长度来控制的。

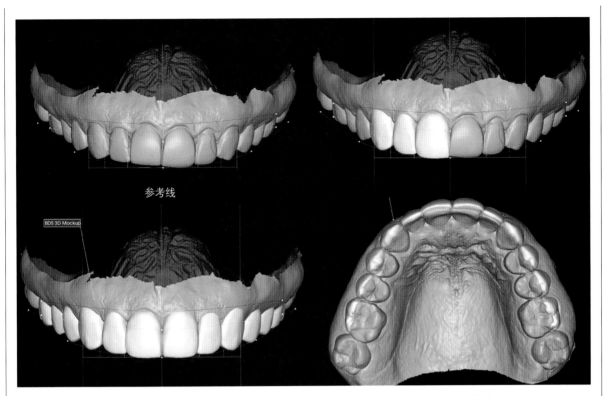

图11.3　在CAD（Nemotec）中，对上颌双侧第一磨牙之间的贴面修复制作数字蜡型作为参考。

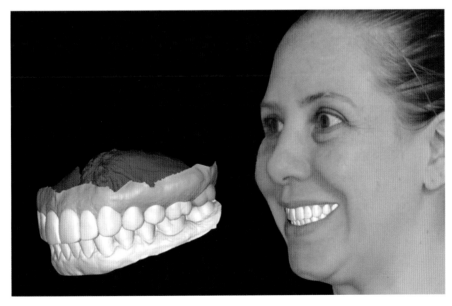

图11.4　用于最终诊断的数字模型。

病例报告11.1（续）

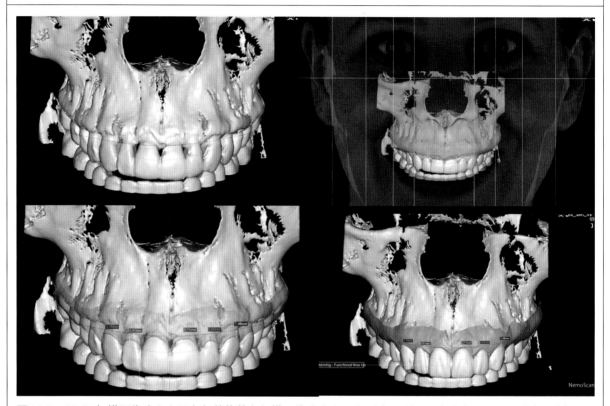

图11.5 CBCT扫描图像（左上图）与其他数字扫描图像（右上图）对齐。利用现有的有关骨质的数据资料，使用相同的软件进行与牙冠延长术计划相关的线性测量（下图）。

由于该牙周手术采用不翻瓣技术，因此牙冠延长术后可立即进行牙体预备和修复。

两副不同的3D打印导板用于确定预备过程中需要磨除的牙体组织量（图11.7）。这些导板根据每颗牙齿的数字模型作为模板。采用自由手技术牙体预备，同时在预备过程中对导板进行定位，以确保预备出令人满意的牙体结构，最大限度地保留牙釉质。理想的牙冠厚度取决于使用的陶瓷材料类型和基底的颜色等因素（例如颜色较深的基底可能需要更厚的陶瓷材料才能达到满意的美学效果）。

其中一个导板引导水平向的牙体预备（图11.8），另一个导板则用于车针的垂直向的牙体预备（图11.9）。目标是预备到龈下约5mm。

在获得理想的预备量后，根据将来要戴入的瓷贴面，选择基底颜色（图11.10）。对预备体进行另一次口内扫描，并与先前进行的数字蜡型对齐，以确保贴面的设计令人满意。为患者试戴铣削的临时贴面，以确认美学效果。

获得STL文件后，使用五轴铣床（M4，Zirkonzahn）铣削二硅酸锂块（T.Lithium LT VBL 3，Talmax）。对得到的锂基贴面进行染色。对预备体用35%磷酸进行酸蚀，同时使用硅烷和双组分粘接剂（OptiBond Extra Universal，Kerr）粘接贴面，然后使用树脂粘接剂（RelyX Veneer，3M ESPE）粘接到预备好的牙体上。获得了满意的美学效果，并得到了患者的认可（图11.11～图11.14）。在1年的随访中没有发现治疗后的并发症。

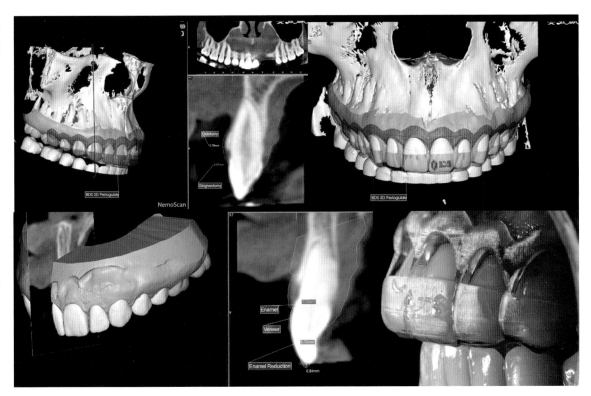

图11.6 根据需要去除的软组织和骨组织长度的线性测量结果，设计牙冠延长手术导板。

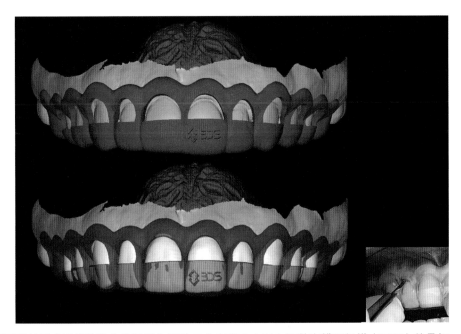

图11.7 牙冠延长手术导板的数字化设计与原始口内扫描（上图）和数字蜡型扫描（下图）的叠加。手术导板的底部用于确定牙龈组织切口的方向（右下图）。如果计划进行翻瓣手术，手术导板的顶部可用于确定截骨范围的方向。然而，在本病例中，使用了超声骨刀进行不翻瓣截骨。

病例报告11.1（续）

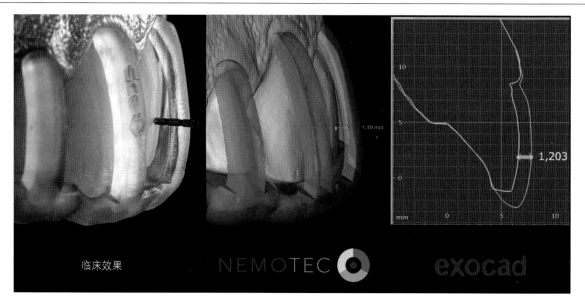

图11.8 3D打印的牙体预备导板用于确定水平切削的方向（左图），以确保制备的精确完成。使用DentalCAD软件（Exocad）进行回顾性分析（右图），将最终修复贴面的网状结构与口内扫描的网格进行叠加，确保牙釉质没有过量预备。

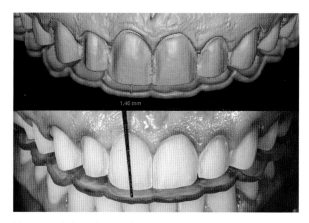

图11.9 3D打印牙体预备导板，用于确定垂直向牙体预备的方向。

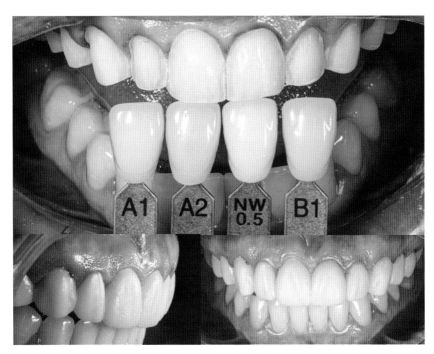

图11.10 颜色选择和诊断饰面试戴。

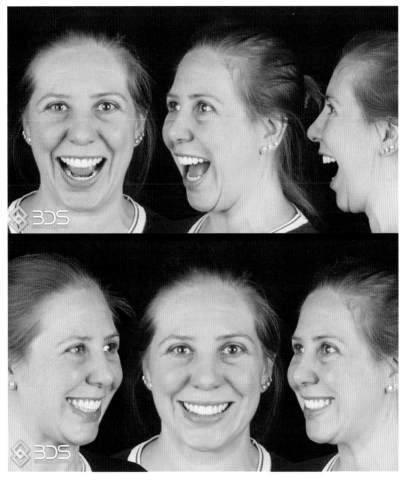

图11.11 CAD–CAM技术制造的瓷贴面的最终美学效果。

病例报告11.1（续）

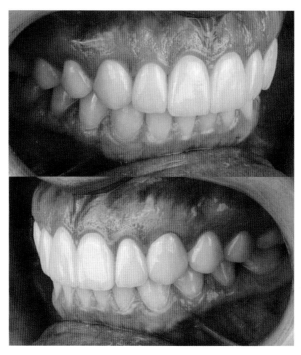

图11.12 最终的临床口内照片。

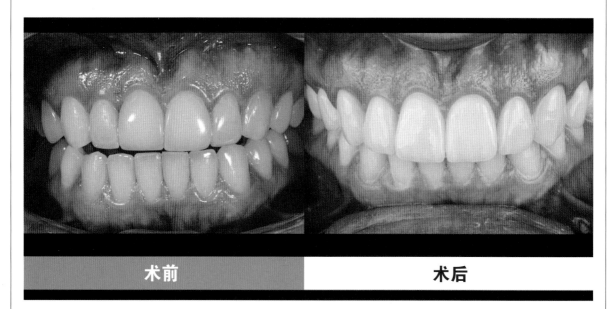

术前　　　　　　术后

图11.13 最终的口内照片对比。

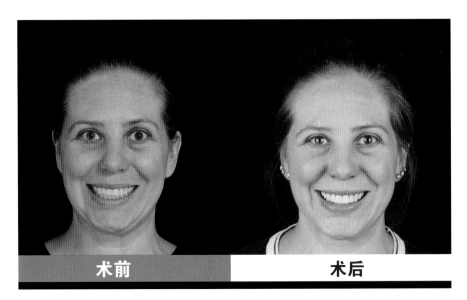

术前　　　术后

图11.14 最终微笑时的面相对比。

病例报告11.2 美容牙科的数字化工作流程

（临床病例及技术由Dr Daniel Machado、Dr Allan R. Alcantara和Dr Jun Ho Kim提供）

在这个口腔医学蓬勃发展的时代，我们可以看到未来充满希望，就治疗结果而言，与许多技术资源、科学不断进步和口腔医学新技术发展相关[1-2]。

正畸学也许可以被视为口腔领域中一门不断追求面部轮廓更和谐的学科。一些关于面部结构功能平衡和比例的重要参数，是在对面部进行分析和定义理想面部形态的基础上发展起来的[3]。

牙齿矫正和最近的美容牙科在面部重建与功能协调方面取得了突出的成就，这绝非偶然。随着人们对知识的不断追求，市场材料的不断开发，以及可用于个性化设计的数字化资源，新技术的发展为治疗和解决严重面部差异等结构性问题创造了新的机会。

在过去的10年中，人们对微创手术的追求有了显著的提高，微创手术逐渐替代了传统外科手术。美容牙科作为其中的重要分支，致力于重塑面部形态，修复各种病因导致的面部缺陷，例如面部不对称、面部习惯性动作、种族和性别特征，以及因年龄增长导致的生理变化[4]。后者通常发生缓慢，导致皮肤失去支撑。近几十年来，已经有多种类型的注射材料进行了测试，旨在恢复面部丰满度[5]。这使模拟组织替代物变得更加可行。与面部修复和年轻化有关最重要的变革可能是引入了非手术治疗，涵盖了肌肉松弛、去除皱纹、恢复失去的体积和轮廓等方面。这促使材料，尤其是填充材料领域快速发展。过去，人们使用石蜡或硅酮等材料来恢复面部失去的体积，但这些材料的生物安全性令人担忧。这加快了研

病例报告11.2（续）

究的步伐，最近研发者又开发出了新型材料，并对其安全性和有效性进行了深入研究[4-5]。

市场革命始于2003年玻尿酸的问世，为其他材料和技术的发展开辟了道路，这些材料和技术的结合可以实现面部的重大变化，恢复面部的平衡与和谐。根据美国整形美容外科学会的数据，2008年进行的注射填充手术量超过120万例，比1997年增长了200%[6-9]。

从面部结构的平衡与和谐的角度来看，以牙齿和基骨重新定位进行正畸矫正，它最终的结果总是不尽如人意。露龈笑、下颌轮廓缺陷甚至下颌前突都可能无法转化为理想的正畸效果，达不到专业人士和患者的期望。通过多学科的数字化治疗计划，可以在正畸干预后使用牙齿美容技术来矫正面部差异，达成令人满意的面部美学效果。

Facial Design™是一种数字工具，是用于牙科美容中数字面部规划摄影方面的医疗概念。基本上，该系统使用的数字面像为每一次治疗提供了不同的形式，使专业人员更容易识别需要治疗的部位。通过使用这些数字面像，就可以在照片中对患者的面部进行数字分界，并计划手术的可行性[6]。

每次美容治疗都需要良好的诊断和充分的规划，其中包括患者的功能、美学、身体和情绪健康。值得注意的是，仅拥有技术能力和出色的技术实施并不能保证治疗结束后的效果令人满意。重要的是与患者建立融洽的关系，了解他们的主要诉求，并且在可能的范围内满足他们的期望。

规划阶段对于治疗实施具有重要指导作用，并可以提供更高的可预测性。然而，在美容牙科方面，规划和模拟软件仍然不是非常可靠，

由于我们的工作涉及组织模拟，并与多种内在和外在因素相关，术后维护也依赖于患者的合作，因此模拟治疗和预测结果仍然具有挑战性。面部设计的主要目的是增加信息量，以便与患者进行更清晰、更直接的交流。此外，它还能进行详细的面部分析、数字化手术规划和多学科交流，加强专业人员与患者之间的关系，提高结果的可预测性并优化治疗[6]。

通过使用如Keynote（Apple）和Power-Point（Microsoft）等幻灯片软件中的数字工具，面部设计的操作变得相当简便。可以根据每个案例的评估、需求和干预建议，可以在软件中添加或移除数字面像。完成数字化面部绘图后，将不带有模拟修复的面部照片与相对应的带有模拟修复的面部图像并列展示，以使患者能够清晰地看到所有建议的干预措施。

根据de Maio等的研究[5]，当骨量严重缺失导致的结构支撑不足时，肌肉收缩模式会发生改变，并引起面部变形；对于这些面部结构的塌陷，可以采用注射透明质酸的方式来弥补，目的是恢复失去的轮廓和体积。值得注意的是，正确选择每种产品并注意其流变学特性是治疗成功的关键。因此，无论是面部轮廓的缺陷还是面部不对称都可以通过遵循平衡与和谐的原则来进行矫正，以获得积极的效果，从而使面部轮廓看起来更自然[1,5,10]。

在面部年轻化过程中，使用透明质酸的面部填充剂被认为是非手术和微创干预的金标准，用于增加面部组织的体积并优化轮廓[11]。研究表明，使用透明质酸能够提供安全有效的解决方案，并在与正畸治疗相关的面部差异治疗中提供卓越的效果[7-12]。

随着无创美容注射程序的普及，美容牙科

作为不愿通过手术矫正面部差异的患者的一种选择，正受到越来越多的关注。

以一名44岁的Ⅲ类下颌前突女性患者为例，她在完成正畸治疗后，虽有矫正面部不对称的需求，但不愿接受上颌骨前移的正颌手术。我们采用注射方式，使用特定填充物、肉毒杆菌毒素以及用于表皮-真皮再生的混合物，对多个区域进行了治疗，成功矫正面部不对称（图11.15～图11.24）。经过头颅测量点对面部进行详细分析和全面检查后，整个治疗计划得以实施，旨在使用填充物和肉毒杆菌毒素来补充缺失的上颌骨并重组面部的中上1/3。

全面部治疗分为两个阶段进行，根据图片中提到的量，对以下区域进行填充：太阳穴、眉弓、黑眼圈、颧弓、鼻唇沟、下颌角、唇部，并利用水光针技术激活了额和口周的皮肤。此外，还在面部上1/3处使用了肉毒杆菌毒素。经过这些治疗步骤，实现了治疗目标：使面部更加和谐、减少了面部骨骼差异并延缓了面部衰老过程。

在完成面部重建步骤后，患者对微笑的面相和牙齿的位置仍有意见，因此，我们使用Smilecloud规划软件对微笑的表情进行了数字化规划。这种二维设计为诊断模型提供了指导。

接下来对患者进行扫描，生成了STL模型，并使用开放式CAD软件（Meshmixer）和天然牙齿数据库对该模型进行数字化建模。打印模型用于制作诊断饰面和数字化口腔导板。

在牙体预备导板和口内扫描模型（TRIOS 3，3Shape A/S）的帮助下，按照数字化工作流程对患者进行了微创治疗。在3D打印机上打印数字模型，然后用二硅酸锂制作薄层贴面并粘接。

在为期1年的随访中，没有出现任何治疗后并发症。

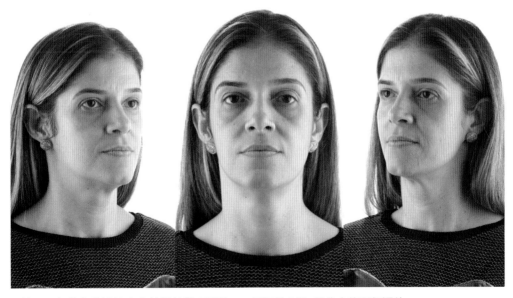

图11.15　按照面部数字化设计方案拍摄的数码照片——正面和22°照片中的面部评估。

病例报告11.2（续）

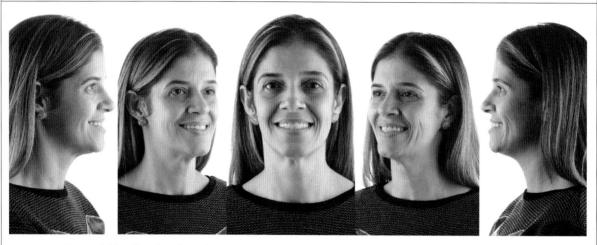

图11.16 按照要求拍摄数字化面部设计的数码照片——正面、22°和90°微笑的面部评估。

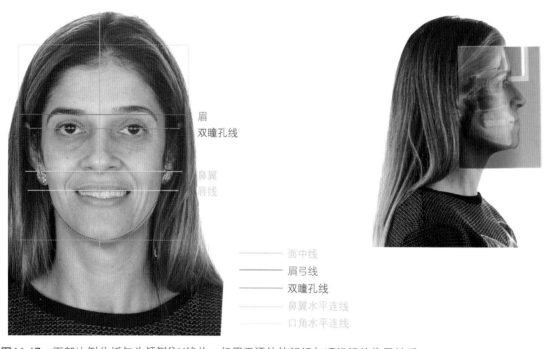

眉
双瞳孔线

鼻翼
唇线

―――― 面中线
―――― 眉弓线
―――― 双瞳孔线
―――― 鼻翼水平连线
―――― 口角水平连线

图11.17 面部比例分析与头颅侧位X线片一起用于评估软组织与硬组织的位置关系。

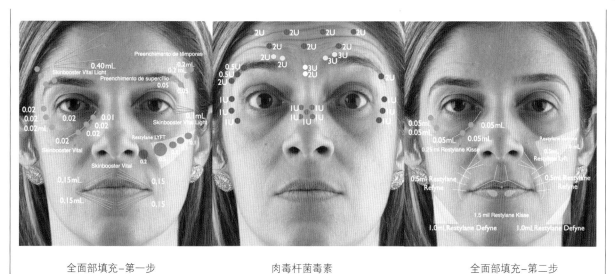

全面部填充-第一步 肉毒杆菌毒素 全面部填充-第二步

图11.18 敷面膜后，肉毒杆菌毒素全面部综合治疗。

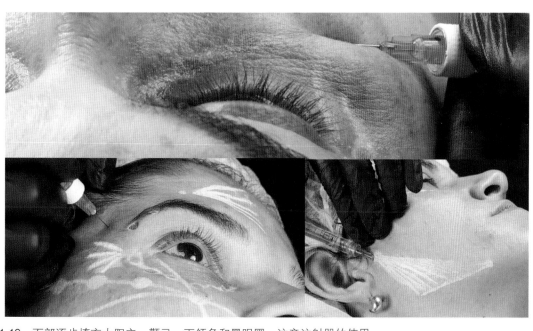

图11.19 面部逐步填充太阳穴、颧弓、下颌角和黑眼圈。注意注射器的使用。

病例报告11.2（续）

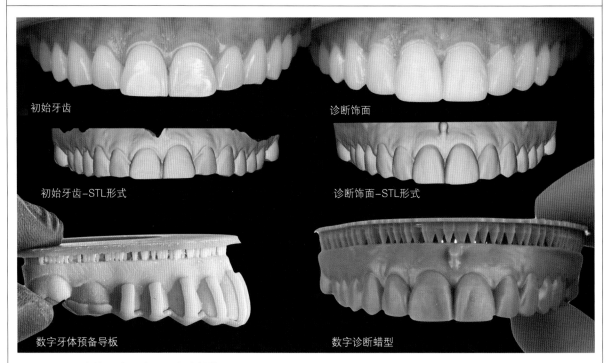

初始牙齿

诊断饰面

初始牙齿–STL形式

诊断饰面–STL形式

数字牙体预备导板

数字诊断蜡型

图11.20 牙齿的初始照片、口内诊断饰面、3D打印机打印的模型以及用口内扫描仪制作的STL文件。

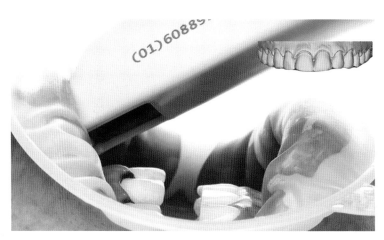

图11.21 口内扫描生成STL文件，用于牙体预备之后制作瓷贴面。

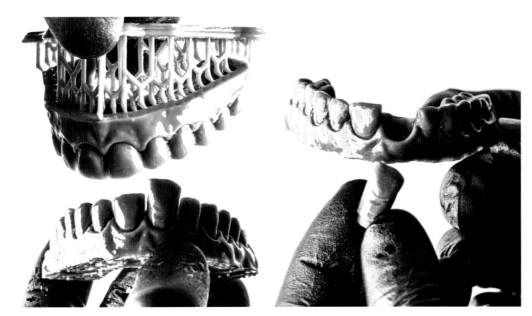

图11.22 用3D打印机打印的模型，用于试戴陶瓷薄层贴面。

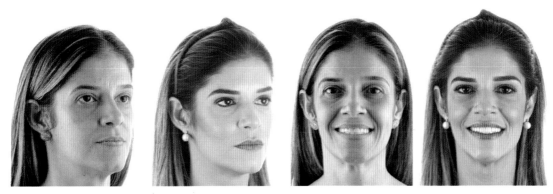

图11.23 经过面部重塑和戴入CAD-CAM瓷贴面这两个阶段后，患者的原始和治疗结束后的22°照片及正面照。

病例报告11.2（续）

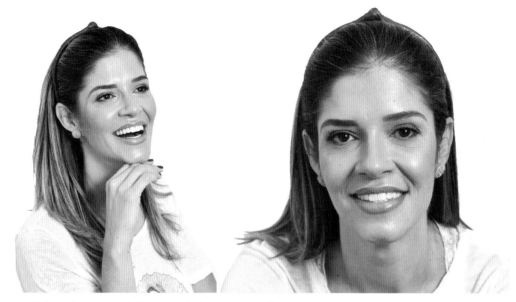

图11.24 患者经过面部重塑治疗和戴入瓷贴面后的最终效果，这两种治疗均采用全数字化工作流程，对患者的微笑进行功能性美学治疗。

病例报告11.3 美学区矫正牙龈不协调的数字化工作流程

（临床病例和技术由Dr Gustavo Giordani、Dr Marcelo Giordani和Dr Florin Cofar提供）

本病例旨在阐述数字工具在美学设计和实施方面的优势。一名女性患者因上颌牙齿的形状和颜色存在不美观问题，前往口腔诊所寻求治疗（图11.25）。她曾接受过种植手术以恢复两颗上颌侧切牙的牙齿缺失，但是，该区域的龈缘存在差异（图11.26和图11.27）。

作为工作流程的重要环节，我们在对种植体进行评估之前，对未来的设计（治疗方案）进行了细致规划，以便在获得患者同意后更顺畅

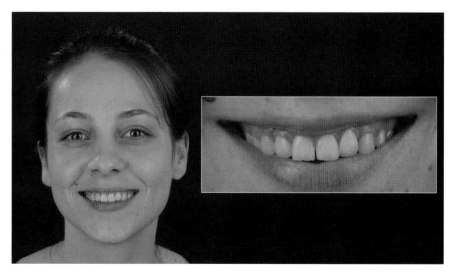

图11.25 初始面相和口内正面照。

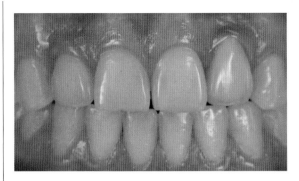

图11.26 正面照：除了唇侧牙龈组织体积不足导致牙龈颜色。

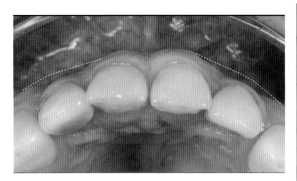

图11.27 口内照片-殆面观。

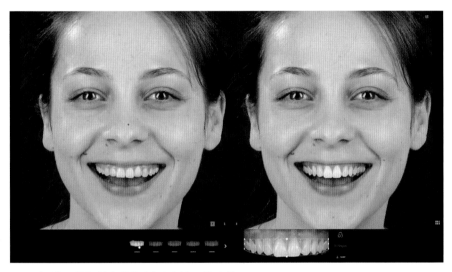

图11.28 正面照：初始面貌与数字化规划最终结果的比较。

地实施后续步骤（图11.28）。我们使用了Florin Cofar医生开发的Smilecloud技术，它可以通过人工智能让专业人员获得病例的二维设计。并综合考虑面部和口内的关键点与测量值，随后在其内部数据库中搜索最适合该病例的天然牙齿形状。该软件不仅是一种诊断和引导工具，还可以下载所选牙齿的3D文件（STL文件）（图11.29），这样就可以使用任何CAD软件（例如Meshmixer、Exocad、InLab）在初始扫描数据的基础上进行数字模型制作。

根据与初始扫描叠加的设计，打印出模型（图11.30），并用双丙烯酸树脂（用于牙齿设计）和龈复合树脂（用于牙龈覆盖设计）制作口内诊断饰面（图11.31~图11.33）。

确认方案后，我们对种植体的位置进行评估（图11.34）。为了达到良好的美学效果，我们进行了断层扫描分析。结果显示，两颗种植体的三维位置均可以接受，因此无须取出种植体（图11.35）。另外，为确保结缔组织移植后新龈缘的冠向移位得到支撑，计划使用个性化基台和修复体。

在做出保留种植体在原位的决策后，我们将种植体转移到软件中（图11.36），并在虚拟诊断饰面的指导下进行牙体预备工作（图11.37）。

制作的瓷冠和氧化锆基台可以粘接在钛基底上（图11.38）。在预约试戴基台时，临床医生应仔细评估将要进行移植的结缔组织的所

病例报告11.3（续）

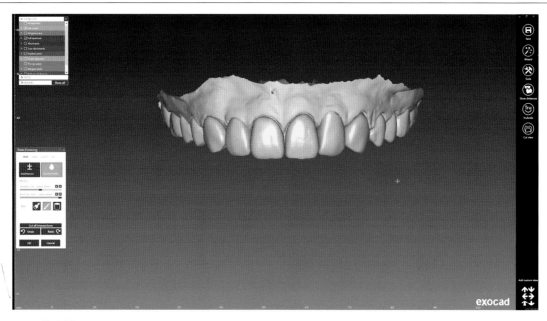

图11.29　数字模型。

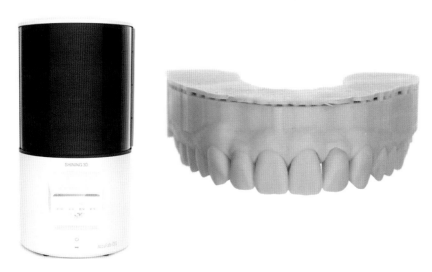

图11.30　打印的模型。

有特征（例如与空间容量和组织冠向移位有关的特征），以确保在基台理想的位置愈合（图11.39）。

移植过程结束后（图11.40），立即在橡皮障下对瓷冠进行粘接（图11.41）。粘接完成后进行最后的缝合（图11.42）。

总之，用于诊断、规划和执行当前病例的数字工具提供了更可预测和更准确的最终效果（图11.43和图11.44）。

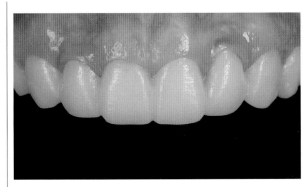

图11.31 用双丙烯酸树脂制作的牙齿诊断饰面。

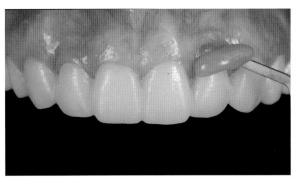

图11.32 龈复合树脂。

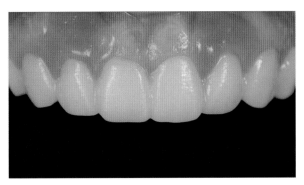

图11.33 最终口内诊断饰面。

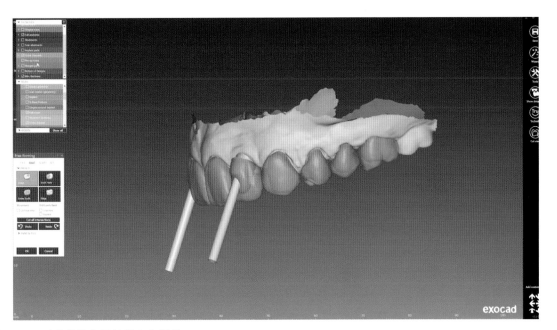

图11.34 对种植体位置的数字化评估。

病例报告11.3（续）

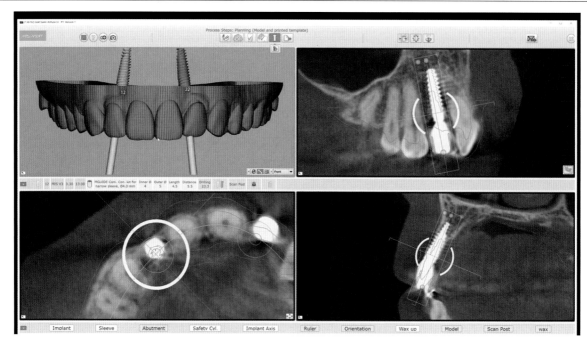

图11.35　运用断层扫描对种植体位置进行评估。

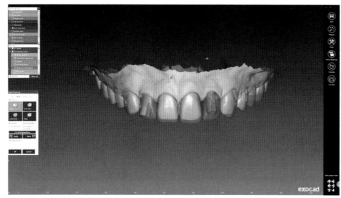
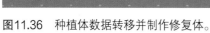
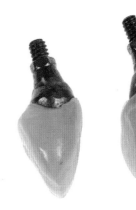

图11.36　种植体数据转移并制作修复体。

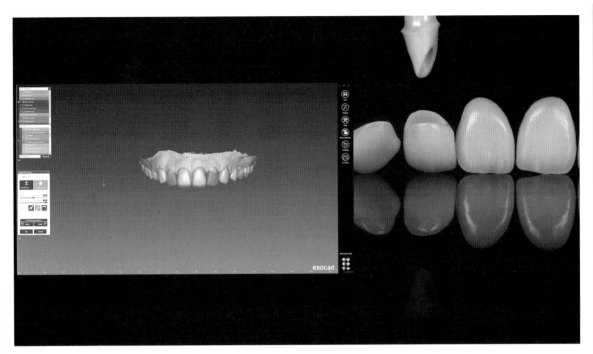

图11.37 牙体预备。

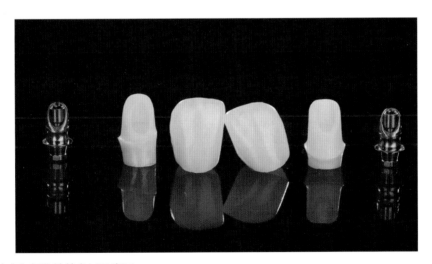

图11.38 钛基底和氧化锆基台以及瓷冠。

病例报告11.3（续）

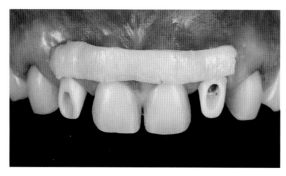

图11.39　从硬腭取出的游离结缔组织移植物。

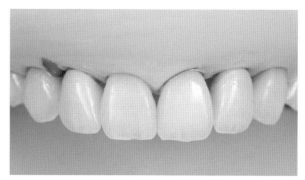

图11.41　粘接瓷冠。

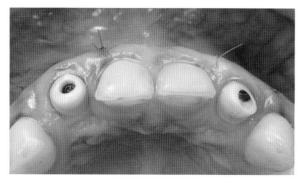

图11.40　术后即刻照片。

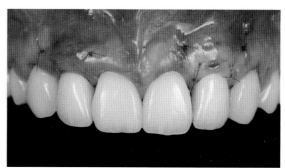

图11.42　粘接完成以及所有缝线位置。

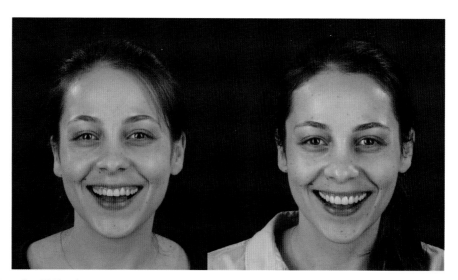

图11.43　正面观：最终面相。

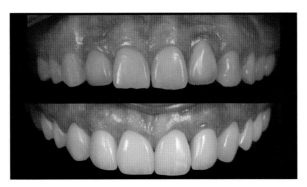

图11.44　最终口内照片–正面观。

病例报告11.4　使用虚拟𬌗架进行牙冠延长术和制作牙齿超薄贴面的数字化工作流程

　　患者来到口腔诊所，期望获得提升美学效果和功能的治疗。经过临床检查，发现前牙之间存在一些缝隙，这些缝隙曾使用复合树脂材料进行关闭过，但患者对此效果并不满意（图11.45）。此外，诊断照片中也发现了不对称的问题。患者希望采用一种长期稳定的材料来矫正这两个问题。下一步就是进行微笑设计预览。

　　初步设计过程是通过Smilecloud（图11.46）进行的，该服务具备设计虚拟模型以及新的前牙形态和位置规划的功能。在人工智能算法的推荐下，新牙齿形态被下载并导入Ceramill

Mind软件，以便设计三维的微笑模型并确定牙周手术导板的方向。此设计还辅以功能参数，通过实现个性化的面弓，该设计在虚拟𬌗架中载入上下扫描数据（图11.47～图11.49）。这一设计方案对于确定不对称矫正的治疗方向和制订可能的治疗方案非常必要。

　　经过上述步骤并与患者确认后，对患者进行了数字化引导牙周手术（图11.50和图11.51）。愈合后，对患者进行了新的口内扫描，制作新的数字蜡型，为最终的牙齿形状提供预览。随后，打印牙齿虚拟模型并转移到双丙

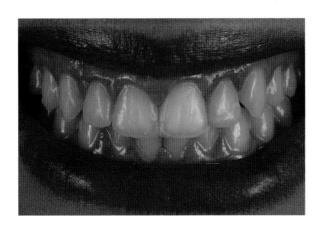

图11.45　初始临床情况。

病例报告11.4（续）

烯酸诊断饰面上，进行预处理磨削。发送文件后，技工室将相关数据叠加在一起，以评估预备措施的准确性。最终的修复体采用白榴石磨头（Empress CAD Multi，Ivoclar）进行研磨、染色、上釉和粘接（图11.52）。在数字工具的支持下，最终结果达到了患者的预期，数字工具不仅优化了临床操作步骤，还在整个治疗过程中提供指导诊断结果（图11.53～图11.55）。

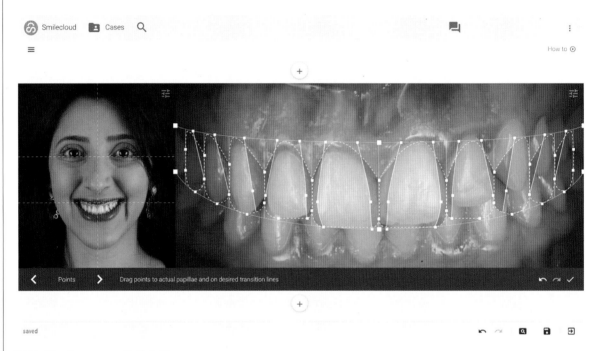

图11.46 Smilecloud软件分析。

(a)

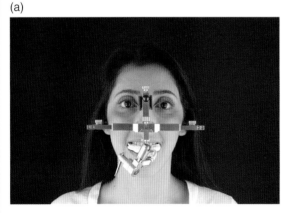

(b)

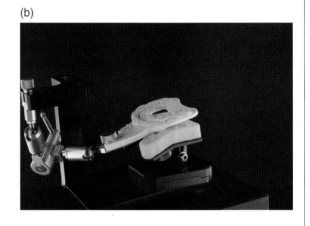

图11.47 （a～c）上虚拟殆架之前使用面弓。

(c)

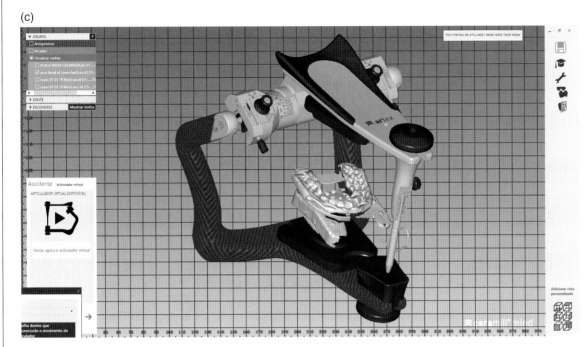

图11.47（续）

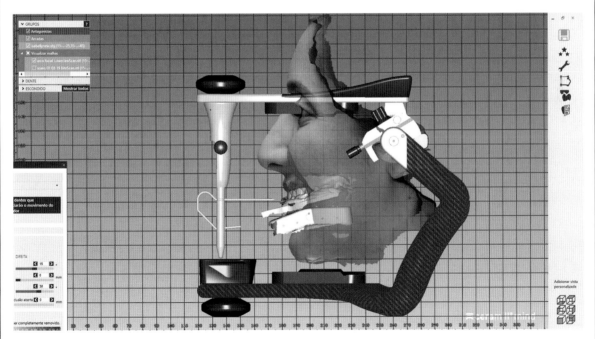

图11.48 患者侧面像与虚拟殆架的结合。

病例报告11.4（续）

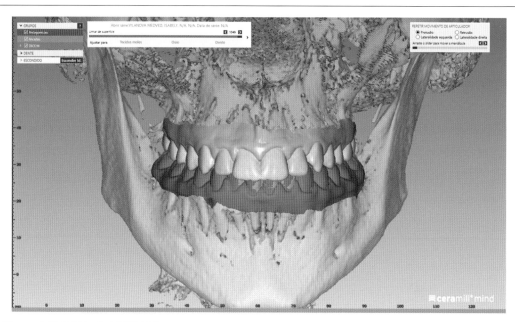

图11.49 口内扫描叠加在虚拟粭架上。

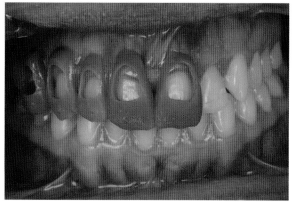

图11.50 牙周手术导板。

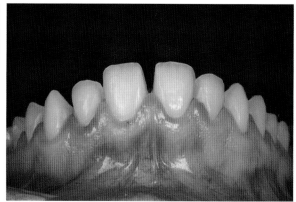

图11.52 牙体预备。

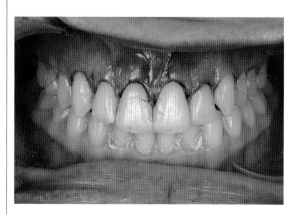

图11.51 牙周外科手术完成后的临床情况。

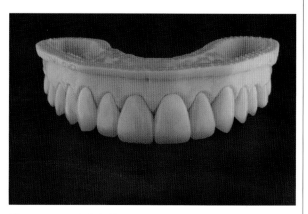

图11.53 最终修复体。

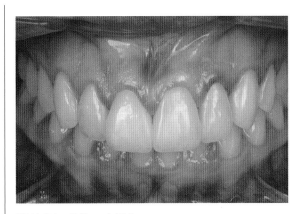

图11.54　最终口内照片。

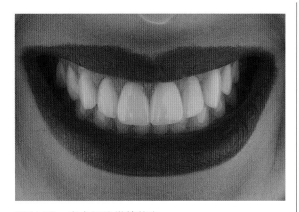

图11.55　患者最终微笑状态。

病例报告11.5　更好更快！这就是我对于数字化口腔诊疗的目标

（临床病例和技术由Dr Luis E. Calicchio提供）

我们有必要了解技术如何助力我们与患者和牙科技师实现更好的沟通、简化程序并提升治疗的可预测性和可复制性，这些要素对于实现高水平的数字化口腔治疗至关重要。

在此多学科案例中，我们将看到如何利用扫描仪、设计软件、铣床和3D打印机，使我们的工作流程变得更简洁、更可预测、更可复制，从而让我们在短时间内应对并克服巨大的挑战。

在讨论这个病例之前，请允许我详细介绍这个病例中运用的数字化工作流程。该流程主要分为3个核心步骤：

1）诊断阶段：在此阶段，需要采集患者的所有图像，以便对美学效果进行分析。初步扫描用于分析功能，并将这些数据与患者图像进行叠加。此外，还需要辅助检查来分析牙齿健康状况。通过这些数据，就可以制订逐步治疗计划，并向患者展示。

2）制作阶段：首先，使用设计软件设计新的微笑面容，同时考虑美观与功能。然后，进行临床处理，包括诊断饰面、预备和扫描，并

将数据发送至数字化工作室。修复体的制作可以通过铣床切削或3D打印机完成，最后由牙科技师完成调整、抛光和上釉。之后，口腔医生就可以进行临床操作了。

3）监测阶段：此步骤的目标是帮助口腔医生利用最精确的信息为患者提供诊疗。每次患者来就诊时，我们都会进行扫描，并将新旧文件进行叠加，以检查软组织、咬合、牙釉质等方面的变化，从而了解患者口内情况。

在这个临床病例中，我们按照上述方案获得初始记录。患者对自己的笑容非常不满意（图11.56），不仅是因为她对目前的美学状态不满意，还因为她的许多修复体都存在脱落的问题。经过初步扫描，发现患者存在咬合问题，例如后牙倾斜度不合理导致的前牙开𬌗（图11.57和图11.58）。通过分析X线片，我们发现11和22存在一些不可逆的问题（图11.59）。

为了重建咬合关系并改善美观，我们计划实施全口咬合重建，使用导板引导手术、氧化锆基台和瓷冠。

首先，我们需要确定新的正中关系或治疗颌位。为此，制作了一个Kois肌肉去程序化装置

病例报告11.5（续）

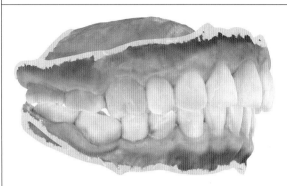

图11.56 初始咬合-扫描图像。观察后牙𬌗干扰和错误的尖窝关系。

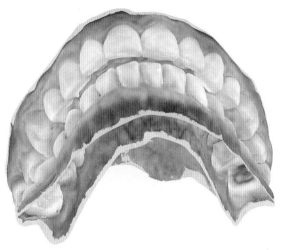

图11.58 初始咬合-扫描图像。观察后牙𬌗干扰导致的前牙开𬌗。

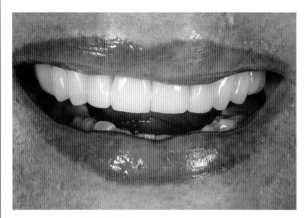

图11.57 初始微笑状态。

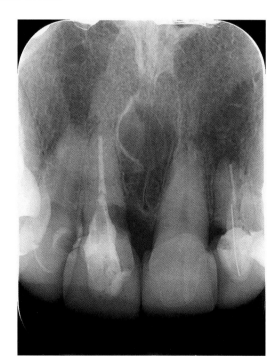

图11.59 初始X线片。

（图11.60）。30分钟后，确定了新的位置，并对上下颌牙弓进行了新的扫描。并将文件立即送到加工中心进行处理。

根据患者的要求，制作了数字模型，还原了美学和功能，以提供平滑和足够的运动轨迹（图11.61）。下一步是进行3D打印模型及制作硅橡胶导板。去除所有旧义齿，并在两个牙弓上试用双丙烯酸诊断饰面（图11.62~图11.64）。对美学和功能进行严格的分析，以确保所有牙齿的位置与患者面部的关系的准确性，并且有足够的功能性运动范围。在确定了牙齿的最终位置后，我们就可以进入手术阶段了。

拔除了11和22。试戴打印的手术导板并检查其适合性。随后，植入V3 MIS种植体，并进行了结缔组织和生物材料移植（图11.65和图11.66）。愈合期为3个月。

在愈合期间，继续进行上颌前牙的口腔修复，采用瓷修复体替换临时修复体。首先，我们

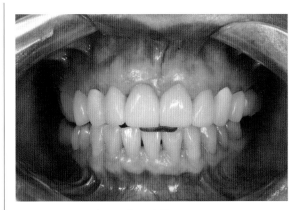

图11.60　口内的Kois去程序化装置。

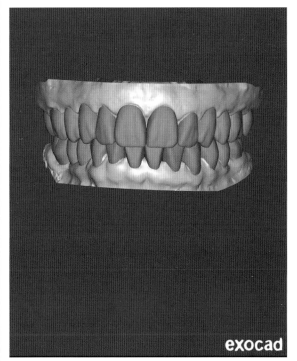

图11.61　数字模型。

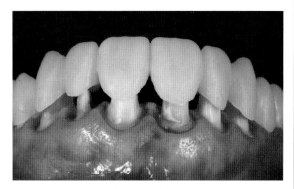

图11.62　使用双丙烯酸树脂制作的诊断饰面。

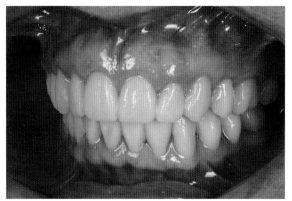

图11.63　诊断饰面-观察新的咬合状态。

进行了下颌牙列的预备工作（图11.67），并使用iTero Align进行扫描（图11.68）。随后，将文件发送至牙科技工中心，最后用二硅酸锂陶瓷制作了最终修复体（图11.69）。按照OptiBond FL和Variolink neutral的指南进行粘接过程。上颌后牙的修复也采用了同样的方法进行修复（图11.70和图11.71）。

在90天后，我们开始对前牙区域的软组织进行处理。在口腔修复的最后一步开始之前，我们已使用临时修复体制作了修复体的穿龈轮廓。第一次扫描是为了捕捉软组织的细节（图11.72）。放置扫描杆后进行第二次扫描，以捕捉种植体的位置和前牙的最后预备形态（图11.73～图11.75）。牙科技师可以使用Coachman所描述的复制粘贴技术来获得文件，我们可以使用相同的诊断饰面设计并将其叠加到预备扫描中（图11.76和图11.77）。从图中我们可以看到，可以对齐和叠加文件，获得软组织和硬组织的所有信息，因此，我们能够制作出精准的穿龈轮廓、接触点和最终修复体的细节。接着，我们制作了氧化锆基台，并切削了二硅酸锂修复体（图11.78）。

病例报告11.5（续）

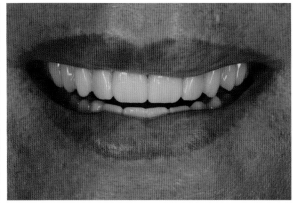

图11.64　诊断饰面—美学效果。

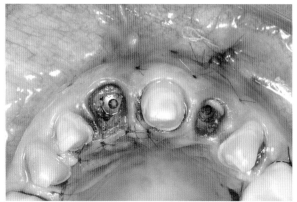

图11.66　种植体、结缔组织移植物和生物材料的位置。

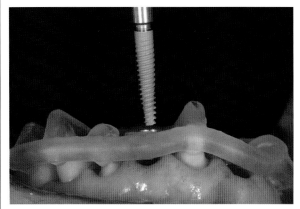

图11.65　导板引导下的手术。

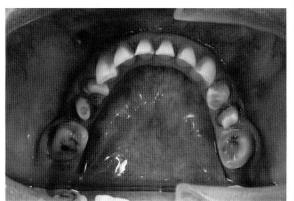

图11.67　下颌牙列的预备。

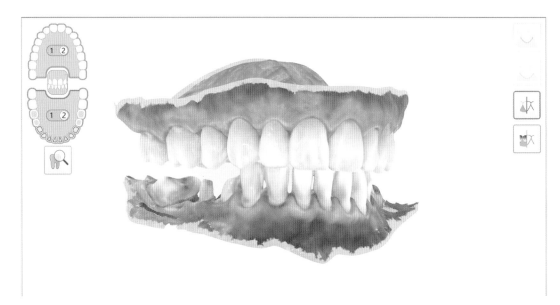

图11.68　iTero Align扫描出的下颌牙列及理想的咬合关系。

在试戴过程中，我们需要对氧化锆基台在软组织中的支持以及修复体邻面接触点的位置进行检查（图11.79和图11.80）。粘接过程已经完成，我们可以从图11.81~图11.83中观察到48小时后的最终效果。软组织和修复体之间的良好关系显示了数字化口腔技术的精确度。在新的咬合垂直高度（OVD）中，上下颌牙弓之间的良好关系以及涉及所有功能性运动的良好咬合均展现了数字化工作流程的可预测性（图11.84和图11.85）。在最终修复体制备阶段，复制诊断饰面形态的功能证实了数字化口腔技术的可复制性

（图11.86）。观察最终的根尖X线片，我们可以看到修复体非常合适（图11.87），种植体的位置也十分理想。全口修复重建以更可预测、更快速的方式完成。

新工具和新技术正在深刻地改变牙科学，而临床以及技工室的方案作为治疗成功的基石。数字化口腔不仅可以为企业、团队带来了便捷和高效的工作方式，更是在为患者提供更加舒适和精准的医疗服务，应当成为每名现代口腔医生追求的目标。

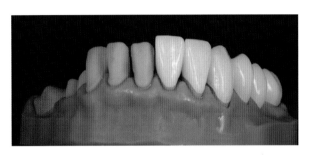

图11.69 下颌牙列瓷修复体。在打印模型上用二硅酸锂陶瓷制作。

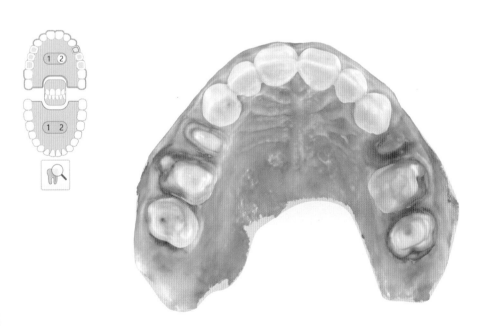

图11.70 上颌后牙的预备。

病例报告11.5（续）

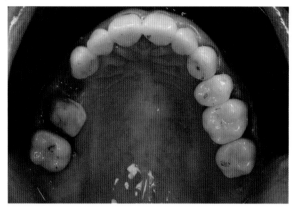

图11.71 在粘接过程中的上颌后牙瓷修复体。

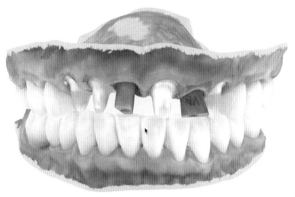

图11.74 上颌前牙牙齿和种植体的最终扫描。

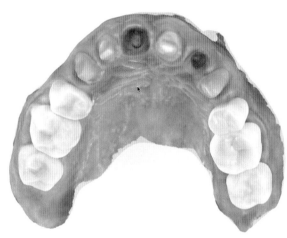

图11.72 iTero扫描出种植体的穿龈轮廓。

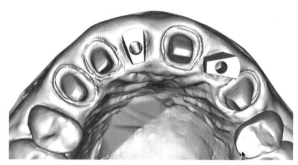

图11.75 扫描件的细节。可以观察到预备的精细程度。

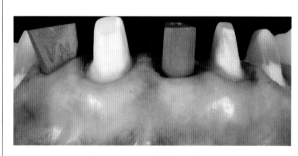

图11.73 上颌前牙预备和就位的扫描杆。

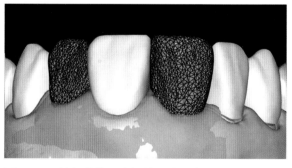

图11.76 修复体的最终设计。这些文件的叠加，能够使我们获得软组织和修复体外形的所有信息。

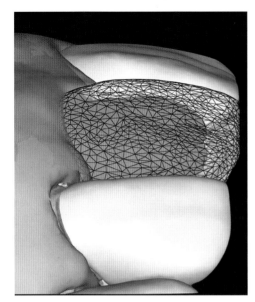

图11.77 核对修复体穿龈轮廓的所有细节。

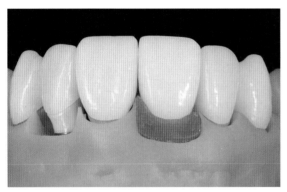

图11.78 3D打印模型上的二硅酸锂修复体和氧化锆基台。

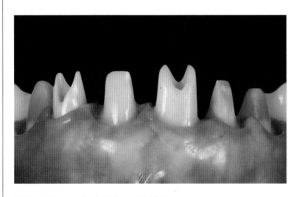

图11.79 口内试戴氧化锆基台。

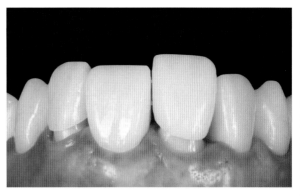

图11.80 试戴步骤。

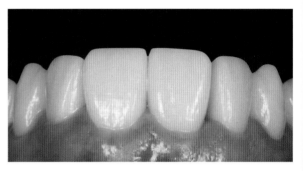

图11.81 粘接过程48小时后的最终修复体-1。

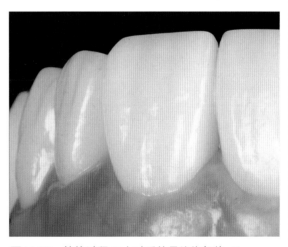

图11.82 粘接过程48小时后的最终修复体-2。

病例报告11.5（续）

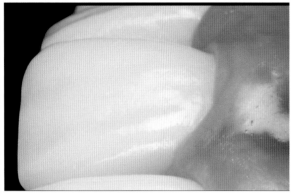

图11.83 粘接过程48小时后的最终修复体-3。

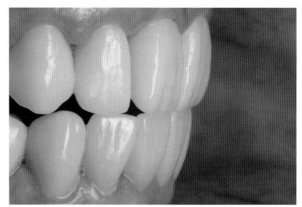

图11.85 最终修复体-2。

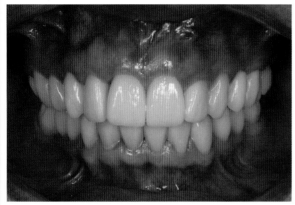

图11.84 最终修复体-1。

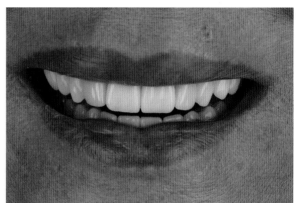

图11.86 最终的患者笑容。

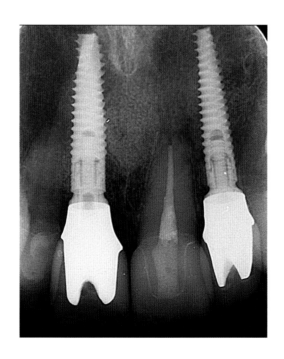

图11.87 最终根尖X线片。

病例报告11.6　运用数字化工作流程制作美学区前牙牙冠的保守方法

（临床病例和技术由Professor Arthur R.G. Cortes和Dr Djalma N提供）

本病例详细展示了如何通过使用全流程CAD-CAM系统（Zirkonzahn）逐步实现美学区域数字化工作流程。一名54岁女性患者，因22牙冠折断以及12的美学状况不满前来就诊。12、22均接受了根管治疗。22牙冠折裂后，通过牙龈塑形和两个桩核的复合树脂修复，即刻安装了两个临时牙冠。结合口内扫描与患者微笑的临床照片，生成虚拟模型。患者对临时牙冠的形状表示满意，因此，将临时牙冠的口内扫描图像与其他图像合并作为参考。最终，为12、22制作最终的数字模型。在Zirkonzahn M1铣削设备上，使用二硅酸锂材料切削牙冠（图11.88~图11.101）。

致谢： Professor Cortes和Dr Cortes感谢CDT David Conti、CDT Jacqueline Ferreira Lima和DC Prótese Odontológica（Santo André，SP，Brazil）技工室的Otoniel A. da Silva为本临床病例所做的加工制作工作。

(a)

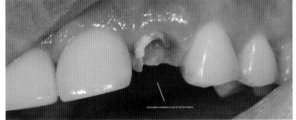

(b)

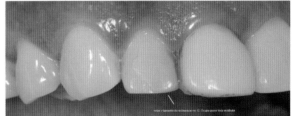

图11.88　最初的临床情况。（a）22。（b）12。

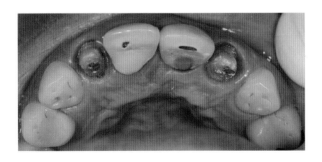

图11.89　牙体预备。

(a)

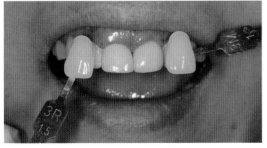

(b)

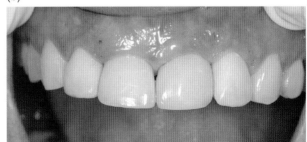

图11.90　（a）比色。（b）传统临时牙冠。

病例报告11.6（续）

(a)

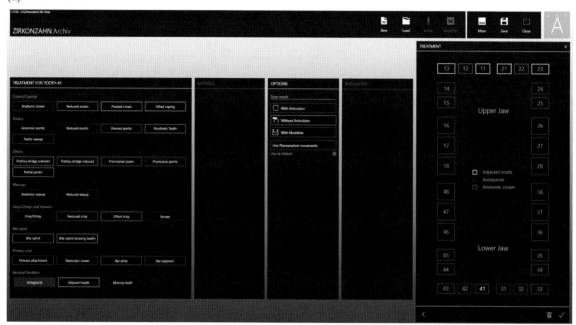

(b)

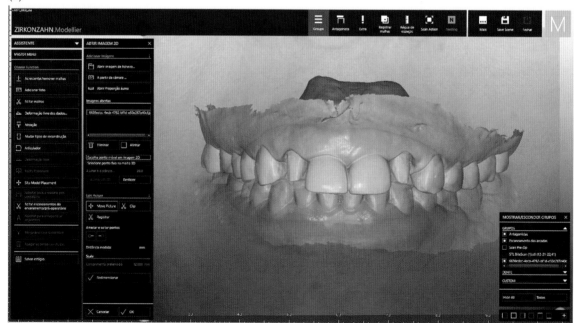

图11.91　（a）Zirkonzahn Modellier软件中的方案设计。（b）用TRIOS 3进行的口内扫描。

(a)

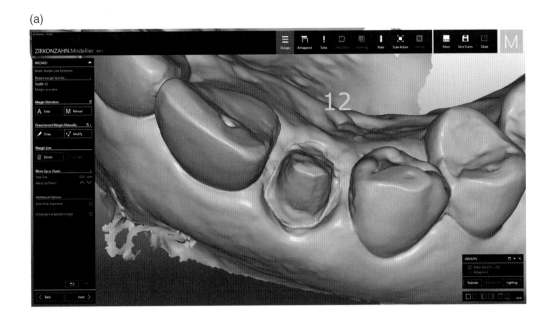

(b)

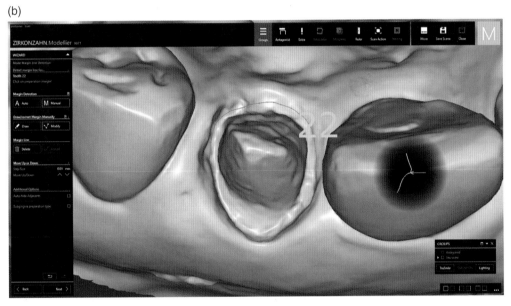

图11.92 描绘基牙轮廓步骤（见第4章）。（a）12。（b）22。

病例报告11.6（续）

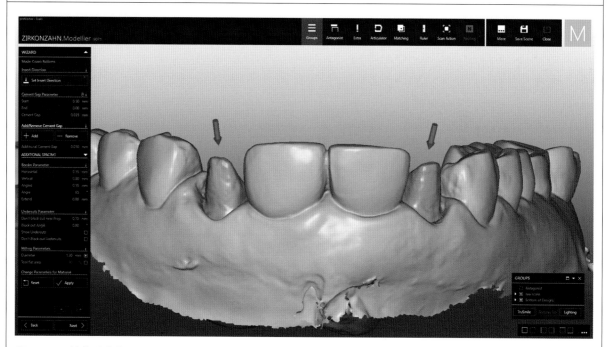

图11.93 就位道定位。

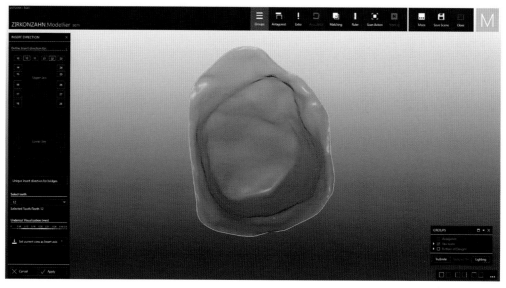

图11.94 评估仍有倒凹的区域。在某些情况下，可以通过增加粘接厚度来稍作补偿。

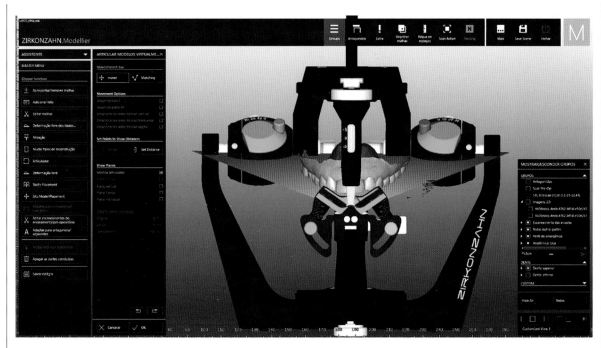

图11.95 安装虚拟殆架。

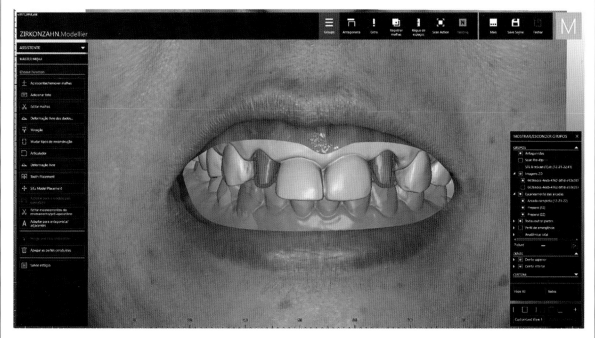

图11.96 将数据以最小的偏差精准叠加到照片上。

病例报告11.6（续）

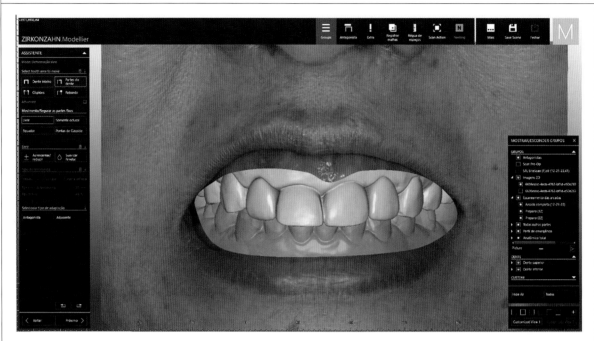

图11.97 数字模型。

(a)

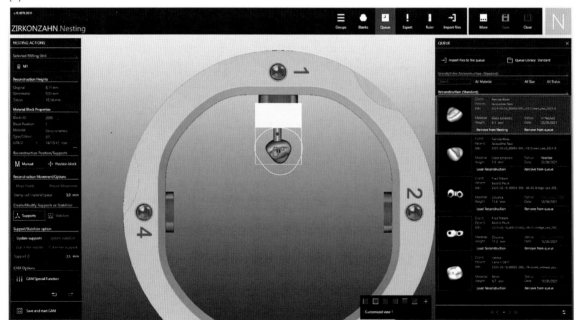

图11.98 （a）最终STL文件的设计。（b）在Zirkonzahn软件中选择的CAM策略。

(b)

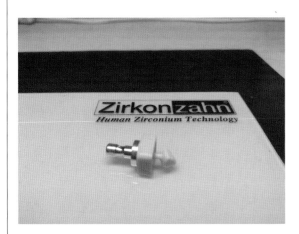

图11.98（续）

图11.99 用二硅酸锂（E-max，Ivoclar Vivadent）切削的CAD-CAM牙冠。

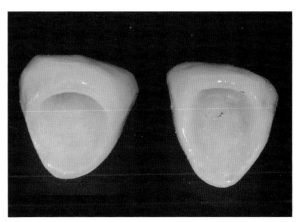

图11.100 染色后的最终牙冠。

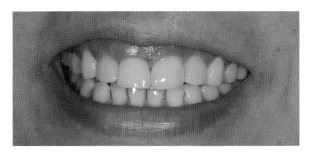

图11.101 最终的患者笑容。

病例报告11.7　运用数字化工作流程进行大范围美学修复，增加垂直距离

（临床病例和技术由Dr Guilherme Barrela提供）

患者吸烟40年，全身健康状况良好，来我科就诊，主诉牙列因磨损、磨耗和龋坏而严重缺损，不美观（图11.102）。此外，患者自述上唇支撑力减弱和上唇萎缩，呈现苍老面容，使他近年来感觉压力很大。

经过牙周评估，患者没有明显的骨质吸收或进展性牙周病。

在第一次预约中，我们初步拍摄了口内照片和面部照片，使用TRIOS 3进行了口内扫描，并进行了口腔健康宣教（Prophylaxis）（图11.103）。还使用3Shape Smile Design软件进行了初步的微笑设计（图11.104）。

使用Willis垂直距离尺测量咬合垂直距离（VDO）。

结果显示，咬合垂直距离（VDO）需要比当前处于息止状态时测量的垂直距离高出2mm。

将病例送到技工室制作数字模型，将VDO抬高了2mm（图11.105）。

还要求技工室制作一个Kois去程序化装置，以获得患者正确的正中关系（CR）。Kois殆垫的制作相对简单快捷，而且易于使用，在这种情况下可以获得更佳的结果。数字模型和Kois殆垫都是使用3D打印制作的。

5天后，患者复诊，试戴殆垫（图11.106）。指导患者使用殆垫20分钟，一边说话，一边做下颌运动，目的是使他的神经肌肉疲劳以获得他的正中关系位。

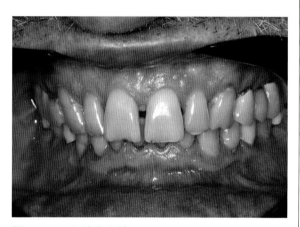

图11.102　初始临床情况。

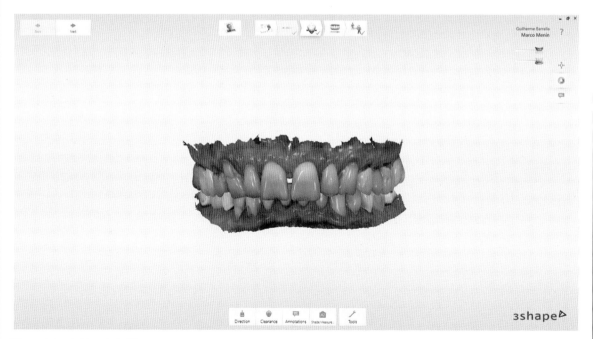

图11.103　初始口内扫描。

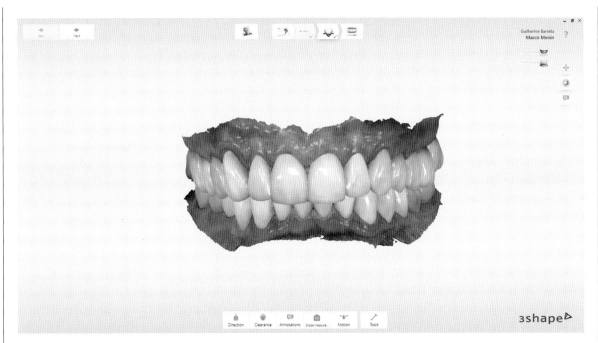

图11.104　初始虚拟微笑设计。

在同一次复诊中，将全口数字蜡型戴入口内，用硅橡胶翻制诊断饰面，利用双丙烯酸树脂制作全口模型（Luxatemp Star A2，DMC）。要求患者试戴该诊断饰面7天，以评估他使用新的VDO后的总体发音情况。

7天后，患者复诊，对新的VDO和临时牙冠很满意，于是我们开始下一步准备。

首先，让患者戴临时牙冠进行口内扫描，在Dental Desktop软件中标记了预备扫描选项。使用TRIOS 3软件扫描。

用诊断饰面作为预备导板，先对右侧（上下）进行了预备，然后对左侧进行了预备。预备方式包括牙冠、嵌体和贴面。

预备好所有牙齿后，使用了双线法排龈，以确保清晰的排龈效果和良好的扫描质量。首先，放入一根000号排龈线，再放一根00号排龈线（均由Pascal生产）。等待5分钟后，取下00号线，进行扫描。

这个病例最棘手的部分是同时预备24颗牙齿后扫描患者的正中咬合关系。

扫描完所有预备体后，我们再次口内复位

诊断饰面，去掉所有颊侧部分双丙烯酸树脂，只留下了殆面部分，由于咬合扫描是根据模型扫描而不是预备体进行的，软件可以以颊面为参考扫描咬合。

我们还使用3Shape内患者监测系统检查并比较原始情况和最终预备情况，以确保我们有足够的修复空间（图11.107）。

因此，能够获得准确咬合关系的扫描结果，这一结果与使用Kois殆垫以及临时牙冠获得的结果一致（图11.108）。

扫描后，我们再次戴入了翻制的临时牙冠，并将数据发送到加工厂。

用一体式氧化锆全冠制作了最终牙冠，用E.Max CAD制作了前牙贴面。

5天后，加工厂一次性交付了24个修复体给我们，由于患者来自另一个国家，在这里的时间并不充裕，我们在一次预约中完成了全部戴牙。

意想不到的是，24个修复体中没有任何一个邻面需要进行调整，只需进行轻微的咬合调整即可（图11.109）。

病例报告11.7（续）

(a)

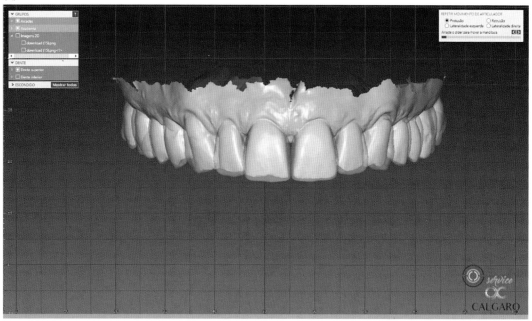

(b)

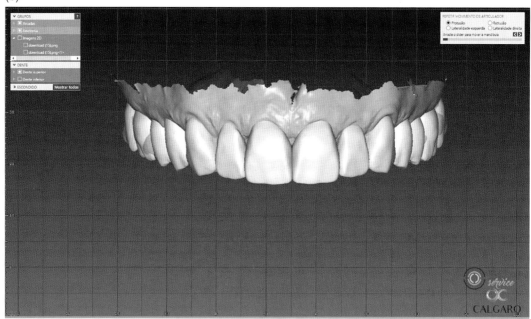

图11.105 （a）虚拟模型增加垂直距离。（b）完成虚拟模型。

最后进行口内扫描，为患者制作咬合保护垫和稳定殆垫。通过使用3Shape患者监测系统再次检查初始与最终修复状况的差异（图11.110）。

3个月后患者复查，没有发现任何异常，患者对治疗效果表示十分满意，且未提出任何不满意见。

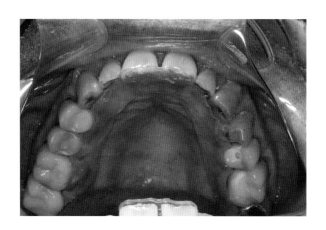

图11.106 Kois殆垫。

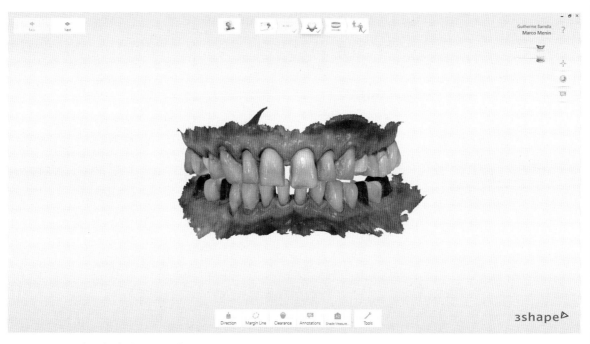

图11.107 最终预备体的口内扫描。

病例报告11.7（续）

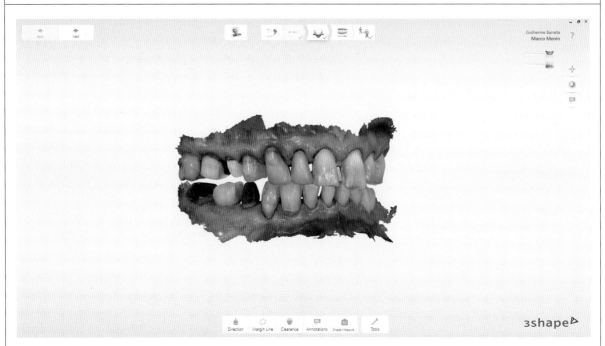

图11.108 在正确咬合高度进行预备体的口内扫描。

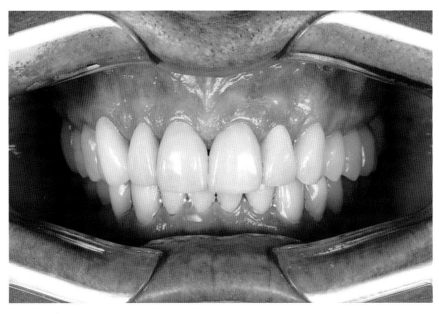

图11.109 最终口内照片。

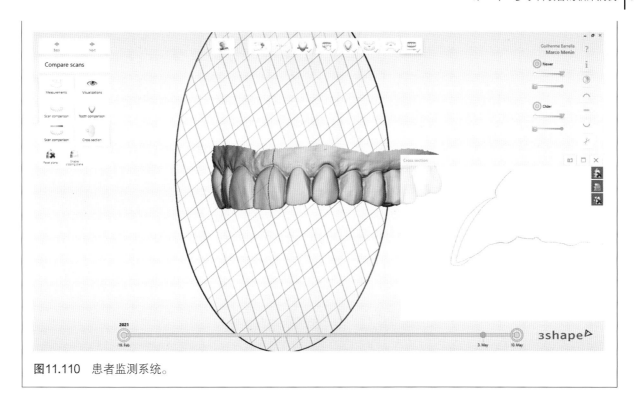

图11.110　患者监测系统。

病例报告11.8　利用数字化工作流程进行"以始为终"/"以修复为导向"的种植治疗

（临床病例和技术由Dr Richard Leesung-bok提供）

一名60岁女性患者于我科就诊，主诉如下："自从戴了上下全口义齿后，下颌看起来比年轻时更突出了，而且咀嚼效率差。"据描述，她10年前在一家口腔诊所接受了上下全口义齿修复，当时她的天然牙已全部拔除。患者反映其下颌义齿经常脱落，咀嚼时伴有疼痛感，且对当前下颌的突出外观表示不满。下颌义齿很容易脱落，咀嚼时疼痛，并且她对前突的下颌外观不满意。

口内检查结果显示，患者的垂直距离过低、下颌前突、咬合不协调，影响了正常的咀嚼功能，而且黏膜上还存在一些溃疡和松软组织，导致下颌全口义齿难以使用。全景X线片显示，由于下颌骨严重吸收和上颌窦气化，导致牙槽嵴降低。

为了制订一个"以始为终"/"以修复为导向"的治疗方案（图11.111），在患者知情同意的情况下，利用全景X线片评估最终的修复治疗方案。然后，通过复制现有的旧义齿制作放射导板，并拍摄CT图像。利用这些CT图像数据，我们确定了可植入种植体的位置和数量，以3D方式模拟选择的治疗方案，并设计了一个"以修复为导向"的计算机辅助手术导板，该导板是通过3D打印技术制作。通过计算机辅助种植手术（CAIS），我们设计了分布于上颌的4颗种植体，通过修改现有的全口义齿来提供即刻负荷，并计划使用磁性附着体可摘种植覆盖义齿（IOVD）作为最终修复体。位于下颌的6颗种植体计划通过即刻固定临时修复体实现功能性负荷。

最终修复体的设计，使用Plane系统和FaceHunter 3D面部扫描（Zirkonzahn）图像、CAD（Modellier，Zirkonzahn）及CAD-CAM系

病例报告11.8（续）

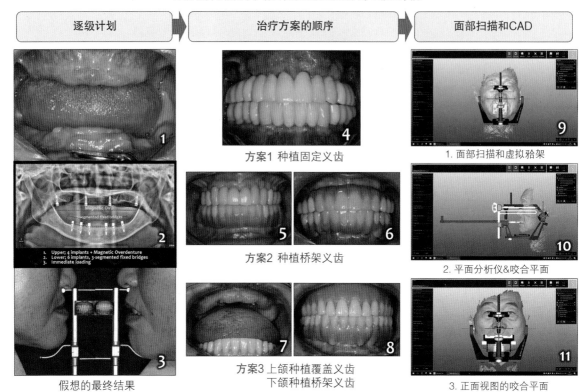

种植牙科逐级的治疗计划
生物材料与修复学，韩国首尔江东区庆熙大学口腔医学院

逐级计划 ➡ 治疗方案的顺序 ➡ 面部扫描和CAD

假想的最终结果

方案1 种植固定义齿

方案2 种植桥架义齿

方案3 上颌种植覆盖义齿
下颌种植桥架义齿

1. 面部扫描和虚拟𬌗架

2. 平面分析仪&咬合平面

3. 正面视图的咬合平面

图11.111 "以始为终"的治疗概念是全球趋势的一部分，即在完成最终修复体设计后才进行手术。

统5-TEC（Zirkonzahn）来制作最终的氧化锆固定修复体（Prettau Zirconia，Zirkonzahn）。在最终义齿安装到口内后，还计划进行定期临床随访维护（图11.112）。

CAD-CAM程序

在复制患者的旧义齿并将其作为CT放射导板后，将其修改为长牙桥形状，以便在下颌手术后立即用作临时修复体。

通过CT图像，根据"以始为终"/"以修复为导向"的设计确定下颌骨内种植体的直径、长度、位置、深度和角度，从而制订CAIS的整体规划（In2guide，Cybermed）。

考虑到下颌后牙区的牙槽嵴高度降低以及下颌神经靠近，我们计划在37位点植入

5mm×7.3mm的IS-Ⅱ种植体（IS-Ⅱ Active，NeoBiotech），在46位置植入4.5mm×7.3mm的种植体。考虑到牙槽嵴的宽度，选择4.5mm×10mm的IS-Ⅱ种植体用于33、34和44位点。

考虑到由于上颌窦底气化导致牙槽嵴高度和宽度严重降低，为了避免在上颌骨进行大的骨移植和骨增量手术，我们选择IOVD作为修复治疗的一种选择。计划在16和27位点植入4.5mm×7.3mm的种植体。考虑到13和23位点的牙槽嵴宽度较窄，计划植入4mm×8.5mm的种植体。我们在上下颌选择IS-Ⅱ种植体来设计计算机辅助模板（In2guide）（图11.113和图11.114）。

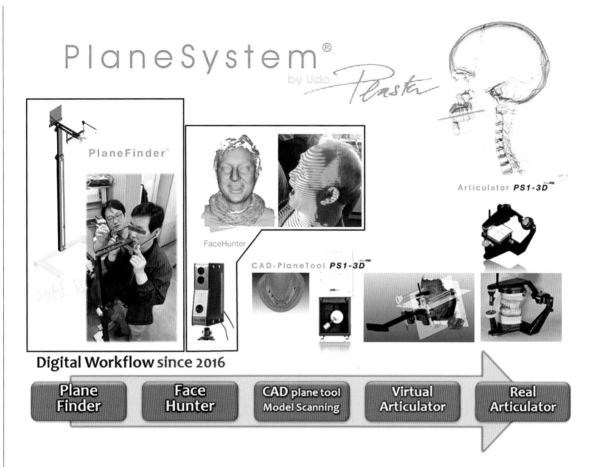

图11.112 使用Zirkonzahn Plane系统的数字化工作流程，该系统由Planefinder、物理𬌗架PS1、虚拟𬌗架PS1、平面定位仪和软件工具组成。1. 使用Planefinder立式面弓，通过耳屏平面和自然头位（NHP），可以为先天性不对称的面部平面和美学位置找到准确的咬合平面。2. FaceHunter是一种用于3D操作的面部扫描仪。它可以根据患者的三维面部外观制作修复体，从而增加口腔医生、技师和患者之间的沟通。只需点击一下鼠标，就能使患者面部信息数字化，使用非常方便。3. CAD平面工具可再现立式面弓确定的咬合平面的倾斜角。4. 模型扫描。可以扫描整个𬌗架，扫描空间特别大，可以捕捉到整个模型，从而识别各种牙科𬌗架。模型仓扫有双重扫描功能。由于它具有智能识别和快速固定模型的装置（即定位器），因此捕捉模型非常方便。5. 给该定位器一个通过立式面弓确定的患者特定倾斜角度后，固定上颌模型并将其安装到虚拟𬌗架PS1上。

根据虚拟CAD图像"以始为终"/"以修复为导向"的治疗方案，考虑到最大张口时下颌的形变情况，对下颌的三段式混合式修复体进行了种植规划。

CAIS和即刻负荷

CAIS手术当天，将计算机生成的手术导板固定在上颌上，逐级备洞，植入预先设计型号的种植体，并测量植入扭矩/初期稳定性。对于上颌，植入扭矩/初期稳定性为30～35N·cm，情况良好，因此只需对上颌旧义齿稍做改动用作即刻负荷（图11.115）。

用同样的方法将手术导板固定在下颌后，逐级备洞后植入种植体，并测量植入扭矩/初期稳定性。每次植入时都应检查初期稳定性。下颌的植入扭矩/初期稳定性为40～50N·cm，因此

病例报告11.8（续）

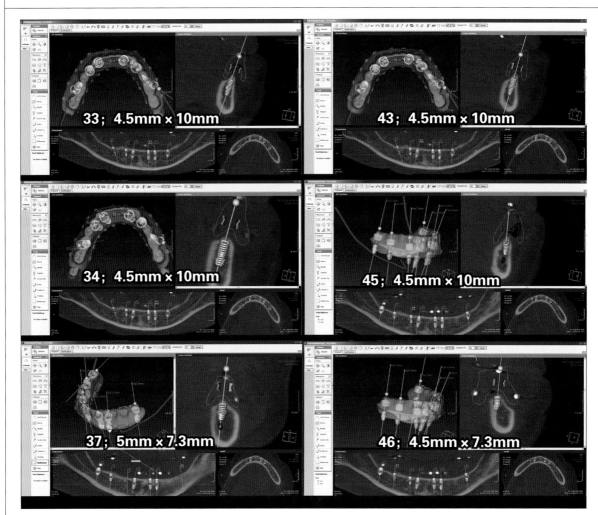

图11.113 下颌计算机辅助种植手术（CAIS）。首先设计虚拟的最终修复体，其次设计种植体的三维位置（IS-II Active，NeoBiotech）。

可以即刻负荷[13]（图11.116和图11.117）。

　　即刻负荷2个月后，种植体周软组织愈合良好。将转移杆连接到种植体上，使用硅橡胶作为最终修复体印模获取材料。

咬合记录

　　使用预制的丙烯酸树脂殆垫增加垂直距离（VD），将研究模型安装在半可调殆架上，并在临时修复状态下进行CR记录。将殆垫和下颌临时修复体在中线处分成两部分，分别放置在种植体上，并按左右顺序获取固定装置水平的咬合记录。同时将这两个咬合记录放在一起，交叉上殆架，将下颌工作模型安装到CR位的半可调殆架上[14-16]（图11.118）。

第一次CAD制作下颌PMMA原始模型修复体

　　参考韩国患者标准上下颌牙弓的形状和尺寸数据，在CAD中设计了下颌PMMA原始模型修复体[17-18]（图11.119）。

　　在非数字化阶段，人工牙排列在半可调

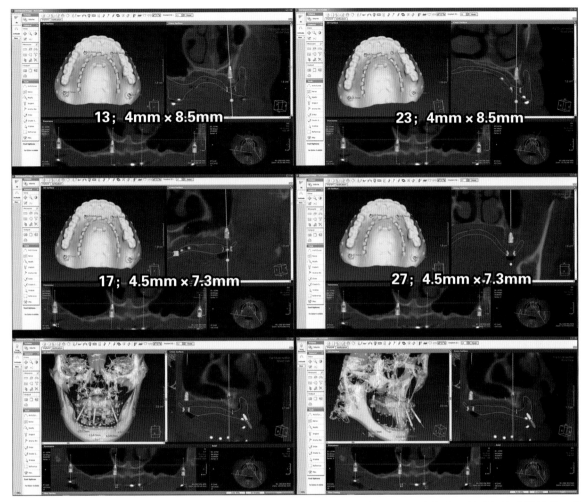

图11.114 上颌CAIS的CAD "以始为终" 的治疗计划。首先设计了虚拟的IOVD修复体，其次设计种植体的三维位置。

胎架的咬合蜡堤上。PMMA原始模型修复体（PMMA，Zirkonzahn）最初是通过CAD–CAM制作的，同时保持新垂直距离（VD）在CR位置不变。PMMA原始模型修复体在口内进行了微调，患者同意我们以相同的形状制作最终修复体。对于下颌固定修复体，因牙槽嵴高度明显减低所形成的垂直空间，计划用粉色复合树脂义龈来恢复[19]（图11.120）。

第二次CAD设计下颌氧化锆混合固定修复体和上颌磁性覆盖义齿

再次扫描PMMA原始模型修复体后，根据PMMA修复体的扫描数据，第二次CAD然后制作了螺钉固位的三段式氧化锆混合固定桥。3个月后，在上颌检查了4颗种植体的骨结合是否良好，并通过将磁性附件（Magfit EX800，Aichi Steel，Sinwon Dental）连接到IOVD[20]，为患者提供了磁性IOVD（图11.120）。

将上颌4颗种植体支持吸附性义齿安装在患者口内，将三段式下颌氧化锆混合固定修复体固定在6颗种植体上，与周围口腔组织过渡良好。检查后确认，上颌磁性IOVD戴入后，义齿在最大张口或普通咀嚼功能时不脱落，患者唇线和面部外观保持得非常自然和美观，患者感到非常满意（图11.121）。

病例报告11.8（续）

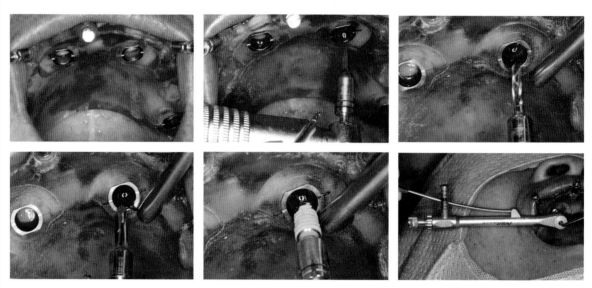

图11.115 上颌计算机引导种植手术，"以始为终"进行治疗规划。在上颌，为了进行微创种植手术，不进行上颌窦提升术的情况下植入4颗种植体（IS-II Active，NeoBiotech），选择了可摘IOVD作为最终修复体。上颌4颗种植体的植入扭矩在30～35N·cm之间，因此使用临时IOVD对所有种植体进行了即刻负荷。

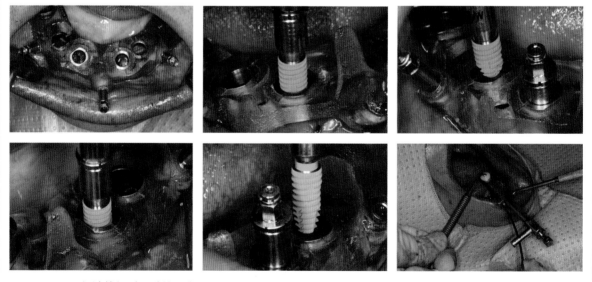

图11.116 下颌计算机引导种植手术，"以始为终"进行治疗规划。在下颌，植入了6颗种植体（IS-II Active，NeoBiotech），用于三段式种植体支持式固定义齿，而不是可摘义齿，以防止可摘义齿晃动，并保持舌的功能空间不变。下颌的6颗种植体的植入扭矩为40～50N·cm，情况良好，因此对所有种植体进行了即刻负荷，并使用了一个一体式即刻临时固定修复体。

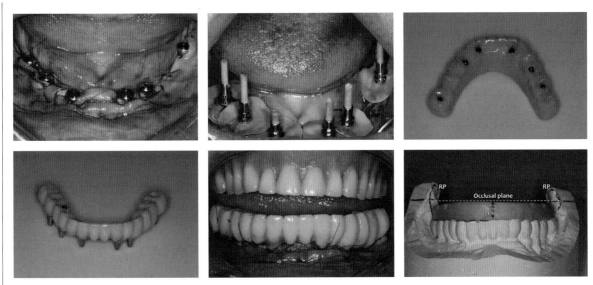

图11.117 在下颌植入了6颗种植体（IS-II Active，NeoBiotech），并安装了临时基台，以便用螺钉固位临时修复体，从而即刻实现咀嚼功能。1. 在6颗种植体上安装临时基台，并在伤口处覆盖橡皮障。2和3. 将丙烯酸桥架与临时基台连接起来，临时修复体是通过复制下颌旧义齿预制的，完成后就是一个一体式即刻临时固定修复体。4. 下颌戴入一体式桥临时修复体，可见安装的临时基台外观。5. 在息止颌位的口内照片，上颌临时OVD和下颌螺钉固定临时修复体可即刻提供咀嚼功能。6. 根据下颌骨的解剖标志——两个磨牙后垫（RP）的1/2 ~ 2/3的高度重新确定VD和咬合平面，并制作与该高度相匹配的丙烯酸树脂𬌗垫。

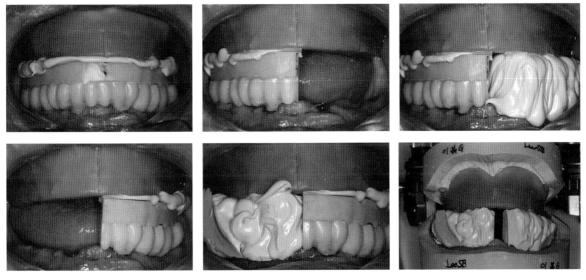

图11.118 在新建立的VD咬合平面上记录颌关系，以制作最终的上下颌修复体。1. 下颌正中𬌗位，下颌螺钉固位临时固定义齿和上颌OVD蜡堤。2和3. 将下颌螺钉固位临时固定义齿从中线分成两半，放入口中，用上颌蜡堤将其固定在正确的下颌正中𬌗位，并用橡胶咬合材料进行咬合记录。4和5. 完成步骤2和步骤3后，同样用橡胶咬合材料在对侧进行另一次咬合记录。6. 将步骤2到步骤5完成的两个咬合块组合在一起，并根据新确定的VD和咬合平面安装在半可调𬌗架上。

病例报告11.8（续）

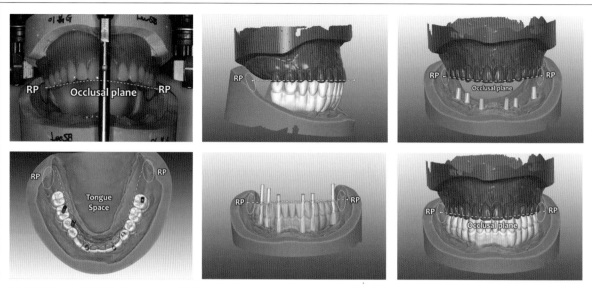

图11.119　CAD程序（Modellier软件，Zirkonzahn），用于下颌最终种植义齿。1. 在新建立的垂直距离（VD）及咬合平面上，利用物理半可调𬌗架对最终上颌IOVD进行人工牙排列。2和3. 作为虚拟图像，VD和咬合平面是根据下颌骨的解剖标志——两个RP的1/2～2/3高度重新确定的。4. 为了准确确保舌间隙（舌侧白色虚线），RP成为水平方向上的重要解剖标志。如果牙齿排列占据了RP的舌侧边界，舌的空间就会被占据，导致患者出现不适，例如在功能活动时会导致舌创伤。5和6. 通过CAD完成下颌虚拟牙齿排列。由于RP始终是下颌的一个重要解剖标志，必须在模拟模型和数字图像中清晰可见，可用于建立精确的VD和三维咬合平面。

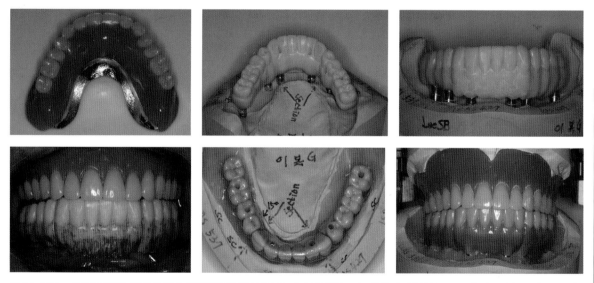

图11.120　最终下颌种植义齿和上颌磁性IOVD的CAD-CAM过程。1. 最终上颌磁性IOVD的𬌗面观。2和3. 下颌三段式聚合瓷修复体（PMMA）在物理半可调𬌗架上的试戴样品。4. 最终上颌磁性IOVD和下颌混合聚合瓷修复体在新建立的VD及咬合平面上的口内适合性。5. 最终下颌混合氧化锆修复体为三段式螺钉固位桥设计。6. 在物理半可调𬌗架上的最终下颌混合式氧化锆修复体（Prettau，Zirkonzahn）和最终上颌IOVD。

治疗结果和评估

由于患者和口腔医生都无法准确记住患者从治疗开始到最终修复治疗结束的所有面部外观变化，因此用照片或面部扫描记录面部外观变化非常重要。Face-Hunter三维面部扫描图像被应用到CAD-CAM修复体的制作中，使患者不需要治疗程序即可通过虚拟成像进行评估（图11.122）。

在这种情况下，需要大范围种植修复治疗的患者治疗前、治疗中和治疗后的面部外观变化非常明显。如图11.123所示，虽然旧义齿显示出面部凹陷和下颌前突的Ⅲ类关系，但最终确定的修复体在完成后改善到了Ⅰ类关系。

在治疗前、种植术后、完成最终修复治疗后以及使用最终修复体2.5年后，全景X线片检查均未发现明显异常，也无异常症状和体征，患者对种植体的使用情况非常满意。

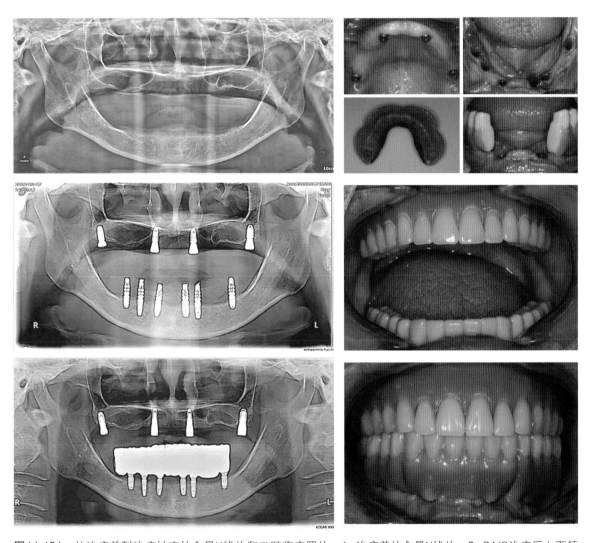

图11.121 从治疗前到治疗结束的全景X线片和口腔临床照片。1. 治疗前的全景X线片。2. CAIS治疗后上下颌即刻安装临时义齿的全景X线片。上颌4颗种植体戴入临时IOVD，下颌6颗种植体安装了即刻固定临时修复体。3. 带有最终上下颌修复体的全景X线片。4 ~ 7. 安装在口内的最终上颌磁性IOVD和下颌混合固定氧化锆修复体。8和9. 已安装并可在口内使用的最终上颌磁性IOVD和下颌混合固定氧化锆修复体。

病例报告11.8（续）

讨论

我们永远不可能准确地记住患者从开始治疗到最终修复治疗结束后的所有面部变化。因此，从口腔医生第一次见到患者并制订治疗计划开始，口腔医生就应该能够描述患者的治疗将如何进行以及如何结束。根据口腔医生的描述，患者可以很容易地决定是否继续治疗。为此，应充分研究"以始为终"/"以修复为导向"的治疗理念，并对专业人员进行培训，使其做好准备。

在包括牙列缺失患者在内的所有全局修复治疗中，恢复适当的垂直距离对于口腔颌面结构的功能和美学恢复至关重要。特别是，如果患者已经因为全口修复或牙齿缺失丧失了正常的垂直距离，那么治疗的关键就是建立新的垂直距离，从而在患者的适应范围内改善功能和美观[21]。

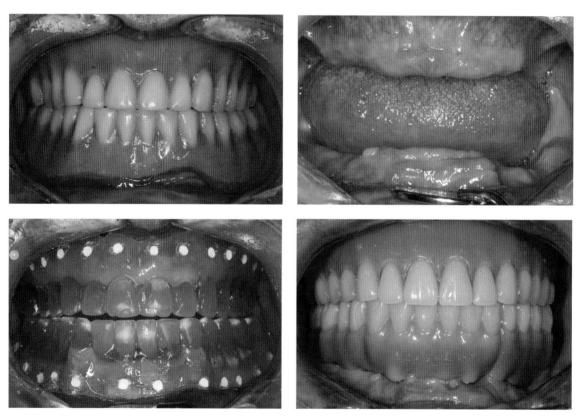

图11.122 从佩戴旧义齿开始到最终治疗结果的口内评估。1. 口内的上下颌旧义齿。2. 治疗前的初始缺牙状态。3. 用口内上下颌旧义齿制作放射导板，用于拍摄CT。4. 最终的上颌磁性IOVD与下颌混合固定氧化锆修复体。

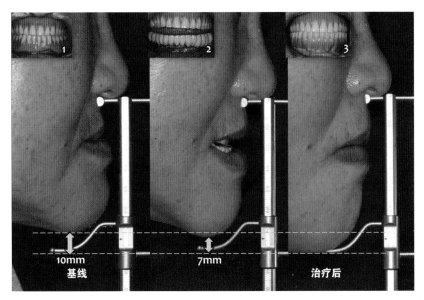

图11.123 为了评估最终治疗效果，在患者的侧面像照片中测量了VD，并对患者外貌进行了比较。左图为旧义齿（1），中图为即刻临时修复体（2），右图为最终上颌磁性IOVD和最终下颌混合固定氧化锆修复体（3）。最后，与治疗前的旧义齿（1）相比，在口内安装最终上下颌修复体（3）后，VD增加了10mm。患者原来的面部外观从安氏Ⅲ类关系恢复到了Ⅰ类关系。

如果在制作义齿时将垂直距离设计过高，患者口面部肌肉的张力可能会增加，引起颞下颌关节紊乱或无牙颌牙槽嵴疼痛，并可能导致面部异常变长、颏唇沟变浅和下颌过短。

另外，垂直距离降低会导致面下半部缩短，从而使面部看起来褶皱更多、更苍老。因此，大多数患者会出现鼻唇沟加深，下颌口角纹加深，使其长期被唾液浸湿。

可以看到，由于垂直距离异常降低，CO和CR之间存在很大差距，于是根据下颌骨的解剖标志——两个磨牙后垫（RP）的1/2～2/3高度重新建立了垂直距离和咬合平面，并制作了与该高度相匹配的丙烯酸树脂𬌗垫[22]。使用定制的上

颌蜡堤和丙烯酸树脂𬌗垫进行VD恢复，在患者口内获得新的咬合记录，并使用交叉上𬌗架法将上面的超硬石膏和下面工作石膏安装在半可调𬌗架上。

在上颌蜡堤中排列人工牙后，使用CAD-CAM技术制作下颌PMMA原始模型修复体[23-24]。

本病例报告以我所在部门研究韩国人群上下颌牙弓形状和尺寸的论文为基础，旨在促进在"以始为终"的治疗计划过程中将上下颌牙弓的模拟数据添加到CAD库中[17-18]。

在现代口腔医学中，迫切需要在种植修复治疗过程中结合数字化和模拟程序的概念。

病例报告11.8（续）

结论

当一名患者由于OVD严重下降，面部轮廓呈凹陷趋势，通过增加OVD，患者的下颌前突和咀嚼功能会得到改善。

通过将韩国成年人牙齿大小和形状的数据库应用于CAD流程，我们为这名韩国患者制作出了更具美感和功能性的氧化锆固定义齿。

口腔医生可以在种植术后的愈合期为患者提供稳定、无压力、功能性的即刻临时修复体。制作即刻临时修复体是"以患者为中心"的治疗理念中重要的一环。

病例报告11.9　正畸矫治器美容重建的数字化工作流程

（临床病例和技术由Dr Guilherme S. Nakagawa提供）

一名29岁的女性患者来到口腔诊所就诊，她自述自己的牙齿美观度很差，因为11缺损，邻近的12也有龋损（图11.124和图11.125）。她要求用瓷贴面来改善牙齿美观。

治疗计划如下：

- 整体情况——牙齿矫正和牙齿美白。
- 上颌前牙——瓷贴面。
- 11——拔牙、种植体植入和种植体支持冠修复。
- 12——去除龋坏组织和牙体修复。

利用数字化工作流程，根据面部参考数据制订了"以修复为导向"的治疗计划，以达到理想、和谐的修复效果（图11.126）。因此，BDS计划中心（Beyond Digital Solutions，Curitiba，Brazil）通过数字研究模型启动了CAD方案（图11.127～图11.129）。

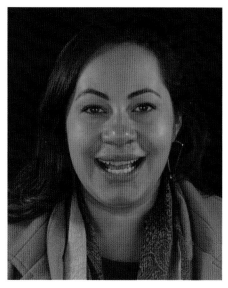

图11.124　初始面貌-面部正面照片。

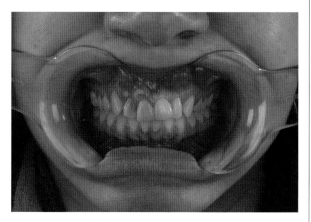

图11.125　初始视角-口内正面照片。

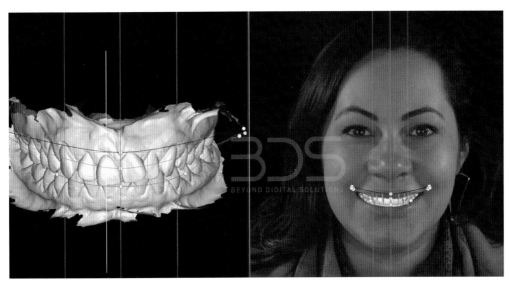

图11.126 用于指导数字化研究模型的面部参考图片。

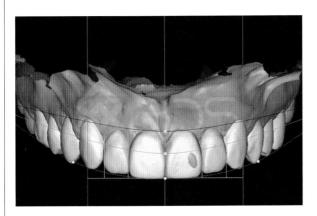

图11.127 数字化研究模型。

经研究模型分析后，提示拔除11，然后重新进行扫描（图11.130），以导入新文件，供BDS团队使用Nemocast软件创建数字化矫治器（图11.131~图11.134）。为了美观起见，在连续的矫治器中加入了替换11的临时牙冠（图11.135~图11.138）。由于拔牙时根尖有慢性感染，我们在正畸治疗期间等待11的牙槽骨愈合，以便后期植入种植体和安装临时牙冠。

在最后一次正畸矫治后，要求进行再一次扫描。将这个新的STL与治疗开始时获得的研究模型叠加在一起（图11.139）。

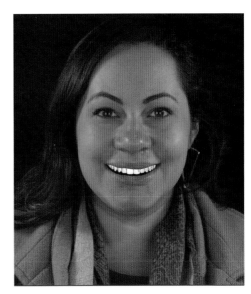

图11.128 叠加在初始面部图像上的数字化研究模型。

考虑到初始模型和正畸后扫描之间的重叠（图11.140），牙齿的定位是正确的，无须对研究模型进行进一步修改。因此，患者可以按照"以修复为导向"数字计划的要求进行种植手术和瓷贴面修复。

病例报告11.9（续）

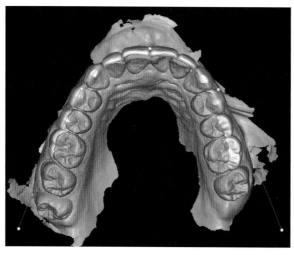

图11.129 数字研究模型叠加在患者的初始STL文件上——殆面视图。注意需要进行正畸矫正，以避免在制作瓷贴面时磨除过多的牙齿结构。该蜡型将指导矫治器上的牙齿位置。

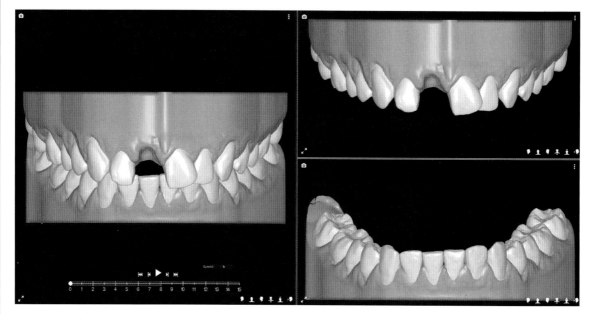

图11.130 初始排牙。

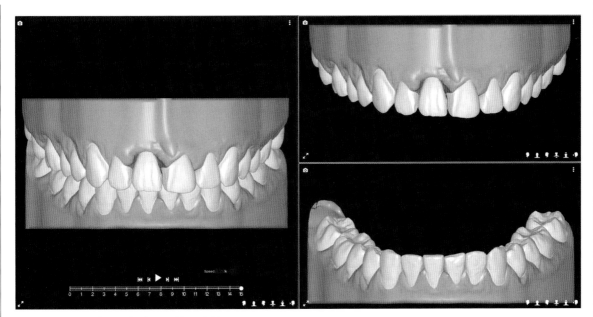

图11.131 呈现临时修复体形态的最终排牙。

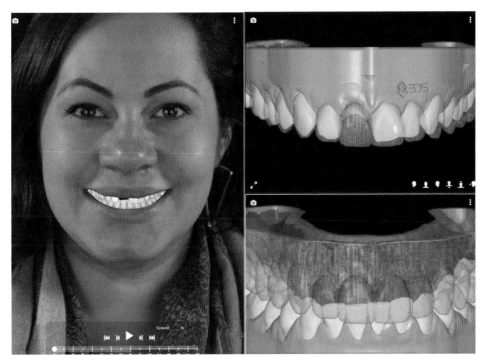

图11.132 叠加：初始形态和排牙。

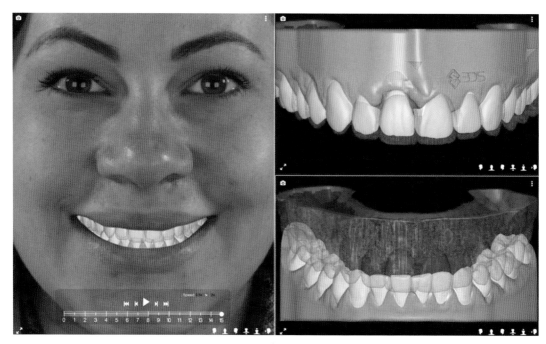

图11.133 叠加：排牙和蜡型。

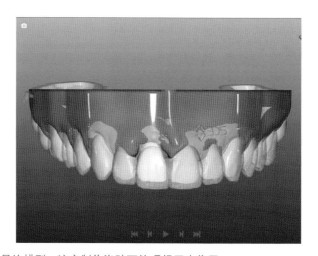

图11.134 叠加：排牙和最终蜡型。注意制作瓷贴面的理想牙齿位置。

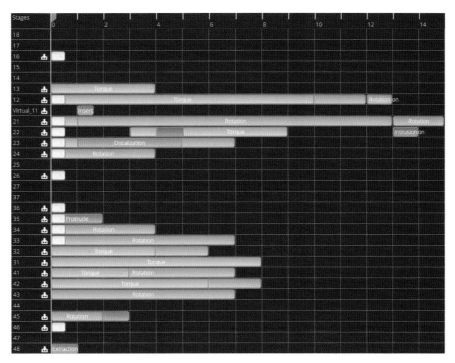

图11.135　在8个月的治疗期内分阶段进行矫治，共使用15个上颌矫治器和8个下颌矫治器。

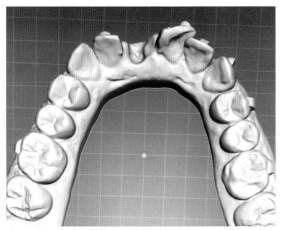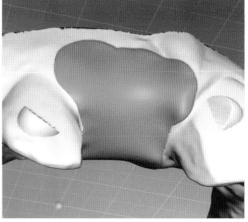

图11.136　使用Meshmixer软件，可以在矫治器和手术伤口之间形成一个空间，避免矫治器制造过程中塑料内陷。

病例报告11.9（续）

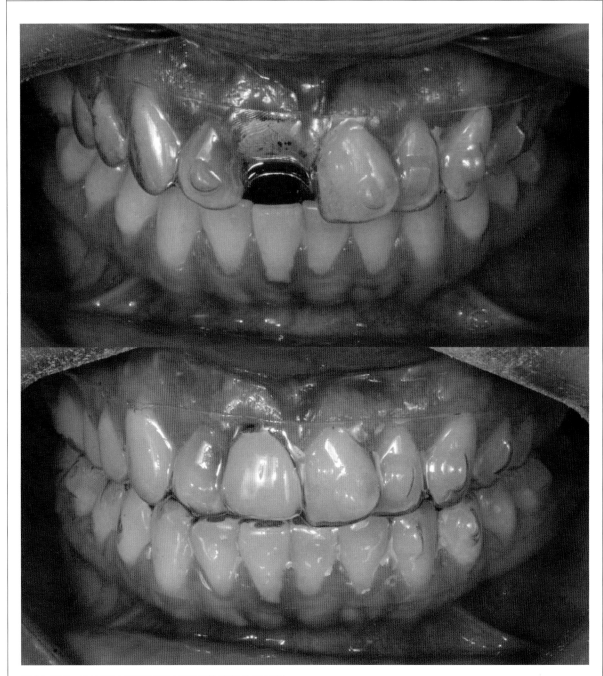

图11.137　在安装正畸矫治器时用于粘接附件的导板。

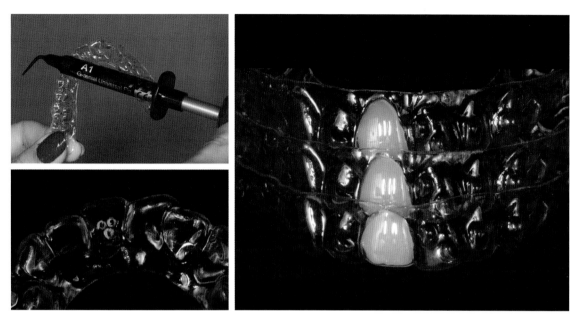

图11.138 在正畸矫治器内直接使用光固化流动树脂制作临时牙冠。

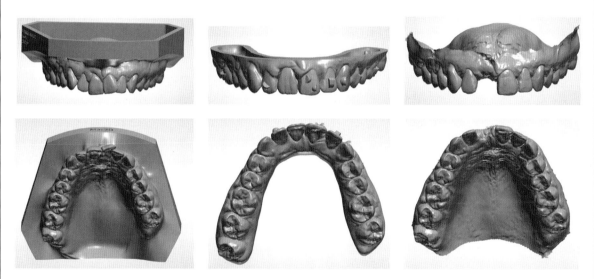

图11.139 初始扫描（左图）。最后一个隐形矫治器的STL（中图）。使用最后一个正畸矫治器后的最终扫描（右图）。

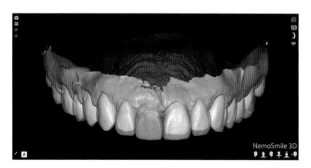

图11.140 正畸扫描后的初始蜡型。

病例报告11.10　瓷贴面修复治疗可预测性的数字化流程

（临床病例及技术由*Dr Fábio Cabra*提供）

一名25岁患者，到一家私人口腔诊所就诊，目的是改善笑容美观。她的主诉是上颌牙齿不协调、磨损和轻微缺损（图11.141）。

在进行了初步的评估咨询（包括询问病史、临床和影像学检查、口内扫描和拍照）后，我们开始以纵向和横向面部参照为指导进行美学和功能设计。

考虑到无症状、良好的初始牙齿状况、咬合关系、年龄，并坚持保守和可预测的牙科修复治疗，我们开始使用CAD软件（Exocad）对16-26进行数字化设计，力求改善一些美学和功能问题。

为此，利用患者面部微笑的初始照片（正

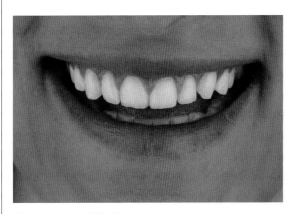

图11.141　初始外观。

面观），并在软件中将其与口内扫描叠加在一起（图11.142）。这样，就能将3D文件转换成2D图像，从而更精确地设计出新的微笑线，并获得所有必要的面部参考信息，同时始终保证照片应遵循双瞳孔线与咬合平面平行的参考模式下调整。

这种设计方案的另一个优点是可以在虚拟𬌗架中对这种设计进行平衡𬌗和功能调整，因为面部图像将与模拟修复中使用的物理𬌗架有相同的功能。

在最终确定并执行了使用天然牙齿形状库的数字化项目（图11.143）后，制作了一个3D打印模型（图11.144），并制作了硅橡胶导板（Virtual，Ivoclar Vivadent）。然后，用双丙烯酸树脂和无粘接方式在口内进行了模型试戴（图11.145）。

在通过照片、功能分析和语音分析验证诊断饰面后，我们开始按照牙体预备规范和牙齿表面特征来进行预备，以确保未来瓷修复体的空间、就位道、精密度、强度和寿命。

在诊断饰面上，我们使用KG Sorensen 4141号轮状金刚砂车针来确定所需的磨除深度，同时谨慎观察每颗牙齿的颊倾角度。

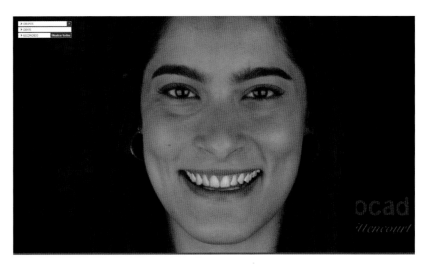

图11.142　匹配融合（2D-3D）。

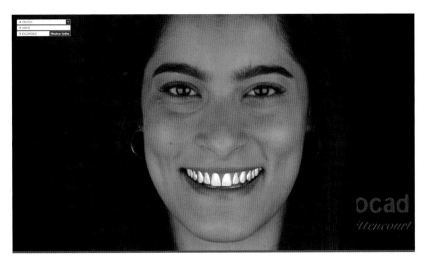

图11.143　数字化诊断模型。

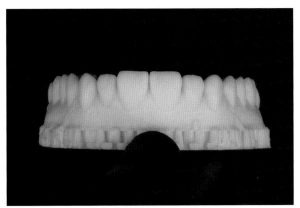

图11.144　打印树脂模型。

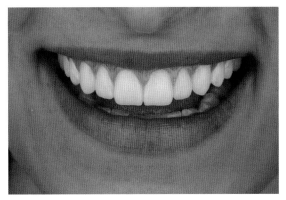

图11.145　无粘接试戴双丙烯酸树脂制作的模型。

　　研究表面，由于患者基底颜色较好，该步只需获得0.3mm的预备量，就足以利用切削陶瓷工艺，解决本病例的美观问题。

　　在确定了颊面定位沟深度后，使用KG Sorensen 3215号金刚砂车针的整个直径对切端/殆面进行了1mm的引导预备。为此，金刚砂车针必须与牙齿长轴保持垂直，与颊面形成90°。我们注意到，经过这一步后，我们就可以很容易地磨除双丙烯酸树脂，并可视化到治疗中的少数牙齿磨除的区域（图11.146）。

　　继续使用3215号金刚砂车针，按照前面步骤中的引导进行牙体预备。由于其圆柱形的形状和圆钝的尖端，这种车针的设计不仅有利于制

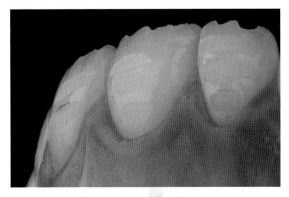

图11.146　唇侧和切端磨除的参照。

作精致的颈部肩台，还有利于形成预备的邻面边缘线。

　　在这一过程中，一个重要的细节是在唇侧和切端之间形成一个临界锐角。这个角度必须始

病例报告11.10（续）

终保持圆钝，以免在切削修复体时造成偏差，从而导致崩瓷、唇面形态改变、不精确、粘接剂增厚或陶瓷折裂。

在这一阶段，我们开始使用较小颗粒的金刚砂车针（3215F，KG Sorensen）、硅橡胶和抛光车针进行表面抛光、边缘修整和线角修圆。使用导板或模板对于验证预备量极为重要。有了这些导板，我们就可以在开始数字印模之前测量空间、倾斜度、轴线和角度。

置入000号排龈线并暴露所有预备好的区域（图11.147）后，我们对牙弓和咬合关系进行了口内扫描（图11.148）（TRIOS），并将文件连同照片和比色信息一起转交给技工室。

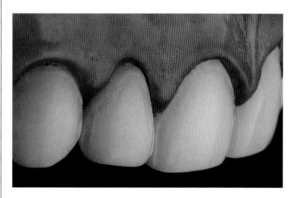

图11.147 完成预备后排龈线推移龈缘位置。

在这个病例中，我们选择了一种具有出色的美学和机械强度的多色亮晶石增强陶瓷（Empress CAD Multi B1，Ivoclar Vivadent）。

数字模型设计叠加到预备模型上，并检查颈部和邻面边缘线、接触点和咬合区、肩台轮廓的精确度，然后进行瓷块（Programill 7，Ivoclar Vivadent）的切削，使之前的设计永久化。然后，将瓷修复体从瓷块中取出，再进行修饰使其与预备模型一致，之后进行染色处理，使其具有更好的表面特征，从而达到自然的美学效果。

加工厂阶段结束后，开始对瓷贴面进行干湿测试。在这一阶段，主要检查修复体的合适性和光学特性，并验证是否需要使用有色树脂水门汀。

在临床阶段，先进行橡皮障隔离，然后清洁牙齿表面，并用37%磷酸酸蚀整个预备区域。由于酸的作用，在使用粘接剂之前先进行清洗和干燥。在不对粘接剂进行光固化并对瓷贴面内部进行适当处理的情况后，使用光固化中性树脂粘接剂（Variolink N Transparent Base，Ivoclar Vivadent），之后将贴面精准就位。在清除和清洁多余的粘接剂并确认贴面位于理想位置后，最终进行光固化40秒。

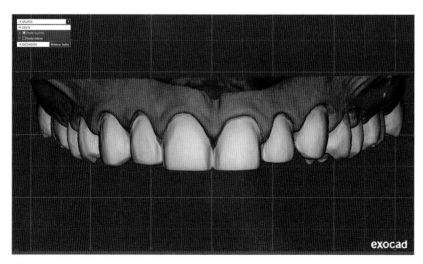

图11.148 数字模型。

去除橡皮障后，对多余的粘接剂进行最后的刮除，并用复合树脂橡胶对粘接界面进行抛光（图11.149）。完成这些工作后，检查咬合情况，去除早接触和殆干扰，恢复理想的咬合运动。1年后，患者进行复查，没有发生任何明显变化（图11.150），其美学、功能、肌肉和关节协调都非常令人满意。我们相信，只要谨慎使用数字工具，了解其优势和局限性，就能获得自然的、可预期的效果。

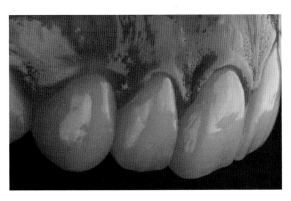

图11.149　粘接之后的最终形态。

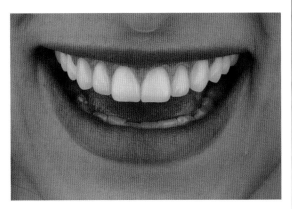

图11.150　1年后的随访。

病例报告11.11　使用橡皮障进行后牙嵌体修复的数字化工作流程

（临床病例和技术由Dr Hossam Dawa提供）

一名35岁的男性患者因46大面积复合树脂修复失败前来就诊。失败的修复体接近龈缘，导致龈缘经常发炎（图11.151）。取出失败的修复体后进行了牙体预备。口内扫描（Primescan，Denstply Sirona）前控制轻微渗血（图11.152）。使用橡皮障隔离嵌体预备的边缘。进行第一次口内扫描（图11.153）。使用了"锁定表面（Lock surface）"工具，因为

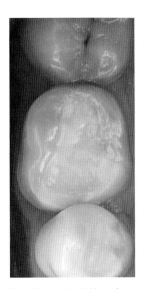
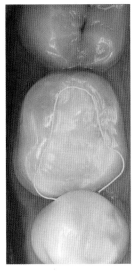
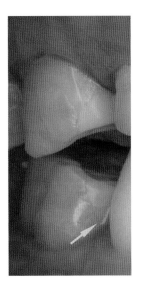

图11.151　初始临床情况。注意第一磨牙近中面的修复体边缘。

病例报告11.11（续）

初步扫描的主要目的是记录预备体边缘和邻牙（图11.154）。然后，取下橡皮障，进行再次口内扫描（即工作颌和对颌以及数字咬合记录）（图11.155和图11.156）。扫描结果显示，预备体的所有边缘都清晰可见（图11.157）。然后可以使用椅旁铣削设备（CEREC Primemill，Dentsply Sirona）对玻璃陶瓷修复体进行数字化设计和切削（图11.158），并将其粘接在预备体上（图11.159）。

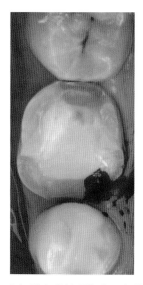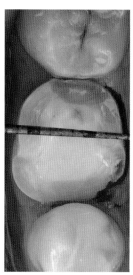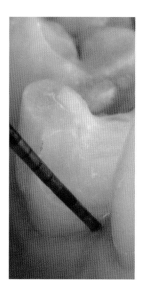

图11.152　在口内扫描之前的预备和牙龈处理。

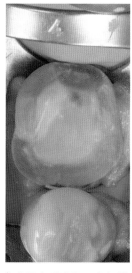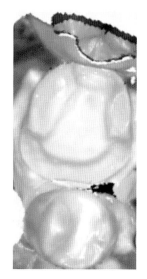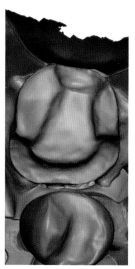

图11.153　用橡皮障隔离后进行口内扫描。

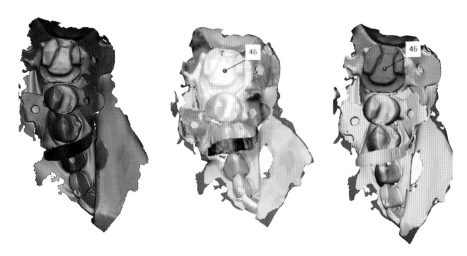

图11.154　运用"锁定表面（Lock surface）"工具。

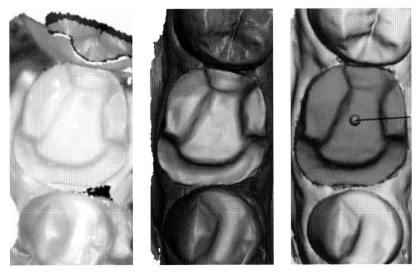

图11.155　在使用"锁定表面（Lock surface）"工具之后的再次口内扫描数据（局部）。

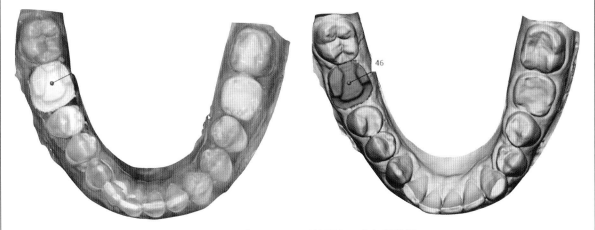

图11.156　在使用"锁定表面（Lock surface）"工具之后的再次口内扫描数据。

病例报告11.11（续）

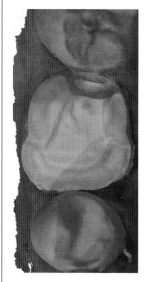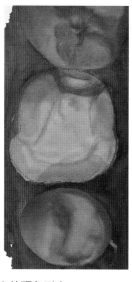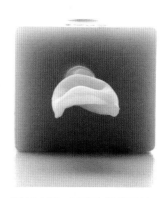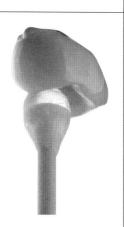

图11.158 玻璃陶瓷修复体。

图11.157 在口内扫描图像上的预备形态。

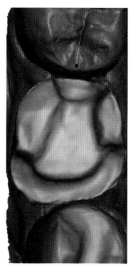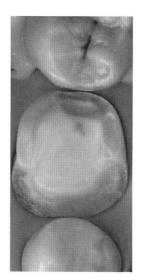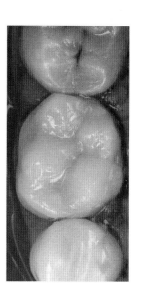

图11.159 高嵌体修复体粘接后的最终临床结果。

病例报告11.12 美学区嵌体修复的数字化工作流程

（临床病例和技术由Dr Daniel No提供）

一名37岁男性患者到诊所进行检查和洁治。24远中颊侧复合树脂修复失败（磨损和不美观）。颊尖也进行了修复（图11.160和图11.161）。选择的治疗方案是CAD-CAM嵌体玻璃陶瓷修复。去除修复体和嵌体预备后（图

11.162～图11.165），用Telio CS制作临时修复体（图11.166），并进行口内扫描。然后在3Shape TRIOS Studio Dental软件上设计玻璃陶瓷修复体（E-max，Ivoclar Vivadent）（图11.167），并使用铣削设备（Roland）进行切削。在使用Aquacare、9.6%氢氟酸、Monobond

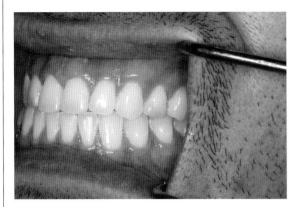

图11.160　24的初始临床情况。

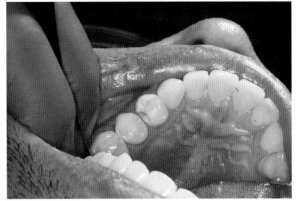

图11.162　完成牙体预备–1。

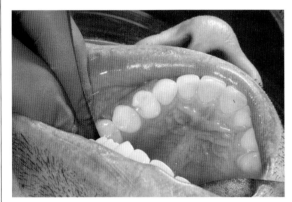

图11.161　剩余牙齿的殆面观。

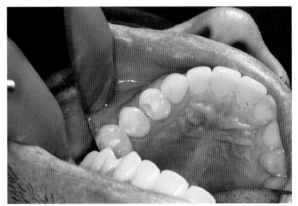

图11.163　完成牙体预备–2。

(a)

(b)

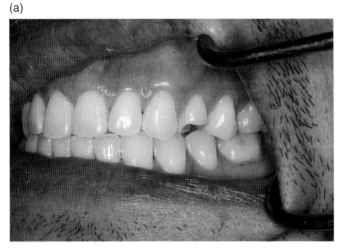

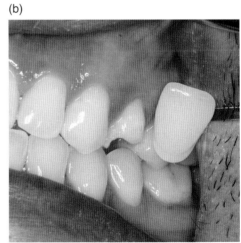

图11.164　（a）预备形态（正面观）。（b）比色。

病例报告11.12（续）

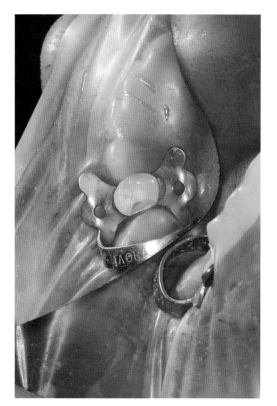

图11.165 使用橡皮障安装临时修复体。

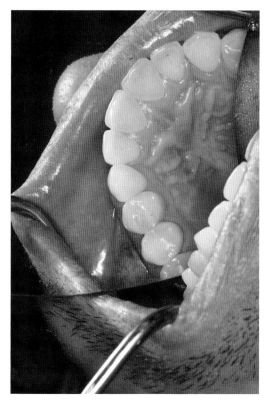

图11.166 临时修复体。

(a)

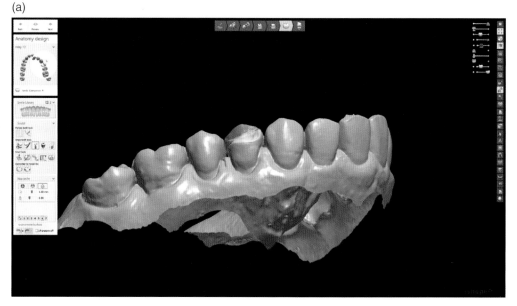

图11.167 （a~c）最终嵌体的数字化设计。

(b)

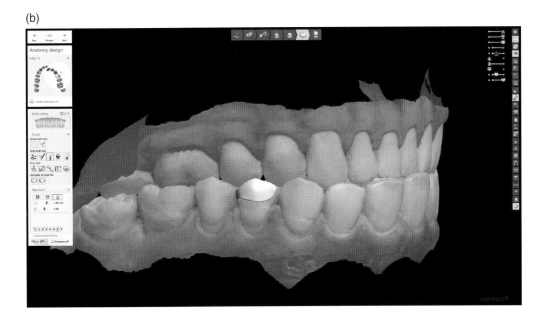

(c)

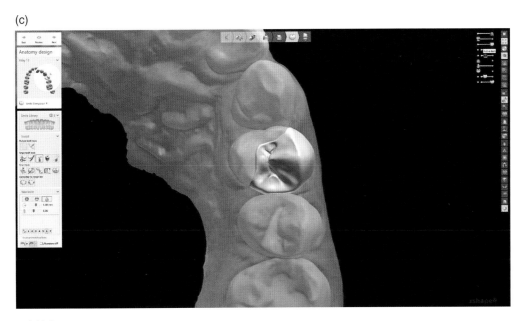

图11.167（续）

病例报告11.12（续）

Plus和Scotchbond通用粘接剂后，用RelyX Ultimate A1将CAD-CAM嵌体修复体粘接到预备体上（图11.168～图11.170）。还使用甘油阻隔氧气。

　　致谢：Dr No感谢其诊所团队的支持：Harbor Modern Dentistry（Costa Mesa，CA，USA）和the Pisces Aesthetic Dental Design laboratory（CA，USA）。

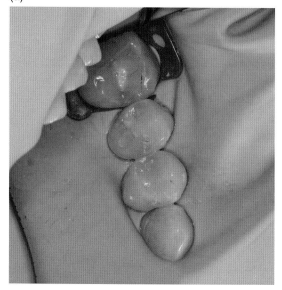
(a)

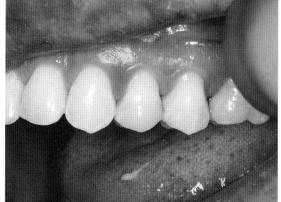
(b)

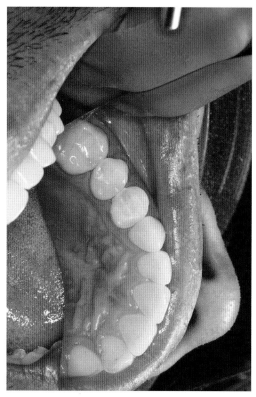

图11.168　最后一次就诊时的殆面观。

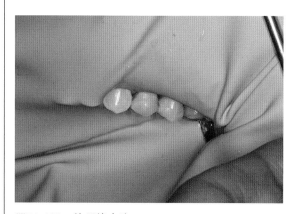

图11.169　使用橡皮障。

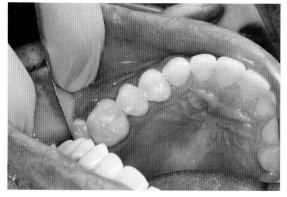
(c)

图11.170　（a～c）粘接和最终临床效果。

参考文献

[1] de Maio, M., Wu, W.T.L., Goodman, G.J., and Monheit, G. (2017). Alliance for the Future of Aesthetics Consensus Committee. Facial assessment and injection guide for botulinum toxin and injectable hyaluronic acid fillers: focus on the lower face. Plast. Reconstr. Surg. 140 (3): 393e–404e.

[2] Wang, Q., Zhao, Y., Li, H. et al. (2017). Vascular complications after chin augmentation using hyaluronic acid. Aesthet. Plast. Surg. 42 (2): 553–559.

[3] Silva, B.P., Mahn, E., Stanley, K., and Coachman, C. (2019). The facial flow concept: an organic orofacial analysis – the vertical component. J. Prosthet. Dent. 121 (2): 189–194.

[4] Machado, D. (2019). Facial Design Preenchedores. São Paulo: Santos Publicações.

[5] de Maio, M. (2015). Ethnic and gender considerations in the use of facial injectables. Plast. Reconstr. Surg. 136: 40S–43S.

[6] Park, K.Y., Kim, J.M., Seok, J. et al. (2019). Comparative split-face study of durational changes in hyaluronic acid fillers for mid-face volume augmentation. Dermatol. Ther. 32: e12950.

[7] Linkov, G., Wick, E., Kallogjeri, D. et al. (2019). Perception of upper lip augmentation utilizing simulated photography. Arch. Plast. Surg. 46 (3): 248–254.

[8] Vanaman Wilson, M.J., Jones, I.T., Butterwick, K., and Fabi, S.G. (2018). Role of nonsurgical chin augmentation in full face rejuvenation. Dermatol. Surg. 44 (7): 985–993.

[9] Bass, L.S. (2015). Injectable filler techniques for facial rejuvenation, volumization, and augmentation. Facial Plast. Surg. Clin. North Am. 23 (4): 479–488.

[10] De Maio, M. (2018). Myomodulation with injectable fillers: an innovative approach to addressing facial muscle movement. Aesthet. Plast. Surg. 42 (3): 798–814.

[11] Shamban, A., Clague, M.D., von Grote, E., and Nogueira, A. (2017). A novel and more aesthetic injection pattern for malar cheek volume restoration. Aesthet. Plast. Surg. 42 (1): 197–200.

[12] Chen, Z., Chen, Q., Fan, X. et al. (2020). Stepwise versus single-step mandibular advancement with functional appliance in treating class II patients. J. Orofac. Orthop. 81: 311–327.

[13] Cochran, D.L., Morton, D., and Weber, H.P. (2004). Consensus statements and recommended clinical procedures regarding loading protocols for endosseous dental implants. Int. J. Oral Maxillofac. Implants 19 (suppl): 109–113.

[14] Oh, S.C. (1999). A study on morphology and size of clinical crown of permanent mandibular molar in Korean adlut. J. Korean Acad. Prosthodont. 37 (2): 242–255.

[15] Townsend, G.C. and Brown, T. (1978). Heritability of permanent tooth size. Am. J. Phys. Anthropol. 49: 497–504.

[16] Garn, S.M., Lewis, A.B., and Kerewsky, R.S. (1964). Sex difference in tooth size. J. Dent. Res. 43: 306.

[17] Park, S.J., Leesungbok, R., Song, J.W. et al. (2017). Analysis of dimensions and shapes of maxillary and mandibular dental arch in Korean young adults. J. Adv. Prosthodont. 9 (5): 321–327.

[18] Song, J.W., Leesungbok, R., Park, S.J. et al. (2017). Analysis of crown size and morphology, and gingival shape in the maxillary anterior dentition in Korean young adults. J. Adv. Prosthodont. 9 (4): 315–320.

[19] Eom, D.Y., Leesungbok, R., Lee, S.W. et al. (2017). CAD/CAM fabricated complete denture using 3D face scan: a case report. J. Korean Acad. Prosthodont. 55: 436–443.

[20] Leesungbok, R. (2016). Maxillary complete denture and mandibular overdenture on two implants with universal design. In: ITI Treatment Guide Volume 9: Implant Therapy in the Geriatric Patient (ed. D. Wismeijer), 178–186. Batavia: Quintessence Publishing.

[21] Hwang, D.Y. and Yang, J.H. (1997). Vertical dimension: a literature review. J. Korean Acad. Prosthodont. 35 (1): 211–220.

[22] Nam, J.H. and Lee, K.S. (1996). An analysis about mandibular dental arch on normal dentition of Koreans. J. Korean Acad. Orthodnt. 26: 535–564.

[23] Kim, I.H. and Choi, D.G. (1998). A study of mandibular dental arch of Korean adults. J. Korean Acad. Prosthodont. 36 (1): 166–183.

[24] Oh, Y.R., Leesungbok, R., Park, N.S., and Choi, D.G. (1995). An analysis about maxillary dental arch shape on adult Koreans. J. Korean Acad. Prosthodont. 33 (4): 753–769.